健康生成力
SOCと
人生・社会

―― 全国代表サンプル調査と分析

山崎喜比古 監修
YAMAZAKI Yoshihiko

戸ヶ里泰典 編
TOGARI Taisuke

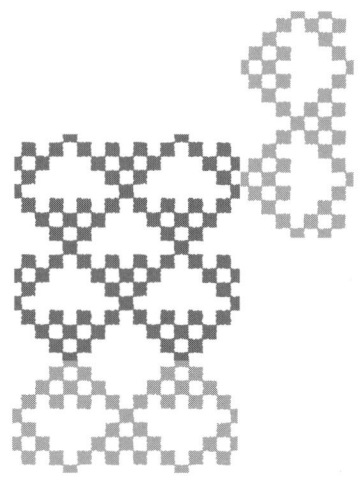

有信堂

まえがき

「SOCというのは最近流行っているのですか？」と研究領域を異にする同僚の先生から突然聞かれて驚いたことがある。そのような認識ではなかったが人気があるようですねえ、と曖昧に回答したように記憶している。実感としては、前々著「ストレス対処能力SOC」(2008年)、前著「思春期のストレス対処力SOC」(2011年)のときよりも、「SOC」という用語が研究の世界どころか、市井においても市民権を得つつあるような印象でもある。ただし、「SOC」は感覚的に受け入れやすいものの、後で書くように必ずしもわかりやすい概念ではないと私は思う。今後「SOC」を扱った調査研究が増えてくるとすれば、その分「SOC」の扱いに困惑する方も増えそうで、長らくこの概念と向き合ってきた者としては少し危惧を覚えている。

本書「健康生成力SOCと人生・社会――全国代表サンプル調査と分析」(英題：Sense of coherence, life, and society: National representative sample survey and analysis)は、ストレス対処・健康生成力概念 Sense of Coherence (SOC) と生活・人生ならびに社会との関係性を、データ検証に基づいて明らかにした学術書である。その一方で、健康生成論とSOCの観点から人生・社会について考えることの有効性について、主に修士論文や卒業研究等に取り組む意識の高い初学者や実務家に向けて唱えていくことも念頭に執筆されている。

SOCはこれまでに、「ストレス対処力」を冠して説明をしてきたことから、忍耐強さとか、ストレス解消をする力とか、そのようなイメージで捉えられることが多い。筆者は勤務先の大学で「健康生成論とストレス対処力」というスクーリング授業を開講している。授業名には文字数の規定があって「SOC」が入らなかったのだが、授業のはじめに受講生に話を聞くと、「ストレス発散の方法を教えてくれる授業だと思った」とか「ストレスを抱えていて困っているのでストレスに強くなりたいから」というような回答が来てしまい、苦笑いし

ながら追加説明することがしばしばある。つまり SOC を技術・テクニックのように捉え、ストレスを跳ね返したり、それをものともしない強靭な自分づくり、という関心に寄せてしまっているようである。これが現実なのではないだろうか。SOC は序章でも詳細に述べるように自分の強さとは直接関わりはない。自分が弱くともその分他者に頼れる人は SOC が高いのである。このことについては、再確認をしておきたいし、本書のタイトルでストレス対処力という言葉をあえて避け、「健康生成力」という語を冠することにした理由の 1 つはそのためである。

SOC は文化的・社会的な背景因子と密接なつながりがあるとされている。これらを結びつけるものが「良質な人生経験」で、いくつかのパターンがあるとされている。では、背景因子や人生経験が SOC に具体的にどのようにかかわってくるのか、という問いは、どのように SOC が構築され、向上させるためにはどうすればよいのか、という問いにつながる。そのため、臨床実践や政策・事業等の応用面につながる重要な研究上の問いとなろう。つまり、健康生成モデルというきわめて頑健な理論モデルを踏まえると新たな観点の臨床実践の構築や地域・社会づくりにつなげることが十分に考えられる。ただ、この関心に基づいて考究している研究者や臨床家は、世界的に見てもまだまだ少ない状況にある。本書執筆のねらいの 1 つはこの点にあって、全国代表サンプル調査データという価値ある貴重な素材をもとに、理論的な背景について丹念に押さえつつ、社会・人生と SOC との関係について様々な角度から分析を行った。本書を手にした保健系・看護系・医療系・福祉系など多方面にわたる領域の初学者、あるいは看護や福祉などの実践領域の臨床家の方々が、本書において明確になった基礎的エビデンスをご自身の研究や実践に生かし、また今後の方向性の道しるべとしていただきたいと筆者らは切に願っている。

いま 1 つ、本書のねらいとしては、全国調査データに基づき標準化作業が行われた SOC をはじめとする各「尺度（スケール）」に関する情報の提供がある。目に見えない意識や力、関係性に関する概念は心理学的な多項目尺度という方法で測定が行われる。この測定結果は絶対的基準（ゼロ概念）がなく、相対的な得点として扱われる。これに対して、全国調査によって国民標準値を算出することで、標準値よりどの程度のずれがあるのかという、絶対的な評価に近づ

く扱いが可能となる。本書内では、13項目版7件法版SOCスケールに加えて、3項目版SOCスケール、修正版MOSソーシャルサポート尺度、統御感尺度、一般市民向け伝達的批判的ヘルスリテラシー尺度のそれぞれについて、国民標準値を算出し提示した。この値を参照することによって、特に昨今検討が進められている介入研究の評価指標としてSOCを扱う場合に評価が行いやすくなる。こうした標準値の使い方についても本書内に示した。また、これから研究を行う初学者だけでなく、中堅、ベテランの研究者にとっても重要な情報となるだろう。

　あえて本書のねらいとしてもう1つ付け加えるとすると、方法論に関する点がある。本書では調査方法や分析方法、分析結果について、手の内をさらすがごとく、できる限り丁寧に詳細に記載した。このことを通じて、これから調査研究を実施する保健・看護・医療・福祉系の初学者に研究方法論面で参考にしていただく、ということも念頭に置いている。もちろん研究方法論書ではないので、研究実施にあたっては別途方法論について修めていただきたいが、何かしら本書から方法論的な側面について学ぶことがあれば筆者らは望外の喜びである。

　なお、分析にあたっては、初学者にも読みこみやすいように、高度で複雑な解析法は避けつつも、シンプルかつ丁寧な手法と表示を心がけた。また、統計解析も含めて、読みこむうえで少し背景知識が必要な部分についてはBoxというコラム欄を設けて、各章の著者により解説を行うこととした。ただしここはあくまでも本文の理解を助ける導入部分について書いたものであり、より深くその知識について知りたい場合は、ぜひご自身で検索を行い深めていってほしい。

　本書は全12章より成っている。各章の執筆にあたっては、執筆者全員が膝をつき合わせて、繰り返し議論し相互点検をしながら執筆を行った。章によってトピックは異なるため、ご自身の関心や研究に役立つ部分について拾い読みをしていただいても意義はあるだろう。ただし、拾い読みをする前に序章を読んでいただきたい。ここは最初に述べたように健康生成論とSOCに関する誤解を解き、概念の整理を進める事前準備の箇所であるし、実は筆者らの健康生成論とSOCに関する理解の現段階での到達点と言っても差し支えないだろう。

SOCに関する理論はきわめて奥が深い。アーロン・アントノフスキー博士による二大理論書である「Health, Stress, and Coping」「Unraveling the Mystery of Health（邦題：健康の謎を解く）」の文章の表面を追いかけているだけでは、その本質にはなかなか到達しえないことは各方面で述べられているとおりである。本書執筆にあたり著者間で議論を重ねるなか、この概念的基礎の部分についても深める作業が行われた。各章は各著者が理論的整理の部分でもこだわりを持って執筆されているが、序章はその健康生成論とSOCに関する部分の集約でもあり、また本書を読むスタートラインに立つことを助ける基礎でもある。特にこの章については、事例をふんだんに入れ、平易な表現にするなどして初学者にもわかりやすいように心がけた。

　本書が保健・看護・医療・福祉をはじめとする各領域の大学院生をはじめとする初学者、研究者、臨床実務者の方々にとって、様々な形で役に立つことを願ってやまない。

　　2017年10月

　　　　　　　　　　　　　　　　　　　　　　　　　　戸ヶ里　泰典

目　次

まえがき　i

序　章　ストレス対処・健康生成力SOCの概念的基礎 ——————— 3
第1章　本書のねらいと調査の概要 ————————————— 25
第2章　SOCスケールの使い方 ——————————————— 43
第3章　人生経験によってSOCはどう変わるか ———————— 63
第4章　社会経済的地位によってSOCは左右されるのか
　　　　——SOCと統御感との比較 ————————————— 81
第5章　SOCと女性のライフコース ————————————— 105
第6章　SOCが高い人に見られる社会とのかかわりとは
　　　　——他者とのかかわり・地域活動への参加を中心に ——— 125
第7章　ヘルスリテラシーとSOC —————————————— 141
第8章　ストレッサーと健康とSOC ————————————— 155
第9章　SOCに関連する要因は国によって異なるか
　　　　——SOCの関連要因の国際比較 ———————————— 171
第10章　SOCとソーシャルキャピタルの国際比較 ——————— 187
終　章　応用への道と残された課題 ————————————— 201

あとがき　221
資料　「暮らしと生きる力に関する全国調査・調査票」　223
索引　235

健康生成力 SOC と人生・社会／精細目次

まえがき

序　章　ストレス対処・健康生成力 SOC の概念的基礎 ―――― 3

1. 健康生成モデルとは　3
   1) アントノフスキー博士の健康生成論と SOC との関係 (3)
   2) 健康生成論の発想とその端緒 (4)　3) 健康生成モデルの構築 (5)
2. SOC とは何か　7
   1) その定義とわかりやすい解釈 (7)　2) 人生目標と SOC はどのように重なるのか、「生きる」こと、あるいは「生き抜くこと」と SOC はどのように重なるのか (7)　3) 健康生成論と SOC 概念における「健康」の考え方 (9)　4) 汎抵抗資源とは何か (11)
3. SOC とその近接概念についてどう考えるか　12
   1) レジリアンスと SOC (12)　2) 逆境下成長・ストレス関連成長と SOC はどう違うのか (13)　3) 統御感・コントロール感と SOC は同じか、違うのか (16)　4) ヘルスリテラシーと SOC との関係 (17)
4. SOC の形成・発達・向上とそれに向けたアプローチの可能性　18
   1) SOC の形成・発達と向上・強化をどのように考えればよいのか (18)　2) 成人期以降に SOC は発達していくのか (19)　3) 健康生成論的アプローチとは (20)　4) 健康生成論的アプローチによる良質な人生経験と SOC の向上 (22)

第 1 章　本書のねらいと調査の概要 ――――――――――― 25

1. 本書の背景と問い　25
   1) SOC に関する研究の到達点と現在の課題 (25)　2) SOC の形成・発達の要因 (26)　3) SOC スケールの標準化 (26)　4) 代表サンプル調査の意味と必要性 (27)　5) 本書における検討の内容 (28)
2. 「暮らしと生きる力に関する全国調査」の方針と計画　29
   1) 調査の目的と調査対象者の設定 (29)　2) 調査方法の選択 (31)　3) 調査方法・測定方法の検討 (32)　4) 実査と回収率について (34)
3. 調査項目の設定　35
   1) 国際比較のための二次データ利用可能調査の探索と項目設定 (35)　2) SOC の測定 (36)　3) 人口学的および社会経済的要因に関する項目 (36)　4) 過去の経験に関する項目 (36)　5) 心理・社会的要因に関する項目 (38)　6) 健康に関する項

目（39）
4. 実査とその結果　40

第2章　SOC スケールの使い方 ——————————— 43

1. 13項目版 SOC スケールの標準化　43
   1）13項目版 SOC スケールとは（43）　2）SOC-13の得点化の方法（45）　3）SOC-13の信頼性と得点分布（45）
2. SOC-13の下位尺度（サブスケール）使用の可能性　47
   1）SOC の因子構造と下位尺度使用に関する議論（47）　2）SOC-13の因子構造（49）　3）下位尺度別の使用は可能なのか（52）
3. SOC-13下位尺度の標準化　53
   1）下位尺度ごとのスコアリング方法（53）　2）下位尺度別の心理測定特性と標準得点分布（55）
4. 3項目版 SOC スケール（SOC3-UTHS）の修正と標準化の試み　56
   1）SOC3-UTHS とは（56）　2）SOC3-UTHS の項目の修正（57）　3）SOC3-UTHS ver1.2の測定方法とスコアリング方法（57）　4）SOC3-UTHS ver1.2の信頼性および収束妥当性と標準得点分布（58）
5. まとめ——SOC スケールの使用方法　58
   1）SOC-13の使い方（58）　2）SOC3-UTHS ver1.2の使い方（59）

第3章　人生経験によって SOC はどう変わるか ——————— 63

1. 人生経験と SOC との関係　63
   1）人生経験と SOC の強化・向上に関する理論の整理（63）　2）経験と SOC との関係に関する先行研究の整理（65）　3）本章での検討の目的（66）
2. 本稿で用いる調査項目と分析モデルについて　67
   1）用いた調査項目と分析上の扱い方（67）　2）家族間の関係性・親の養育態度に基づく家族機能状況の分類（68）　3）分析の方法（70）
3. 中学3年生までに経験した出来事・家族関係と SOC との関係
   ——分析結果　71
   1）中学3年生時の家庭の経済的状況と現在の SOC との関係（71）　2）中学3年生時の家庭で経験した出来事の有無と現在の SOC との関係（72）　3）中学3年生時の家族間の関係性・親の養育態度と SOC（73）　4）中学3年生時の家族機能の状況と SOC（75）
4. 分析結果の解釈と課題　77
   1）中学3年生時の家庭の経済状況と SOC 得点との関係（77）　2）中学3年生時の家庭で経験した出来事の有無と現在の SOC との関係（77）　3）中学3年生時の家族機能と SOC（78）
5. まとめ——今回の分析から明らかになったこと　79

第4章　社会経済的地位によってSOCは左右されるのか
——SOCと統御感との比較　――――――――――――― 81

1. **社会経済的地位・SOC・統御感**　81
   1) SOCと統御感の関係（81）　2) SOCと社会経済的地位との関係に関する理論の整理（83）　3) SOCおよび統御感と社会経済的地位との関係に関する先行研究（84）　4) 本章における検討の目的（86）
2. **検討に用いる変数と分析モデル**　87
   1) 統御感尺度の開発（87）　2) 使用する項目について（87）　3) 分析モデルの紹介（90）
3. **分析の結果**　90
   1) 統御感尺度の信頼性と妥当性の検討（90）　2) SOM5の標準化（92）　3) 教育歴とSOC・統御感の関係（93）　4) 24～49歳群における職業・就業形態とSOC・統御感の関係（93）　5) 50～74歳群における職業・就業形態とSOC・統御感の関係（95）　6) 等価所得とSOC・統御感の関係（95）
4. **考察とまとめ**　97
   1) 統御感尺度の標準化とSOC下位尺度との関連について（97）　2) 教育歴とSOC・統御感との関係（99）　3) 職業・就業形態とSOC・統御感との関係（99）　4) 等価所得とSOC・統御感との関係（101）　5) まとめ（101）

第5章　SOCと女性のライフコース　――――――――――――― 105

1. **女性のライフコースに関する動向とSOC**　105
   1) 結婚に関する日本の動向——晩婚化と生涯未婚率の上昇（105）　2) 出生数の低下と仕事優先の女性の増加（106）　3) M字型労働力率カーブの変化（107）　4) 性別公平モデルで複雑化する女性のライフコース（108）　5) SOCの形成・向上につながる女性のライフコース（人生経験）のパターンを探る（111）
2. **本章で用いる項目と分析方法**　113
   1) 婚姻状況（問11-1）・子どもの有無（問11-4）・就業状況（問13，附票B-1）（113）　2) 本章における「ライフコース関連特性」のパターン設定（113）　3) 分析方法（113）
3. **分析の結果**　115
   1) 女性の年齢群別ライフコース関連特性の分布（115）　2) 婚姻と出産は処理可能感と有意味感のそれぞれに関連（116）　3) SOC合計得点は若年層では既婚・子あり、壮年層では正規・管理職が関係する（119）　4) 若年層の把握可能感には婚姻の影響が大きい（121）　5) 若年層と壮年層の処理可能感には配偶者の存在が大きく関与する（121）　6) 若年層と壮年層の有意味感には子どもの存在が大きく関与する（121）　7) ライフコースのパターンの影響が大きいのは若年層（123）

4．本章のまとめ　123

第6章　SOCが高い人に見られる社会とのかかわりとは
　　　　──他者とのかかわり・地域活動への参加を中心に ─────── 125
　　1．社会とのかかわりとSOCとの関係──本章の目的と分析の方針　125
　　　　1）本章の内容（125）　2）本章で用いる項目と分析モデル（126）
　　2．SOCと社会関係に関する先行研究　128
　　　　1）社会関係の豊かさがSOCを高める可能性（128）　2）SOCが高い者で社会関係が豊かになる可能性（129）　3）双方向性の関係がある可能性（129）　4）SOC向上プログラムに見る社会関係──SOCを高めるかかわり方とは（130）
　　3．データ分析結果からわかること　130
　　　　1）ソーシャルサポートとSOC（130）　2）近しい人との関係とSOC──どのような人の存在がSOCを高めるか（132）　3）地域活動とSOC──地域活動をしている人はSOCが高いのか（133）　4）生きがいとSOC──生きがいのある人はSOCが高い（137）
　　4．おわりに　138

第7章　ヘルスリテラシーとSOC ──────────────── 141
　　1．ヘルスリテラシーとSOC　141
　　　　1）ヘルスリテラシーの定義（141）　2）ヘルスケアとヘルスプロモーションでの流れ（143）　3）ヘルスリテラシーとSOCの共通性（144）　4）ヘルスリテラシーとSOCの関連を見た先行研究（147）　5）調査データの分析の目的（148）
　　2．用いた項目と分析モデル　148
　　　　1）ヘルスリテラシーの測定方法（148）　2）分析の方法（149）
　　3．結果　150
　　　　1）ヘルスリテラシーの分布（150）　2）ヘルスリテラシーとSOCの関連（151）　3）ヘルスリテラシーとSOCの健康状態との関連（151）
　　4．考察　152
　　5．まとめ　153

第8章　ストレッサーと健康とSOC ───────────────── 155
　　1．ストレッサーの対処におけるSOCの機能・効果　155
　　　　1）SOCがストレス対処に果たす役割の図式化──健康生成モデル（155）　2）SOCはストレッサー・ストレスの認知に影響する（157）　3）SOCはストレッサーが健康に与える影響を緩衝する（158）　4）本章における検討の3つの目的（158）

2. 本章における分析の方法　　159
       1）　分析に用いた変数（159）　　2）　統計解析の方法（160）
   3. 経験したストレスの量とSOCの関連性
       ――SOCが高い人は経験したストレス量が少ない　　160
   4. ストレスフル・ライフイベントが精神健康に与える影響とSOC
       の関連性――ストレスフル・ライフイベントが精神健康に与える影響に対する
       SOCの緩衝効果は不明確　　162
       1）　ストレスフル・ライフイベントの経験と精神健康との関係の
       男女差（162）　　2）　ストレスフル・ライフイベントの経験数と精
       神健康とSOCとの関係（163）
   5. 経験したストレスの量が精神健康に与える影響とSOCの関連性
       ――ストレス量が精神健康に与える負の影響を緩和する　　166
   6. まとめと結論　　167

第9章　SOCに関連する要因は国によって異なるか
   ――SOCの関連要因の国際比較　　171

   1. 国際比較研究の意義と課題　　171
       1）　国際比較研究の2つの目的（171）　　2）　国際比較研究におけ
       るさまざまな問題（172）　　3）　レスポンススケールの国際比較可
       能性（173）
   2. SOCに関する文化間比較の研究と本章の目的　　175
       1）　SOC得点の国際比較（175）　　2）　SOCの地域間比較の研究
       （176）　　3）　本章の検討目的（177）
   3. 使用したデータおよび変数、分析方法　　178
       1）　使用した海外のデータ（178）　　2）　使用した変数（178）
       3）　分析方法（179）
   4. SOCの関連要因の国際比較結果　　179
       1）　属性、SOC得点の比較（179）　　2）　性・年代別のSOC（180）
       3）　社会経済的地位とSOC（181）
   5. 結果の解釈と本章のまとめ　　183
       1）　SOC得点の国際比較の結果（183）　　2）　社会経済的特性と
       SOCの関連性（184）　　3）　今後の課題――アジア圏やアフリカ
       諸国との比較の必要性（185）

第10章　SOCとソーシャルキャピタルの国際比較　　187

   1. 健康生成論とソーシャルキャピタル　　187
       1）　ソーシャルキャピタルの定義（187）　　2）　健康生成論におけ
       るソーシャルキャピタルの位置づけ（188）　　3）　文化的背景と
       SOC・ソーシャルキャピタル（189）　　4）　本章の目的（190）

2. データ分析の方法と扱う項目　190
1) 扱うデータセットについて（190）　2) ソーシャルキャピタルの認知に関連する項目（問10）（191）　3) 分析方法（191）
3. 結果——ソーシャルキャピタルの実態とSOCとの関係　192
1) ソーシャルキャピタル関連指標と日本・スコットランドにおける分布の比較（192）　2) 助け合い・安全・子育て環境とSOCとの関係の国際比較（192）　3) 施設・交通の整備状況とSOCとの関係の国際比較（195）
4. 結果の解釈とまとめ
——SOCとソーシャルキャピタルはどのように関係しているか　195
1) ソーシャルキャピタルの認知とSOCとの間の強い関係性（195）　2) 社会的インフラストラクチャーの認知とSOCとの関係とその文化差（197）　3) SOC下位尺度とソーシャルキャピタルの認知との関係（198）　4) まとめ——SOCとソーシャルキャピタルは国を超えて密接な関連がある（198）

終　章　応用への道と残された課題 ─────── 201
1. SOC得点はアウトカム評価指標として使えるのか　201
1) 意図的にSOC向上・強化をすることができるのか（201）　2) SOCスケール得点はどのように評価するのか（202）　3) 3下位尺度別の使用の意義と可能性（205）
2. SOCの形成・発達・向上に向けての応用的意義　206
1) 人生経験・ライフコースの観点（206）　2) 健康の社会的公平性・平等とSOCとの関係（209）
3. SOCと周辺概念の理論的整理に向けての試論　213
1) 統御感とSOCとの比較（213）　2) 家族関係、社会関係、ソーシャルキャピタルの位置づけ（215）　3) ヘルスリテラシーとSOCとの関係（215）　4) 良質な人生経験とSOCとの関係（216）　5) SOCと諸概念の関係の模式図の理解から見えてくるもの（217）
4. まとめにかえて——SOCの国際比較研究に向けて　217

あとがき　221

資料　「暮らしと生きる力に関する全国調査・調査票」　223

索引　235

図表一覧

図0-1	健康生成モデル	6
図0-2	健康―健康破綻連続体	9
表1-1	第一段抽出の際に用いた全国の地域ブロック分類	32
図1-1	暮らしと生きる力に関する全国調査ウェブサイト	33
表1-2	「暮らしと生きる力に関する全国調査」調査内容と海外調査項目との対応表（一部）	37
表1-3	「暮らしと生きる力に関する全国調査」性年齢別回答分布	41
表1-4	「暮らしと生きる力に関する全国調査」地域・都市規模別回答分布	41
図2-1	全国代表サンプルデータにおける13項目版SOCスケールのヒストグラム	46
表2-1	SOC-13の性、年齢階層別標準得点一覧	47
図2-2	男女別SOC得点の年代別分布	47
表2-2	SOC-13の確証的因子分析の結果	51
図2-3	SOC-13の2次3因子構造モデル	52
表2-3	SOC-13の下位尺度および合計得点とSOC3-UTHSの心理測定特性	54
表2-4-1	SOC-13下位尺度別年齢階層別得点分布（男性）	54
表2-4-2	SOC-13下位尺度別年齢階層別得点分布（女性）	54
表2-5	SOC3-UTHSの性・年齢階層別分布	56
補足2	SOC3-UTHS ver1.2調査票	57
補足1	都道府県別SOC-13得点の分布	61
図3-1	円環モデル	68
表3-1-1	本研究における設問内容と円環モデルにおける家族機能との関係	70
表3-1-2	本研究で用いる円環モデルにおける概念名称と得点化の整理	70
表3-1-3	本研究における状態概念の組み合わせによる円環モデルの位置づけ	70
表3-2	中学3年生（14、5歳）のころの家族の暮らし向きの分布	71
表3-3	15歳時の家庭の経済状況と現在のSOC得点との関係	71
表3-4-1	中学3年生のころまでに家庭で経験した出来事とSOC得点（男性）	72
表3-4-2	中学3年生のころまでに家庭で経験した出来事とSOC得点（女性）	73
表3-5	14、5歳時の家族との関係・親の養育態度・家庭の雰囲気の分布（%）とSOCとの関係	74
表3-6	本研究対象者の家族円環モデルに基づく家族機能分類（%）とSOCとの関係	75
図3-2-1	現在のSOCと15歳ごろの家族関係機能との関係（男性）	76
図3-2-2	現在のSOCと15歳ごろの家族関係機能との関係（女性）	76
表4-1	本研究対象者の社会経済的地位各指標別度数分布	88
表4-2	統御感尺度の項目分析結果	91
表4-3	SOCとマスタリー感覚尺度との相関関係	92
表4-4	5項目版統御感尺度（SOM5）の性年齢別得点分布	92
表4-5	教育歴とSOCおよび統御感との関連性の検討	92
図4-1-1	25～49歳群における職業・就業形態別SOC-13得点の分布	93
図4-1-2	25～49歳群における職業・就業形態別SOM5得点の分布	94
図4-2-1	50～74歳群における職業・就業形態別SOC-13得点の分布	96
図4-2-2	50～74歳群における職業・就業形態別SOM5得点の分布	96
表4-6	等価所得4分とSOCおよび統御感との関連性	97
図5-1	婚姻件数および婚姻率の年次推移	106
図5-2	妻の年齢別に見た、理想の子ども数をもたない理由	107
図5-3	雇用者総数に占める女性割合の推移	108
図5-4	女性の年齢階級別労働力率の推移	109
図5-5	共働き世帯数の推移	109
図5-6	女性が理想とするライフコース	110
表5-1	本章におけるライフコース関連特性の12パターン	114
表5-2	分析対象者（女性）の年齢群別ライフコース特性の分布	115
表5-3-1	SOC合計得点と各ライフコース特性との関連	117
表5-3-2	把握可能感と各ライフコース特	

表5-3-3	処理可能感と各ライフコース特性との関連	117	
表5-3-4	有意味感と各ライフコース特性との関連	118	
表5-4-1	ライフコース組み合わせとSOC合計との関係	120	
表5-4-2	ライフコース組み合わせと把握可能感との関係	120	
表5-4-3	ライフコース組み合わせと処理可能感との関係	122	
表5-4-4	ライフコース組み合わせと有意味感との関係	122	
表6-1	ソーシャルサポート得点（男女別）	130	
表6-2-1	年齢別に見たソーシャルサポート得点	131	
表6-2-2	年齢別に見た手段的サポート得点	131	
表6-2-3	年齢別に見た情緒的サポート得点	131	
表6-3	配偶者とSOC	133	
表6-4	気持ちを話すことができる友人や親戚の数とSOC得点	133	
表6-5	地域活動やグループサークルのメンバーになっているか（複数回答）	134	
表6-6-1	垂直的な地域活動への参加種類数とSOCとの関連	135	
表6-6-2	水平的な地域活動への参加種類数とSOCとの関連	135	
表6-7-1	垂直的組織の参加者のSOC得点	136	
表6-7-2	水平的組織の参加者のSOC得点	136	
表6-8	生きがい有無別のSOC得点	137	
表7-1	ヘルスリテラシーの定義	142	
図7-1	ヘルスリテラシーのプロセス	143	
表7-2	ヘルスリテラシーの分布（性年齢別）	150	
表7-3	ヘルスリテラシーの分布（地域、都市規模別）	151	
表7-4	ヘルスリテラシーとSOCの各尺度との偏相関関係と有意確率	151	
表7-5	健康度自己評価とヘルスリテラシー、SOCとの階層的重回帰分析	151	
表7-6	精神的健康とヘルスリテラシー、SOCとの階層的重回帰分析	152	
図8-1	健康生成モデルにおけるSOCの機能に関する部分	156	
図8-2	本章の分析枠組み	158	
表8-1	ストレス量とSOCの関連性	161	
図8-3	ストレス・プレッシャーの量とSOCの関係（男性）	161	
図8-4	ストレス・プレッシャーの量とSOCの関係（女性）	161	
図8-5	イベントの精神健康への影響度（男性）	164	
図8-6	イベントの精神健康への影響度（女性）	164	
表8-2	イベント経験数と精神健康度	164	
表8-3	ストレスフル・ライフイベントとSOC、精神健康の関連性（男女別）	165	
図8-7	経験したストレスフル・ライフイベント、SOCによる精神健康度の違い（男性）	165	
図8-8	経験したストレスフル・ライフイベント、SOCによる精神健康度の違い（女性）	165	
表8-4	ストレス量、SOCと精神健康の関連	165	
図8-9	経験したストレスの量、SOCによる精神健康度の違い（男性）	166	
図8-10	経験したストレスの量、SOCによる精神健康度の違い（女性）	166	
表9-1	分析対象者の基本属性の比較	180	
表9-2	各国の性・年代別SOC得点	180	
表9-3	男性における社会経済状況とSOCの関連性	182	
表9-4	女性における社会経済状況とSOCの関連性	182	
表10-1	男女別各ソーシャルキャピタル関連指標と日本・スコットランドとのクロス集計結果	193	
図10-1-1	助け合い・安全・子育ての環境とSOC合計得点との関係	194	
図10-1-2	助け合い・安全・子育ての環境と把握可能感得点との関係	194	
図10-1-3	助け合い・安全・子育ての環境と処理可能感得点との関係	194	
図10-1-4	助け合い・安全・子育ての環境と有意味感得点との関係	194	
図10-2-1	施設・交通の整備状況とSOC合		

	計得点との関係	196
図10-2-2	施設・交通の整備状況と把握可能感得点との関係	196
図10-2-3	施設・交通の整備状況と処理可能感得点との関係	196
図10-2-4	施設・交通の整備状況と有意味感得点との関係	196
図11-1	統御感の模式図	213
図11-2	SOCと資源の関係の模式図	214
図11-3	良質な人生経験・ストレス関連成長とSOC	216

コラム一覧

Box 1-1	調査研究におけるサンプル（標本）とバイアス（偏り）	28
Box 1-2	系統抽出とは	30
Box 1-3	層化抽出と多段抽出	31
Box 2-1	多項目尺度の信頼性とクロンバックのα係数	48
Box 2-2	探索的因子分析と確証的因子分析	50
Box 2-3	確証的因子分析の適合度とは	53
Box 2-4	多項目尺度の標準化とは	55
Box 4-1	ブルーカラー労働者とホワイトカラー労働者	89
Box 4-2	共分散分析と共変量による調整	91
Box 4-3	ハーディネス	95
Box 4-4	ローカスオブコントロール	98
Box 5-1	ライフコースとは	111
Box 6-1	ソーシャルサポート	132
Box 6-2	水平的組織と垂直的組織	134
Box 7-1	ヘルスリテラシーとエンパワーメント	145
Box 8-1	ストレスが疾患を引き起こすプロセスを説明するモデル	156
Box 8-2	緩衝効果と交互作用効果	157
Box 8-3	順序ロジスティック回帰分析	161
Box 8-4	オッズ比の読み方	162
Box 8-5	「コーエンのd」の読み方	163
Box 9-1	データアーカイブと二次分析	177
Box10-1	ソーシャルキャピタルについて	188
Box10-2	社会的凝集性とソーシャルキャピタル	190
Box11-1	スクリーニング（ふるいわけ）検査と感度・特異度	202
Box11-2	偏差値の求め方	203
Box11-3	ディーセントワークとILOの戦略目標	209
Box11-4	人間のいのちのあり方の3つの側面	210
Box11-5	WHO健康の社会的決定要因に関する委員会「一世代で格差を埋める：健康の社会的決定要因に関する活動を通じた健康の公平性」の3つの柱	211

健康生成力 SOC と人生・社会
―全国代表サンプル調査と分析―

序章　ストレス対処・健康生成力 SOC の概念的基礎

　本書を読み進む前に、はじめに SOC 概念についての基礎を押さえておきたい。SOC 概念に関する解説は、著者らによって既刊書でも試みている。しかし、議論を通じて年々その理解が深まっているのと同時に、近年新たに着眼された理論との関係や、これまではうまく説明がつかず保留とされてきた部分について、新たに整理がついたり、回答が得られたりしてきている。この新たな整理や理解を踏まえて各章では論じられていることはいうまでもない。そこで、SOC の概念的基礎の現段階での到達点について簡単に整理して解説していきたい。

1.　健康生成モデルとは

1）　アントノフスキー博士の健康生成論と SOC との関係

　健康生成論とは、イスラエルの健康社会学者であるアーロン・アントノフスキー博士が健康はいかにして回復され、増進されるのかという観点からその要因を健康要因（サリュタリーファクター：salutary factor）と呼び、健康要因の解明と支援・強化を目指した理論体系を指す[1]。この健康生成論は従来の医学において支配的であった、疾病を発生させ増悪させる危険因子（リスクファクター：risk factor）を軽減または除去するという観点に立つ疾病生成論とは180度転換した理論体系でもある。

　SOC は「Sense of Coherence」の省略形であり、直訳すれば首尾一貫感覚、つまり、自分の生きている世界は首尾一貫している、筋道が通っている、腑に落ちるという感覚でもある。SOC は、健康生成論的な観点から、ストレスフルな出来事や状況に直面させられながらも、それらに成功裏に対処し、心身の

健康を害さず守れているばかりか、それらを成長や発達の糧にさえ変えて、明るく元気に生きている人々のなかに見出した、人生における究極の健康要因であり、健康生成論の要の概念である。

2) 健康生成論の発想とその端緒

アントノフスキー博士は健康生成論を提唱し、さらに SOC 概念を中核とした健康生成モデルを構築した。どのような経緯で構築にいたったかは2016年秋に発刊された "The Handbook of Salutogenesis（Springer 社刊）" に詳しいので詳細な説明を譲るとして、ここでは簡単に説明するにとどめたい。

健康生成論の発想につながった例として挙げられているものでは、アントノフスキー博士が1970年代に経験した更年期女性の心身健康に関する研究が有名である。この研究では、イスラエル在住の更年期女性を対象として、第二次世界大戦中にユダヤ人強制収容所に入所していた経験がある人と経験がない人とで健康度の比較を行った。その結果、強制収容所入所経験がない人では、健康度の良好群と不良群とでいずれも50％程度と半々の分布であったのに対し、入所経験がある人では、良好群は29％であり不良群は71％に上った。この不良群の71％という数字から、強制収容所入所経験、つまり一種のトラウマ経験というものが、人々の健康に長期間影響を及ぼし続ける、という法則が明らかになった。このように、通常であれば不良群の人数の多さに着眼し、強制収容所入所経験のストレスによる影響を考えることになるが、アントノフスキー博士は、さらに良好群の29％に着眼し、なぜ極限のストレス経験があるにもかかわらず良好な健康状態を保っていられたのか、という点に目を向けた。これが健康生成論の問いである「何が健康をつくるのか（what creates health?）」の端緒となったのである。

このように一般にいわれている法則に対して、むしろそこから逸脱するケースに目を向けることによって、建設的な発想につなぐアプローチは、最近ではポジティブデビアンスアプローチといわれている[2]。このアプローチはアントノフスキー博士の健康生成論ときわめて近いとされている[3]。健康生成論ではこうした発想は、抽象的な理論構築の側面に働いたことで成立したものであるが、ポジティブデビアンスアプローチは実践活動に直接結びつける発想とされ

ている。ただし、健康生成論の実践的応用においては、根底の発想が同じであることから、このアプローチはきわめて有用といわれている[3]。

3）健康生成モデルの構築

アントノフスキー博士は、健康生成論の発想を固めた後に、ストレスフルな経験をしつつも、明るく生き生きと生活している人たちと、そうでなく、心身ともに低迷している状況にある人たちを対象に、何十ケースもの面接調査を行った。質的比較研究を通じて、その特徴そしてSOCの概念を抽出し、かつ、SOCにかかわっている要因についても示唆を得ることができた。こうしたプロセスを経て、健康生成モデルがつくられることになった。

健康生成モデルは、図0-1に示すような構造になっている。大きくは、図の左側に描かれた、SOCが人生においてどのように育まれ発達・変化するのかという理論（SOCの形成・発達に関する理論）と、右側の、ストレッサーに対しSOCがどのように作用して人々の健康を左右するのかという理論（SOCの機能・効果に関する理論）の2つから成り立つ。左側では、SOCは直接には、良質な人生経験を通じて後天的に学習、形成されるとされている。こうした良質な人生経験は、汎抵抗資源と呼ばれる自身の能力や周囲の資源の存在によって提供されやすくなるとされている。

さらに、右側に行って、ストレッサーやそれがもたらす緊張に対し、そのときまでに形成されているSOCが後述する汎抵抗資源（GRRs）を動員してその処理を図ろうと試みる。こうした対処の成否が健康を左右し、対処の成功は健康にプラスに働き、かつ、その成功体験はSOC自体を強化する。一方で対処が不能になれば健康は脅かされる。ストレス対処の成否は汎抵抗資源の豊富さと、その動員力であるSOCの強さにかかっているというのがこの右側の部分の理論モデルの意味になる。

ただし、ここで注意しなければならないのは、この健康生成モデルは今なお検証を待つところの多い仮説的な理論になっているという点である。健康生成モデルは提唱されてすでに40年近く経ち、これまでに世界の査読付き英文ジャーナルに掲載された研究論文だけでも1万件を優に超え、それにより実証も進んできている。しかし実証された部分は、右側のSOCの機能・効果に関

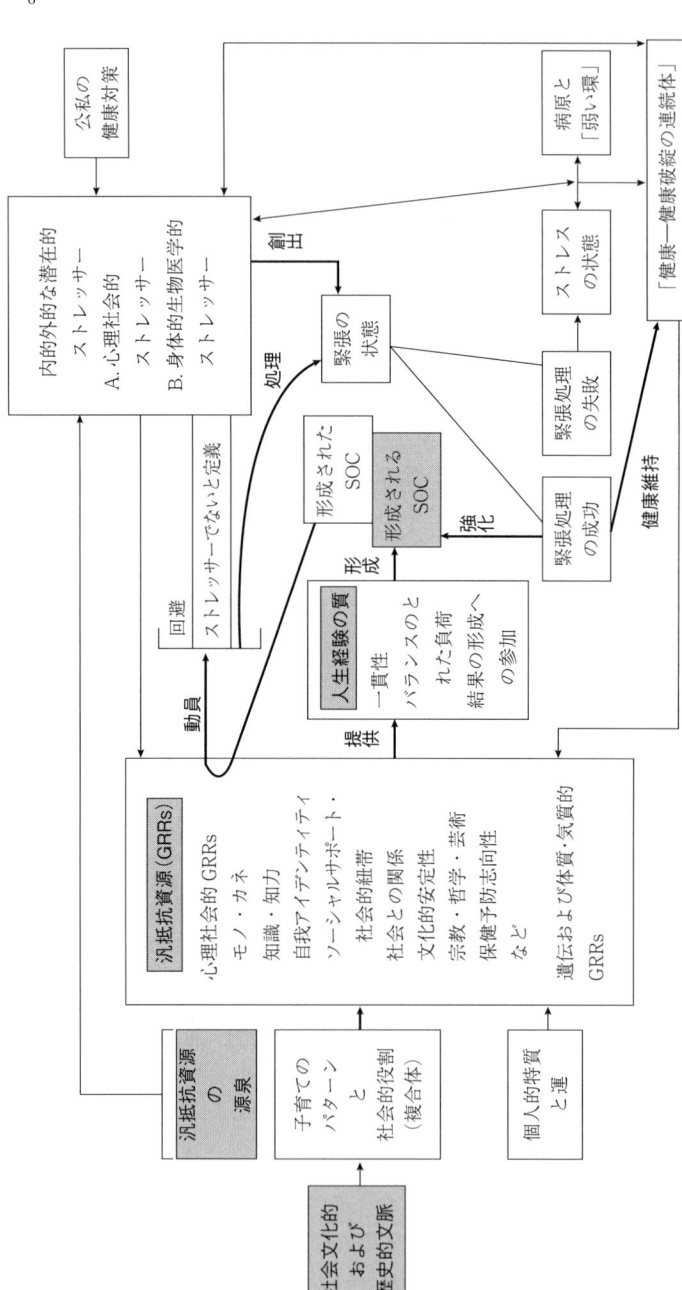

出典）Antonovsky, 1987／山崎・吉井監訳, 2001, 訳者まえがき v.
注1）アントノフスキーの原図を山崎が一部改変または簡略化。
注2）アントノフスキーによれば、図中の太線で結ばれている概念間の関係が、健康生成モデルのコアである。

図0-1 健康生成モデル

する部分が主であり、左側のSOCの形成・発達、あるいは向上にかかわる部分についての理論的実証研究はまだまだである。右側の部分でも、生理学的のみならず、心理社会的なメカニズムについても、実証研究はきわめて不十分である。

2. SOCとは何か

1) その定義とわかりやすい解釈

SOCは、人生における究極の健康要因であり、健康生成論の要の概念である。アントノフスキー博士の定義によれば、SOCは「その人に浸みわたった、ダイナミックではあるが持続する確信の感覚によって表現される世界規模（生活世界）の志向性」のことである。さらにSOCは自分の内外に生じる環境刺激は秩序づけられており、予測と説明が可能であるという確信をあらわす把握可能感、その刺激がもたらす要求に対応するための資源はいつでも得られるという確信を表す処理可能感、そうした要求は挑戦であり心身を投入し、かかわるに値するという確信である有意味感の3つの下位概念からなる[1]。

この3つの下位概念をもう少し平たくいうと次のような表現となる[4]。第一の把握可能感は、自分の日常生活や人生において直面する問題が何に由来するのかということや、何が起ころうとしているのかということについて、納得行く説明がつけられる、理解できるという感覚である。第二の処理可能感は、そうした課題に対し、自分には有効な対処資源（健康生成モデルでは「汎抵抗資源」と呼ばれている）がある程度十分にあって、いつでも動員できる、したがって、その問題は何とか処理できるという感覚である。第三の有意味感は自分が直面する問題には、解決に向けた努力のしがい、苦労のしがい、挑戦のしがいを感じられるという感覚のことである。

2) 人生目標とSOCはどのように重なるのか、「生きる」こと、あるいは「生き抜くこと」とSOCはどのように重なるのか

第二次世界大戦のころ、フランスではナチスドイツに対するレジスタンスという水面下での運動があった。こうした運動にかかわり続けた人のSOCは高

いと思われる。抵抗運動に大義があるとする信念をもち、様々な危険と困難を覚悟し、あるいは経験しながらも、それに生きた人々だったからである。そういう生き方への信念の強さは、SOCの重要な構成要素である有意味感の高さでもあるからだ。

　しかし、信念が強いことは、道徳的に正しく、人格的に高潔であることを必ずしも意味しない。当時ユダヤ人を取り締まっていたゲシュタポ（秘密国家警察）は、ユダヤ人を探して、収容所に連れていくという役割を果敢に果たしていた。そういう彼らは全体としてSOCが高かっただろうとアントノフスキー博士は言っている。ただし、歴史貫通的に価値ある信念・信条に生きる場合には、社会環境の激変があっても、SOCは変わらないだろうが、ゲシュタポの場合は、時代が変わり国のあり方が違ってくれば、その信念は揺らぎSOCも脅かされると思われる。

　それ以外に、戦時下の次のような生き方がSOCの高い人たちに見られたという研究結果[4]もある。クロアチア紛争下を思春期・青年期に生きたSOC高群の女性たちは、SOC低群の女性たちに比べて、紛争自体とはあえて身も心も距離をおいて耐え忍び、来たる戦後の社会に向けて自分を準備していくという道をとる傾向にあったという。

　このようにSOCはストレス対処力概念というよりもむしろ、「生きる力」概念に近いといえる。アントノフスキー博士の定義やこれまでの様々な先行研究を踏まえると次のように表現できる。つまり、SOCはストレスフルな出来事・状況に晒されながらも、それに対し、その人の内外にある資源を上手に動員し対処することによって、心身の健康を守れるばかりか、それを、成長・発達の糧にさえ変えて、健康で元気に明るくいきいきと生きていくことを可能にする力、またはその源である。一言で言えば「健康に生きる力」である。

　SOCは、人間が生きていくうえで、言い換えると、成長、発達し、豊かな人生をつくり上げていくうえでは欠かせない力であろう。SOCは後述する汎抵抗資源と密接なつながりがあることが健康生成モデルで示されている。したがって、汎抵抗資源の形成と気づきを促すアプローチとSOCとの関係に関する知見はきわめて重要な意味をもってくる。

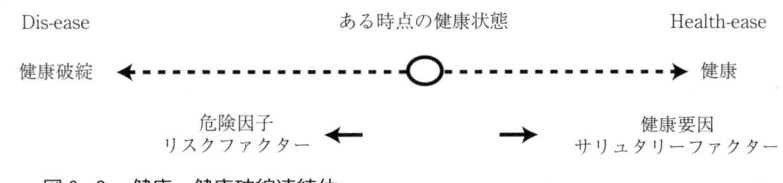

図 0-2　健康―健康破綻連続体

3）健康生成論と SOC 概念における「健康」の考え方

　ここまで議論してきたなかで繰り返し述べている「健康」とは何を指すのであろうか。「健康をつくる」という営み自体が、人間が生きていくうえでの基盤であるといえる。健康生成論は、その基盤を固めていこうという、強めていこうという次元の営みであり取り組みである、という認識が重要である。

　アントノフスキー博士は、健康生成論における健康を直線上に表した（図0-2）。

　健康の定義は1946年の世界保健機関（World Health Organization; WHO）の保健大憲章で謳われ、その後発展させられた健康の定義が有名である。すなわち、健康とは疾病がないこととか虚弱ではないことといった病弱の単なる残余概念ではなく、身体的のみならず、精神心理的、社会的、さらにスピリチュアル（霊的とも訳される）にも最高の状態にある、というものである。

　アントノフスキー博士は、人の健康とは疾患がないこととか虚弱でないことという定義を、疾病生成論的立場と二分法に基づくものであり、適当でないとした。また、健康の概念枠組みについても、WHO 大憲章とほぼ同様、全人的多面的な構造をもつものとしている。ちなみに、WHO の健康（ヘルス）概念は、提唱当初より、この概念枠組みをもって、生活（ライフ）概念になったとまでいわれてきた。

　健康生成論において、健康は、健康（ヘルス・イーズ：health ease）と健康破綻（ディス・イーズ：dis-ease）を両極とする連続体上のどこかに位置するものとされている（図0-2）。

　健康―健康破綻の連続体上に一見静止しているかのように見えるその時々の健康状態にも、実際にはそれを健康の極側に移動させる力と健康破綻の極側に移動させる力が拮抗するように作用しており、どちらかが優位になればその方

向へと健康状態は動く。健康破綻の極側へと移動させる力をもつ因子が危険因子であり、健康の極側へと移動させる力を持つ要因が健康要因である。この健康要因に着眼し、それを支援強化しようという見地から対象に接近するのが健康生成論的アプローチである。それは、どのような健康レベルにある人々にも適用可能であり、それどころか病に日々悩まされながら生活を送る人々にこそ必要不可欠なアプローチになる。

WHO大憲章における健康の考え方はきわめて画期的なものであった。しかし、昨今ではいくつかの点で限界があるといわれている。その1つは身体的、精神・心理的、社会的、スピリチュアルの4側面において「最高の状態」という点であり、1946年当時に比べて人口構造や疾病構造が変化し、慢性疾患とともに老いていくことが当然であるような現代社会では、このような人は少数派であること[5,6]、また、こうした最高の状態という定義のもとでは「医療化」が進んでいくこと（医療技術や製薬産業の発展を支持する治療中心の考え方、医療産業が入り込みやすい方向でスクリーニングの閾値を下げていく恐れなど）も挙げられている[5]。

それでは、病気や障害を抱える人たちにとっての健康、いわば「価値としての健康」はどのように見ていくことができるだろうか。

岩永俊博博士は「健康な生活」と称して、その定義を3つの段階とともに提示した[6]。

① 病気や機能障害、悩みなどがなく、主観的にも客観的にも快適な生活を送ることができる。
② 病気や機能障害、悩みなどがあっても、自分自身で対処することができ社会的にも適応した生活を送ることができる。
③ 病気や機能障害、悩みなどがあり、自分自身で対処することができなくても周囲が支えてくれることにより生活していくことができる。

この②、③の段階では、医学が問題とする客観的な病気や機能障害、悩みの存在自体を問題にしておらず、それがあったとしても、それに伴う生活支障や苦痛が緩和されたり解消されたりしてコントロールできていて、しかも、それが自力によるか他力によるかは問わず、とにかく本人が、快適な、適応した、また、いきいきとした生活を享受できていれば、「健康な生活」状態が保たれ

ていると見なそうというのである。この岩永博士の「健康な生活」は、アントノフスキー博士の健康の定義の Health-ease という状態にきわめて近い概念である。

　また、小児科医の藤岡一郎氏の著作『重症児の QOL――「医療的ケア」ガイド』[7] も示唆に富む。氏は、重症心身障がい児（者）の医療的ケアは、重症児（者）の QOL のために必要不可欠のものであり、さらに、目指すべき QOL（クオリティ・オブ・ライフ）は、「①生命の質」、「②生活の質」「③人生の質」の順に、①生き生きと命を輝かせて生きること、②毎日を快適に楽しく送ること、③その人が豊かで幸せと思えるような人生を送ること、とされている。これら3つの目標自体は、いずれも平易で簡潔明快であり、かつ、重症児（者）のみならず、一般の人々にも通用することがうかがえよう。

4）汎抵抗資源とは何か

　「人間は1人では生きていけない、1人で生きていると思ったら大間違い」「人という字は、人と人とが支え合っている様を表す」というような台詞を耳にすることがある。オリンピックの競技などで金メダルを取ったある選手は、「これは自分のものではなく助けていただいたコーチをはじめ、家族や応援してくれたすべての人のものである」というようなコメントを残した。運動選手だけでなく、一見誰にも頼らず強く生きているように見える人であっても、実は、誰か、何かに支えられて生きているというのは、ほとんどの人のなかで共通の理解になっている。

　この、健康に生きることを支えているのは誰か、何か、の答えをアントノフスキー博士は「汎抵抗資源（general resistance resources; GRRs）」と呼んだ。正確には、「身体的、生化学的、物質的、認知・感情的、評価・態度的、関係的、社会文化的な、個人や集団における特徴のことで、あまねく存在するストレッサーの回避あるいは処理（combating）に有用であるもの」と定義した[8]。身体的、生化学的汎抵抗資源とは遺伝的、神経免疫学的な資源、物質的汎抵抗資源とは個人においてはカネ、体力、住居、衣類、食事等、個人間に関しては、権力、地位、サービスの利用可能性といった側面も含む資源である。認知・感情的汎抵抗資源とは知識や知性、知力と、アイデンティティの2つであり、評

価・態度的汎抵抗資源とは、主にコーピングにおける行動計画的ストラテジーの構成要素である合理性、柔軟性、先見性の3つの態度が挙げられている。関係的汎抵抗資源とはソーシャルネットワーク、ソーシャルコミットメント、ソーシャル・サポート等の社会関係を指し、社会文化的汎抵抗資源とは、宗教やイデオロギーや哲学を指す[8]。アントノフスキー博士の没後20年が経つが、その後刊行されたHandbook of Salutogenesis（Chapter 7）においても同様の内容で紹介されている[9]。

このように、汎抵抗資源は、人間である場合もあるし、これまでの経歴や様々な経験、資産やお金の場合もある。生まれた家庭の社会的地位や役割である場合もあろう。もって生まれた身体状態や自分自身の性格である場合もあるし、国や文化によっては、性や人種である場合もある。それは人によって様々である。また、たとえ同じような経歴をもっていても、人によってそれが汎抵抗資源となる場合もあればならない場合もある。

3. SOCとその近接概念についてどう考えるか

1) レジリアンスとSOC

レジリアンス（resilience）はここ半世紀の間多くの研究が行われている概念であり、様々な研究者により定義が行われている。本書では特に心理系研究者によるレジリアンス概念について着眼していく。レジリアンスの定義でよく用いられるものは、「脅威を与える状況・逆境下において、ポジティブに適応する過程、能力、およびその結果」[10]、あるいは、「脅威を与える状況・逆境を、乗り越え、潜り抜け、跳ね返す能力（ability）によって特徴づけられる比較的安定した性格特性」[11]である。この定義は一見するとSOCとほぼ同じ内容を示しているように見えるが、次の3つの点で異なっているといえる。

1つ目はレジリアンスには「健康生成力」というSOCの代表的な機能が含まれていない点である。SOCはストレス対処力として、外部からの刺激に対してそれをストレッサーかどうか評価し、ストレッサーである場合には資源を動員するなどして処理をするストレス対処機能がある。しかし、それに加えて、対処の成功の裏には、その経験を糧にしてSOC自体も強化され向上する

という機能、また自律神経系、免疫系等の生理的機能と密接に関連し、健康―健康破綻連続体において、健康の側に押し上げるという機能、いわば健康生成力・健康に生きる力としての機能を有している。

2つ目は、レジリアンスはあくまでも心理学的概念であり、自身の心のなかの関心の傾向や感情のコントロール、あるいは希望といった、いわば自己にのみ依って立ち環境や他者に対峙する自己概念が前提となっているという点である。他方、SOCには、環境や周囲の人々との関係性を不可分にもった自己概念、いわば「拡大された自己概念」が前提になっていることが特徴である。つまり、SOCは生活世界や人生に対する見方・向き合い方・かかわり方の感覚であり、生じた様々なストレッサーに対処するために必要な、その人の内外にある様々な資源（汎抵抗資源）活用可能性を包含した自己概念である。

3つ目は、レジリアンスは復元力・弾力性とも訳されることがあるストレッサーへの対処のあり方に関する概念であるのに対して、SOCは柔軟な人生への向き合い方・関わり方に関する概念であるという点である。たとえばレジリアンスは「あきらめない力・折れない力」と呼ばれるが、SOCはあきらめること、折れることもときには重要と見なす。つまり、取り組むこと、あきらめること、あるいは、選ぶこと、捨てることは、SOCが高い人がもっている先見性・合理性・柔軟性のある態度によって採択された行動にほかならない。また、困難に対して人生のなかで意味づけること、特に自身の人生や周囲にとって大事なことを「挑戦し甲斐がある」と意味づけることができることがSOCの特徴の1つになっている。したがって、「挑戦し甲斐がない」と意味づけられた困難には特に打ち勝つ必要はないということになる。

2) 逆境下成長・ストレス関連成長とSOCはどう違うのか

心的外傷後成長（Post traumatic growth; PTG）という概念がある。宅可奈子博士によると、必ずしも心的外傷を伴うような出来事だけでなく、人生観が変わるような影響力をもつものとして経験された出来事であれば、トラウマティックなものである必要はない、とされている[12]。

しかし、そうしたインパクトの大きな出来事に続くのは、どんな人であっても精神的な葛藤やストレス、混乱している状態であろう。こうしたいわば急性

ストレッサーによって成長が生じると考えるのはやや楽観的な解釈のようにも見える。PTG は、単純にインパクトの大きな出来事そのものではなく、その後、フラッシュバックをはじめとする様々な PTSD 症状や、その後その出来事によって付随して生じた様々な慢性ストレッサーに対処することを通じて成長することを意味していると考えるほうが適当であろう。これはいわば悩みの結果であり、人間としての成長は、悩みがダイレクトに成長につながるといえるかもしれない。

　PTG の Growth における変化には 3 分類あるといわれている。1 つは生物身体面に見られる成長である。次に心理面における成長であり、これは、その出来事を経験するまでに、考えたような、考えなかったような、いろいろなことを考えるようになったり、見方や捉え方が以前と変わったりすることを指す。また、認知面の変化のみならず、行動上の変化も、生活そのものの変化も含む。次に、社会面の変化で、家族の絆が強まったなどという変化である。これら 3 つに加えて、精神性や倫理面の変化が挙げられている。これはこれまで信じてきた価値観を再検討するきっかけになったり、その出来事がなければ考えもしなかったような人間の存在だとか実存とか、意味とか哲学とかいったことについて、向き合うようになったりという変化が生まれる[12]。

　ベネフィットファインディング（Benefit Finding）という概念がある。これは、外傷、病気、またはその他の否定的な経験といった、挑戦的な生活上の出来事に対処する懸命な努力から生まれた肯定的な人生の変化を指し、PTG やストレス関連成長、逆境下成長と同様の概念とされている[13]。

　このほかに、ストレスフルな出来事や状況に直面して以降調査時点までの肯定的な変化に着眼した肯定的変化感（perceived positive change; PPC）という概念および尺度も開発され、広く使用されている。この測定には、例えば、われわれの実施した薬害 HIV 感染生存患者被害者調査では、主質問は「HIV 感染以降今までに、あなたは、次の点でどのような変化がありましたか。」とし、副問では全部で10個あったうちの 1 つを例に挙げれば、「HIV 被害を受けてから今までに友人との絆／関係は」と尋ね、回答選択肢は、「1．弱くなった　2．どちらかと言えば弱くなった　3．どちらとも言えない（≒「特に変わらない」）4．どちらかと言えば強くなった　5．強くなった」という質問―回答形式で設

定している。逆境下成長等類似概念の尺度項目では、質問も回答選択肢も、肯定的変化に限って、その有無および有りの場合のその変化の程度を回答してもらう形式のものが国内外ともにいまだにむしろ多数派であるが、われわれは、それに異論を唱え、ストレスフルな状況に置かれて以降今までの調査項目の変化について、肯定的変化およびその程度、変化なし、否定的変化およびその程度からなる回答選択肢で答えてもらってきた。念のため、この調査項目の実際のデータを示すと、1＝12.6％、2＝13.6％、3＝58.0％、4＝11.2％、5＝8.2％であった。否定的変化が優位な人たちが約26％もいることがわかる等、否定的変化を捉える選択肢を設定して正解だったことをわれわれは確信した。

　逆境下成長とはAdversarial Growthの直訳になっている。逆境というとネガティブな響きがある言葉である。生活・人生における様々な刺激は、ストレッサーとかストレスというかたちとなり疾病生成的になるのか、それとも、健康生成的なのか、中立的なのだろうか。基本的にそれ自体は中立的であるが、対処いかんによって、疾病生成的にもなり、健康生成的にもなる。したがって、ストレス、ストレッサーと、向き合って生きていくというのが人生ということになる。ストレス関連成長というのは、ストレスを生きていくことというのが人生だという話をそのまま概念化したものともいえる。

　ストレス関連成長は、ストレスを受けた後に以下の3つの側面で起こるポジティブな変化を指す[13]。第一が社会的資源の強化である。これは人間関係が改善される、新しい支援ネットワークがつくられる、などが例として挙げられる。第二が個人的資源の強化である。例えば、認知や知能、自己への信頼や理解、価値観や優先順位といったものの変化が挙げられる。最後が新たな対処スキルの獲得で、例えば認知的な対処スキル、問題解決や支援探求スキル、感情の調整・コントロール能力の変化、が挙げられている[14]。

　逆境下成長・ストレス関連成長とSOCとの関係はどのようになっているのであろうか。SOCは、こうしたストレス関連成長あるいは逆境下成長の源、原動力として位置づく。これは、どちらが原因で、どちらが結果であるのかは明確にはならない。むしろ、SOCという目に見えない実体がストレス関連成長というかたちで見えるようになっている、ともいえる。さらにその背後ではこうした成長を通じてSOC自体が向上していることも関係する。具体的に両

者は、次のような関係にある。まずストレスへの対処を通じて、表向きには、この逆境下成長やストレス関連成長と呼ばれるような現象が出現する。その裏では、SOC が原動力となって、ストレスへの対処が行われ、成長が促進される。その成長は、対処経験の結果生じる変化であり、また肯定的に意味づけられた経験そのものでもある。またこれは客観的変化だけでもなく主観的変化だけでもないという特徴を持つ。さらにこの対処経験は、後述する SOC の形成・発達を導く良好な人生経験と一致するものであり、SOC は向上することになる。つまり、逆境下成長あるいはストレス関連成長と SOC との関係は、原因か結果か、という関係を超えて、SOC 概念をより具象化した概念がストレス関連成長であると考えてもよいだろうし、あるいは、SOC が高ければ、肯定的変化感 PPC も得られやすく、PPC が得られれば、SOC も向上するといった、双方向性の同時的因果関係性を有していると考えてもよいと思われる。

3) 統御感・コントロール感と SOC は同じか、違うのか

統御感あるいはコントロール感について近年までに多くの研究で取り扱われてきている。コントロール感とは、自分が他者あるいは環境（社会的環境）に対してどれほどの影響力を有しているのか、あるいは、自分が価値、能力、資質といった点で優位に立っているかどうかを見ている概念であることが多い。つまり、この自己の価値、能力、資質という、自己の内面に基づいた自己概念で、先述のレジリアンスの自己概念と同様である。

それに対して SOC は、環境と自己とのかかわりに関する概念である。例えば SOC スケールに、「不当な扱いを受けているという気持ちになることがありますか」「良く知っていると思っていた人の、思わぬ行動に驚かされたことがありますか」という内容の質問項目がある。これは、生活・人生のかかわり方、生き方にかかわる内容であり、環境と自己との間の関係性の良好度を聞いている。環境には外的環境だけでなく内的環境もあり、内的環境の 1 つとして例えば差別不安がある。差別不安のある人は萎縮した生活を余儀なく送っているが、これは把握可能感、有意味感とが持てておらず、自分の生きている意味が見出せないという状態である。統御感が高いという意味は、こうした差別不

安のような部分をもコントロールできるということである。

アントノフスキー博士は、特にハーディネス概念の下位概念にあるコントロール感について整理している。ハーディネス概念を提唱したコバサ（Kobasa, S.）博士は、そこにコミットメント、コントロール、チャレンジの3Cとも呼ばれる3つの下位概念を設定した。元々コバサ博士は米国で社会的に成功した管理職や弁護士における特徴としてハーディネス概念を検討していたことから、アントノフスキー博士はこのコントロール感を「個人主義と自由企業制に基づく文化に適している」概念であると評している[1]。このことからも統御感・コントロール感は自己への信頼といった内面における自己概念を指しており、いうまでもなく、SOCが前提としている他者との関係性が含められた自己、信頼のおける他者の存在の有無にも左右されるという自己概念とは違う。

4) ヘルスリテラシーとSOCとの関係

ヘルスリテラシーは、元は文字や口頭での健康に関する情報を理解し使用する個人の能力を指していた。しかし、昨今ではこうした健康に関する読み方や書き方のレベルから、健康情報の入手・理解・評価・活用によって生涯を通じた生活の質の維持向上に資する、というようないわば生き方のレベルに拡大されている[15]。また、いくつかの研究でSOCとヘルスリテラシーは比較的高い相関が見られていることがわかっている[16]。このことやヘルスリテラシーの概念を踏まえると、ヘルスリテラシーもSOCの構成要素の1つであるといえよう。ここで構成要素というのは、SOCの3つの下位概念のことではなく、別の切り口から見えてくる構成要素、という意味である。

また、ヘルスリテラシーはSOCの領域特殊性をもつ概念とも考えることができるのではなかろうか。これは自己効力感概念における「次元」の特徴を基に整理していきたい。自己効力感には3つの次元があり、その1つに一般性が挙げられている。これは、対象とする行動が生活・人生全般における一般性から、具体的な個々の行動レベルである特殊性にいたる軸を考えるというものである[17]。例えばヘルスコンピテンスという概念は、自己効力感の一種の概念と位置付けられているが、より特殊性に近いものの、運動や服薬といった個々の行動ではなく健康行動全般を対象としていることから領域特殊性の自己効力感

とされている[18)]。したがって、一般性に関する次元軸をSOC概念に適用するならば、ヘルスリテラシーは健康という領域特殊性のSOCと考えることができよう。

また、SOCとヘルスリテラシーとの関係について、もう少し細かく整理していく。健康・医療上の問題に直面した際に、ヘルスリテラシーによって自身の内外の様々な資源が動員され、そうした問題への対処の成功につながり、それによってSOCも向上するという流れが考えられる。つまり、SOCが高いことはヘルスリテラシーの向上に直接かかわりをもつため、SOCはヘルスリテラシーの向上のための動機づけにかかわる要因ともいわれている[19)]。

4. SOCの形成・発達・向上とそれに向けたアプローチの可能性

1) SOCの形成・発達と向上・強化をどのように考えればよいのか

図0-1に示した健康生成モデルの左側が、SOCの形成・発達の理論になっている旨をはじめに述べた。その一方で、右側のSOCの機能・効果に関する理論でも、対処の成功によりSOCが強化されるということが述べられている。このことは、サクセスフルコーピングが、SOCを高めるということを示している。さらにサクセスフルコーピングの1つともいえる逆境下成長がSOCを向上させるという関係を示していることにもなる。

なお、SOCの形成・発達に関する部分について、SOCが「ストレス対処力・健康生成力」としては形成期にあって未熟で脆弱な段階にある乳幼児期や思春期のモデルと見なす人が多いかもしれない。脆弱とは脆さがあるということで、刺激があったときに、ストレス対処力を十分に発揮できない状態のことになる。アントノフスキー博士は、主に乳幼児期から思春期においてSOCは形成（shape）され、ストレス対処を通じてSOCは強化（strengthen）されるといっている。これは、あくまでも子ども時代には、SOCのかたち、輪郭がつくられ、その後、強化、というかたちで中身が充実してくるということになる。このことは、かたちとしてはあっても、実際にはもろく機能的に不十分である。つまり、形成期、つまり青年期ぐらいまではSOCはきわめて環境依存性が高い時期ということになる。ただし形成期にある場合でも、社会的役割や

それによる様々なストレスは存在しており、ストレスを乗り越えながら生活を送っている。つまりSOCは機能していることにほかならない。

SOCは、生きている世界やストレスフルな出来事・状況への見方・考え方、向き合い方・かかわり方であり、後天的に学習、獲得されるものであると前述した。子ども時代のSOCは、生きている世界やストレッサーを初めて知る、初めて学ぶことを通して形作られつつあるSOCだということである。

2) 成人期以降にSOCは発達していくのか

他方、成人期以降、良質な人生経験により、少しずつSOCが変わることが最近の研究からわかってきている。例えば、労働者の心理社会的な職場環境とその変化がSOCの変化にかかわってくることは明らかになっている[20-22]。これらの結果からも良質な人生経験には、その当人にとっての環境要因が大きくかかわってくるといえる。

SOCの形成・発達・向上に大きくかかわる人生経験としてアントノフスキー博士によって3つの枠組みが提案されている。1つは一貫性の経験で、ルールや規範が明確であるなかで適切な評価やフィードバックを受け取るという経験である。2つ目は、バランスのとれた負荷の経験で、サクセスフルコーピングができる、換言すると、うまく汎抵抗資源を使って乗り越える、ぐらいのストレッサーが重要とされている。3つ目は、結果形成への参加の経験である。これは、重要な結果につながるような意思決定の場面に参加していると思える経験を指す。その経験は本人にとって、自分は大事なことをしている、また、自分は認められている／信頼されている／尊重されていると思える貴重な経験である。

以上のような経験は、幼少期、思春期といった、子ども時代だけでなく、成人期以降も含む、あらゆる場面で経験される。

また、例えば20代の半ばを過ぎると、多くの人は実社会に出、様々な社会的役割を背負い、社会的責任が生じる。それは非常にストレスフルなものであり、成人初期の段階から社会化が進んでいく。そのようななかで、いわば場数を稼ぐように、様々な出来事を通じてSOCは鍛えられていく。このように先行きを読めるようになるがごとく、自ずとSOCは成長していくことになる。

3) 健康生成論的アプローチとは

　健康生成論的(サルートジェニック)アプローチとは、健康生成モデルを用いることによって臨床、福祉、教育、などの様々な実践現場における問題解決につなげる方策を指す[23]。また、健康生成モデルが前提としている健康生成的な志向性に基づいて問題解決を進めていくアプローチと位置づけられる場合[24]もある。アントノフスキー博士によるとこの健康生成論的な志向性には6つの特徴があるとしている。

① 健康を、健康か疾病かの二分法ではなくて、健康—健康破綻の連続体上で見ること。
② 疾病の病因のみに着眼するのではなく1人の人間のストーリーに着眼するということ。
③ 疾患の原因を問うのではなく、健康—健康破綻の連続体で健康側に移動させる要因を問うこと。
④ ストレッサーは忌み嫌われなくすべき存在ではなく遍く存在していると見ること。またストレッサーへの対処によっては健康的なものとなりうると見なすこと。
⑤ 魔法の弾丸のような解決法を探すのではなく、環境への積極的な適応を探ること。
⑥ 逸脱ケースに常に目を向けることによって得られるものが疾病生成論的なアプローチよりも多いこと。

　具体的なアプローチの内容を見ていきたい。アントノフスキー博士は、強いSOCを形作る親子関係のあり方のなかで重要な要素の1つに「激励・承認」があると述べている[1]。乳幼児期の親子関係に限らず、この「激励・承認」というかかわり方は健康生成論的アプローチのカギである。

　例えば子育てにおいて効果的な「声掛け」のあり方について考えていこう。子どもが一生懸命頑張って努力したが結局テストの成績は上がらなかったということがあったとする。そのときに、「全然成績が上がらないじゃないの。どうして点数が上がらないの?」などと、その原因を答えさせる声掛けをする親がいる。また、「今の成績が上がらない状況がどういうことなのかちゃんとわかっているの?」と問い詰めていく親もいる。しかし子どもはこのように頭ご

なしにいわれると、反発し、成績が悪かったことを振り返ることをやめてしまう。つまりこれは適切な叱り方ではないといえよう。

　本人はこの問題についてむしろ真剣に考えたいと思っている。そこで、「あんなに頑張ったのに失敗しちゃったね」と、頑張りをまず評価したうえで、叱らなくても本人が考えていくように仕向けることが大事である。つまり、共感しその頑張ったことを評価する、そのプロセスを良い経験であったと意味づけすることにつながる。また、寄り添うことは、「いいところがある」ことへの気づきや、「あなたを信頼しているよ」というメッセージが込められ、本人にとって寄り添う人が重要他者であると確認する機会ともなっている。したがって、こうした対応は健康生成論的アプローチといえる。

　また、このように本人に寄り添うことには、共感を示すことも含まれる。つまりこの寄り添うアプローチは自己肯定感を高めることにつながるといわれている。なお、自己肯定感とは諸説あるが、「いいところも、悪いところも含めて、自分というものが好きになるという感覚」[25]、「自分自身を肯定的にとらえる感覚で、自分自身の良いところも嫌だと感じるところも全て含めて、自分自身を受け入れること」[26] と定義されている。この自己肯定感はSOCと密接な関連性を有しているといえよう。

　もう1つの例として、慢性疾患セルフマネジメントプログラムという慢性疾患患者同士でグループをつくり疾患や感情の自己管理能力を向上させるプログラムが挙げられる。このプログラムに参加した慢性疾患の患者、もしくは難病の患者さんは、1回2時間半のセッションを6週間受ける。その結果SOCは向上することがわかっている。その際に、ポジティブな変化の知覚が生じることもわかっている。多かったのは「仲間を得て心強く思えた」「気持ちが楽になった」「何事に対しても良い方向に考えられるようになった」等である。厄介な慢性の病気を抱えることになった人たちの集まりであるが、その人たちの人生経験のなかでもこういう変化は十分に起こりうる。

　また、薬害HIV生存患者を対象とした研究で、HIV感染以降の変化について、何か得たものがあるかを自由回答で聞いたところ、「人生はつらいことだらけだと思うようになった」と答えた人が複数いた。しかしながらその人たちのSOCは非常に高くなっていた。このような人は、腹をくくって、はっきり

受け止め切れている人で、かつ、生きており、そのなかのささやかな幸せというものも、感じ取れているのかもしれない。これはいわば精神性、倫理面における変化であって、人生観が揺るがされたということの例になろう。

4) 健康生成論的アプローチによる良質な人生経験とSOCの向上

以上より、健康生成論的アプローチにおいて見られる、本人に向けて送られるメッセージや本人に生じる知覚の変化は、先に説明したSOCの形成・発達・向上につながる3つの経験を含んだものになっていることがわかる。SOCを形成する人生経験の1つである一貫性のある経験は、価値やルールが一貫しており、そこから適切なフィードバックを受けるという経験で、先の薬害HIV生存患者における「人生はつらいことだらけと思うようになった」という経験は、まさに生活世界に対する見方を、つらいことだらけ、と一貫性のある形に調整した経験であったといえる。

また慢性疾患セルフマネジメントプログラムの参加者が「仲間を得て心強く思えた」というのは仲間という汎抵抗資源の新たな認知であり、このことは療養生活をうまく乗り越えるうえで仲間の存在が大きな役割を果たしたという経験、つまりバランスある負荷のもとでのサクセスフルコーピングへの経験となりえたことを意味する。

同様に、「あなたを信頼しているよ」というメッセージも同様に、乗り越える際にメッセージを発する人が重要他者であると認識するというバランスある負荷の経験となりうる。同時にこのメッセージは、結果形成への参加にもなりうる。この結果形成への参加の経験のなかには、自分が認められたいという、承認の欲求が満たされることも含まれている。これは、自身が周囲から尊敬されたい、という意味でも捉えることができるかもしれない。この経験は有意味感と関連が深いといわれている。

このように健康生成論的アプローチは、SOCの発達・向上を促す良質な人生経験を提供するものであり、SOCの発達・向上が期待されるものである。またSOCの向上に伴ってストレッサーへの成功的対処を導き、健康—健康破綻連続体における健康の極側へ移動することも期待できる。SOCの発達・向上を促すうえで、健康生成論的アプローチはきわめて有用なアプローチであ

り、今後様々な領域におけるSOCの向上に関するプログラムの構築においては本アプローチに基づいて形成・評価していくことが期待されよう。

【引用文献】

1) Antonovsky A.: *Unraveling the mystery of health: How people manage stress and stay well.* Jossey-Bass Publishers, San Francisco, 1987.（山崎喜比古，吉井清子（監訳）．健康の謎を解く：ストレス対処と健康保持のメカニズム．有信堂高文社，東京，2001）
2) The Positive Deviance Initiative.: Basic Field Guide to the Positive Deviance Approach. Tufts University, 2010.〈http://www.positivedeviance.org/resources/manuals_basicguide.html〉.
3) Mittelmark MB, Bull T, Bouwman L.: Emerging Ideas Relevant to the Salutogenic Model of Health. In Mittelmark MB, Sagy S, Eriksson M, et al.（eds.）*The Handbook of Salutogenesis*. Springer, Cham, 45-56, 2016.
4) 蛯名玲子．：紛争とSOC．山崎喜比古，戸ヶ里泰典，坂野純子（編）．ストレス対処能力SOC．有信堂高文社，東京，119-132，2008．
5) Huber M, Knottnerus JA, Green L, et al.: How should we define health? *BMJ*, **343**, d4163, 2011.
6) 岩永俊博．：地域づくり型保健活動の考え方と進め方．医学書院，東京，2003．
7) 藤岡一郎．：重症児のQOL（クオリティ・オブ・ライフ）：「医療的ケア」ガイド．クリエイツかもがわ，京都，2000．
8) Antonovsky A.: *Health, stress, and coping.* Jossey-Bass, San Francisco, 1979.
9) Idan O, Eriksson M, Al-Yagon M.: The Salutogenic Model: The Role of Generalized Resistance Resources. In Mittelmark MB, Sagy S, Eriksson M, et al.（eds.）*The Handbook of Salutogenesis*. Springer, Cham, 57-69, 2016.
10) Egeland B, Carlson E, Sroufe LA.: Resilience as process. *Development and psychopathology*, **5**(4), 517-528, 1993.
11) Block J, Kremen AM.: IQ and ego-resiliency: Conceptual and empirical connections and separateness. *Journal of Personality and Social Psychology*, **70**, 349-361, 1996.
12) 宅香菜子．：PTGとは．宅香菜子（編）．PTGの可能性と課題．金子書房，東京，2-17，2016．
13) Riley K.: Benefit finding. In Gellman MD, Turner JR.（eds.）: *Encyclopedia of Behavioral Medicine*. Springer, New York, 208-210, 2013.
14) Schaefer J, Moos R.: Life crises and personal growth. In Carpenter B.（ed.）*Personal coping: Theory, research, and application.* CT: Praeger, Westport, 149-170, 1992.
15) 中山和弘．：ヘルスリテラシーとは．福田洋，江口泰正（編）．ヘルスリテラシー 健康教育の新しいキーワード．大修館書店，東京，2-22，2016．
16) Saboga-Nunes L: Perspectives on salutogenesis of scholars wrighting in Portuguese. Mittelmark MB, Sagy S, Eriksson M et al.（eds.）*The hand book of Salutogenesis*. Springer, Cham, 415-421 2016.
17) Bandura A.: Self-efficacy: Toward a unifying theory of behavioral change. *Psychological Review*, **84**, 191-215, 1977.
18) Smith MS, Wallston KA, Smith CA.: The development and validation of the Perceived Health Competence Scale. *Health Education Research*, **10**, 51-64, 1995.

19) Kickbush I.: Forward. Mittelmark MB, Sagy S, Eriksson M et al. (eds.) *The hand book of Salutogenesis*. Springer, Cham, v-vi, 2016.
20) Feldt T, Kinnunen U, Mauno S.: A mediational model of sense of coherence in the work context: a one-year follow-up study. *Journal of Organizational Behavior*, **21**, 461-476, 2000.
21) Togari T, Yamazaki Y.: Causal relationship between sense of coherence and psycho-social work environment: from 1-year follow-updata among Japanese young adult workers. *Global Health Promotion*, **19**, 32-42, 2012.
22) 戸ヶ里泰典.：一般成人男性における心理社会的職場特性と精神健康との関係における sense of coherence の媒介効果：JLPS 調査データによる3時点 cross-lagged model を用いた検討. 理論と方法（*Sociological Theory and Method*），**27**（1），41-61，2012.
23) Lindström B, Eriksson M.: The salutogenic approach to the making of HiAP/ healthy public policy: illustrated by a case study. *Global Health Promotion*, **16**, 17-28, 2009.
24) Sagy S.: Preventing drug abuse among children and adolescents: Where does the salutogenic approach direct us? *Health,* **6**, 541-548, 2014.
25) 樋口善之，松浦賢長.：自己肯定感の構成概念および自己肯定感尺度の作成に関する研究. 母性衛生，**43**，500-504，2002.
26) 今泉靖子，内山聡，若松拓也，大木桃代.：大学生の自己肯定感を高めるプログラムの検討. 生活科学研究，**29**，177-188，2007.

（山崎　喜比古・戸ヶ里　泰典）

第1章　本書のねらいと調査の概要

　本書の中で度々参照・分析し、様々な知見を与えてくれる調査「暮らしと生きる力に関する全国調査」は、研究的な背景とそれを踏まえたいくつかの調査目的に基づいて実施された。また、著者らは調査の正確性や妥当性について、様々な側面でこだわりをもって実施してきた。そこでまず、これから示していく本書の研究的な背景と問いについて整理し、本書の全体構成の解説を行う。次に、この調査がどのように行われたのか、調査実施の方法とその実際について、具体的に説明をしていく。

1.　本書の背景と問い

1)　SOCに関する研究の到達点と現在の課題

　SOCの機能・効果に関する研究は、国内外できわめて多く行われてきている。その概要については報告済みであり[1,2]、SOCが疾病の罹患や死亡、QOLやウェルビーイング、メンタルヘルスや心身症状の状況を予測し、またストレッサー対処において媒介効果、緩衝効果をもっていることは確かな事実として繰り返し示されてきた。

　その一方で、どのようにSOCが形成・発達するのか、向上し強化されるのかについての検討は、明らかに遅れている。つまりSOCの発達・向上の要因を探索・検討する研究が必要とされている現状にある。序章で見てきたように、アントノフスキーによる健康生成モデルでは、汎抵抗資源と呼ばれるその人がもっている様々な資源によって、その人の人生経験が構築され、その人生経験の善し悪しはSOCを形成・向上させる重要な要因として位置づけられていた。さらに、SOCを向上させる汎抵抗資源として有力なものが社会的環境

であって、こうした環境下で生活を送ることで得る人生経験の良し悪しにより SOC は左右されるといわれている[3]。

2) SOC の形成・発達の要因

この有力な要因として挙げられるものが、社会的役割に関する要因で、特に生育家庭の養育態度、社会経済的地位、教育歴、成人期における職種、収入である。この関係を検証した先行研究はほとんどが小規模サンプルによるもので、一部の北欧や北米の研究グループによって大規模調査で行われているものの、公表される論文はきわめて限られている現状にある[4]。職種に関しては、専門管理職やホワイトカラー職に比してブルーカラー職で低い SOC であること[4]、収入が高いほど高い SOC であることが明らかになっているが、農林水産業者、主婦、無業者等を含めた幅広い職業間の比較、あるいは配偶状況や家族役割との関係は仮説的に示唆されている[3,4]ものの実証研究においては明らかになっていない。

もう 1 つには、地域要因や社会関係が挙げられており、なかでも居住地におけるソーシャルキャピタルとの関係が示唆されている[5]。しかしながら、ソーシャルネットワークと一部正の相関関係が明らかになっているほかは、地域要因との関係は明らかにはなっておらず、重要視されているソーシャルキャピタルとの関連性について明らかにした実証研究はほとんど見られていない。

3) SOC スケールの標準化

また、昨今 SOC の向上に向けてのプログラム構築とその評価研究が少しずつ行われてきている。こうした評価研究の多くは集団認知行動療法やマインドフルネス療法などをベースとした認知の変化を促す介入内容が多い。このとき SOC は、従属変数として用いられる。ただし、SOC 尺度得点自体は身長や体重と異なり、絶対的な意味をもたない、いわゆる間隔尺度として位置づくものである。また、疾患や逸脱行動などのスクリーニングツールとして開発されたものではなく、生活・人生に対する見方・向き合い方を測定し、一定の範囲の数値で示す心理尺度として開発されたものである。

しかし、こうしたプログラム評価のための指標として重要になるのは、何を

もって高い、低いとするかという基準である。そのためにSOCスケール得点の日本国民の基準値、標準値が必要である。日本語版SOCスケールの標準化の先行研究を見ていくと、2003年に山崎らによって全国調査データを用いた検討[6]がさきがけである。ここでは13項目5件法版SOCスケールという、項目は同じであるものの、1つひとつの測度が通常の7件法ではなく、5件法という簡略化された形のSOCスケールで、その標準値が出された[7]。また、2008年の調査では、3項目版という簡略化バージョンでかつ20代〜30代の若年層を対象としたものであった[8]。したがって、世界的にも最もよく用いられている7件法版SOC-13スケールの日本国民標準値を算出するという試みは十分には行われていない現状にある。

4) 代表サンプル調査の意味と必要性

日本人のいわば縮図を手に入れて、研究・分析するということにはいくつかの意義がある。1つは、そのスタンダードを把握して全体の動向を把握すると同時に個々人はそこからどれくらいかけ離れているのか、あるいはどれくらいスタンダードに近いのか、これらを判断するためのよりどころを明らかにすることである。これは世論調査などで、内閣の支持率や政党の支持率がどの程度になっているか、とか、日本人の（世代ごとの）平均身長や体重、収入や資産額を求めるような調査結果などがそれにあたる。2つ目には、研究的にその集団はいったいどのような集団なのか、単なる平均や分散などの記述統計ではなくて、母集団（この場合は日本人集団）に関する推測統計を明らかにすることである。例えば、学歴によってどの程度収入が異なるのか、とか、病院や診療所へのアクセスの良さ・悪さがどの程度健康状態の良さ・悪さと関係するのだろうか、などに関する統計学的検討が挙げられる。3つ目は日本と海外とを比較するということである。日本の代表値を把握することで、他の国の代表値と比較できる。例えば、核兵器容認意識の割合を比較したり、性別役割分業意識の程度を比較したり、などである。このような、関心ある集団の精確な縮図ともいえる集団のことを「代表サンプル」と呼び、こうしたサンプルを用いる調査は代表サンプル調査と呼ばれることが多い（**Box1-1**参照）。

5) 本書における検討の内容

そこで、本研究では日本国民代表サンプルの全国調査を実施し、全国サンプル調査データの検討の意義と先行研究を踏まえた検討課題を踏まえて、次の狙いを設定した。

まず、13項目7件法版SOCスケールの全国標準化作業、つまり、SOCの高低にかかわる基準を提示する。同時に、SOCの下位尺度である把握可能感、処理可能感、有意味感、および3項目版SOCスケール（SOC 3-UTHS）の標準化を試みる。これにより、SOCに関する研究をしている研究者は、自身の研究にSOCの合計得点および下位尺度得点、3項目版SOCスケール得点の標準化結果を利用することが可能となる（第2章）。

次に、特に健康生成モデルで挙げられている、生育家庭における社会経済的状況および親の養育態度や養育環境とSOCとの関係性の検討（第3章）、教育歴、職業、収入といった社会経済的地位とSOCとの関連の検討（第4章）、また、特に女性におけるライフコースおよび社会的役割の視点でSOCに関連する要因の検討（第5章）を行う。

また、ソーシャルサポート、社会参加（第6章）、ヘルスリテラシー（第7章）、ソーシャルキャピタル（第10章）といった、健康生成モデルにおける重要なリソース（資源）でもあり、近年の保健・看護・公衆衛生・社会福祉系のトピックでもある諸概念との検討を行う。さらに、これまで類似概念といわれSOCと比較されてきた統御感（sense of mastery）概念と、関連要因の比較検討

Box1-1　調査研究におけるサンプル（標本）とバイアス（偏り）

サンプルとは、統計的には母集団と呼ばれる調査したい集団のなかの一部を指します。統計学的にサンプルに対して分析を加えることでその全体（母集団）の状況を推測することができます。サンプルは、様々な方法で集められます。例えば、ある糖尿病治療薬の効果を見るための標本は、いくつかの医療機関の患者を対象として臨床試験が行われます。このサンプルの選び方は、性別や年齢や人種、あるいは身長体重といった部分のバラツキは考慮したのであれば、その人種内での解剖学的、生理学的構造や特徴は共通していると考えられるためこのような選び方になります。

しかし、人間の思考や行動などを捉える社会科学的研究の場合、通りすがりの人だけでは日本人集団の縮図になりません。スーパーマーケットで調査をしたのであれば、その近所に住む主婦層ばかりになって職業や地域性で偏りが出てきます。この偏りのことを研究用語で「バイアス」と呼びます。こうしたバイアスのないデータを集める（抽出する）ために、様々な方法（抽出法）が提案されています。

（戸ヶ里）

を行い、周囲の環境とかかわりが深い東洋的な概念であるとされるSOC概念を多角的に解釈する（第4章）。

加えて、SOCの健康保持機能、ストレス対処機能について、健康状態、特にメンタルヘルスとの関係、ストレスとの関係を検討する。そして、これまでに実施されてきた多数の先行研究の結果を支持することができるのか検証を行う（第8章）。

最後に、同じく代表サンプルにより調査されたカナダ・スコットランドのデータを用いて国際比較を行う。まず、日本人のSOCと他国民におけるSOCとの比較からどのようなことがいえるかについて（第9章）、社会的要因とSOCとの関係は国際的にも成立するのかについて検討する（第9章）。さらにスコットランドのデータとの比較を通じて、ソーシャルキャピタル関連変数との関係についての国際比較を行う（第10章）。

なお本研究では、上記の研究をするにあたって、様々な変数を準備して検討を行った。こうした変数については各章で紹介するが、このなかで、統御感尺度、修正版MOSソーシャルサポート尺度（Modified Medical Outcome Study social support survey; mMOS-SS）は、今回新たに日本語版を作成して検討を加えたものである。これらについて、SOC同様日本人の標準得点の算出を試みた（第4章、第6章）。また、ヘルスリテラシー尺度（伝達的批判的ヘルスリテラシー尺度）は、過去に作成された尺度であるが、国民標準得点はまだ算出されていないため、今回分析するにあたり基礎情報として標準得点を算出した（第7章）。これにより、マスタリー感覚尺度、ソーシャルサポート尺度、ヘルスリテラシー尺度を扱う研究者はこの標準得点を参照することが可能となる。

2.「暮らしと生きる力に関する全国調査」の方針と計画

1) 調査の目的と調査対象者の設定

先に述べてきたように、今回の研究には、大きく3つの目的があった。1つは日本国民におけるsense of coherence（SOC）尺度によるSOC測定の標準化および社会人口学的分布を把握すること、2つ目は成育歴、社会経済的状態、および精神的・身体的な健康状態とSOCとの関係を検討すること、3つ目は

国外における代表サンプル調査結果との比較を通じてSOCならびに諸要因との関連性の比較を行うこと、の3つであった。

こうした検討を行うために、次のような形で調査対象者を設定して調査を行った。調査対象者としては日本国民であることは前提であるが、年齢層については理論的および方法論的な理由をもとに限定する作業を行った。

まず、年齢の下限としては25歳とした。この理由は、アントノフスキーのSOCの形成にかかわる年齢の仮説、つまりSOCは30歳前後で一定の形成を終えるという説があるためである。SOCの形成とは、SOC得点の高低そのものではなく、生活・人生に対する見方・向き合い方の安定性を得ることを意味している。思春期や成人初期までの見方・向き合い方が定まらない時期、SOCの水準が定まらない時期を避けたうえでの検討が必要であるためである。25歳以降であれば、早熟な人であればSOCの安定性を獲得している人も出てきていることが考えられる。当然のことながら、20歳代前半や10代におけるSOCスコアの推移に関する検討も重要である。しかしながら、これは上記の不安定性の時期であることを加味し、慎重に議論を進めていく必要があるため、今後の検討課題とし、今回の調査では扱わないこととした。

また、25歳以上とする方法論的な理由として、若年層を対象とした一般住民調査の回収率がきわめて低いという事実も踏まえている。また、20代前半は学生も多く、単身世帯である者も少なくないため、留め置き法で調査する場合家族がいる者の数が多くなってしまうという可能性も踏まえた。

年齢の上限としては、74歳とした。これは、SOCの測定の問題が大きな理由である。後述するように、SOCの測定は自記式質問紙による測定方法を取ることが多い。しかし高齢になると、視力や筆記能力、場合によっては認知能

Box1-2 系統抽出とは

対象者のリストからサンプルを抽出する際に、はじめの対象者を乱数を用いてランダムに選択し、そこから、等人数の間隔で抽出していくという方法です。例えば1,000人のリストから100人を抽出する際に、単純無作為抽出であれば、100回乱数を確認して100名を抽出していく必要がありますが、系統抽出の場合ははじめの対象者を抽出したあとは、そこから10人おきに抽出していけば抽出できます。理論的には単純無作為抽出と同等の無作為性がある上、サンプリングエラーも少ないとされる方法です[7]。

(戸ヶ里)

力等の衰えが生じ、自記式による回答が難しくなる。この点を踏まえ、後期高齢者という形で分類されることもある75歳以上は対象から外すこととした。

以上より、対象者数は4,000名とし、2014年1月1日時点で25歳以上75歳未満の日本人男女を本研究対象者として設定した。

2) 調査方法の選択

　研究目的、および対象者が明確となったことから、研究方法の選択を行った。まず、先述のように、全国代表サンプル調査を計画する必要があった。サンプリング方法として日本国内における省庁主導の調査をはじめ、科学領域における学術調査など多くの例で実施されている層化二段系統抽出法を用い、代表サンプルを抽出することとした。層化二段系統抽出法とは、系統抽出、層化抽出と多段抽出のそれぞれの方法をもって行う抽出方法である（系統抽出については**Box1-2**、層化多段抽出については**Box1-3**参照）。

　今回の調査における層化二段抽出は、先行調査の抽出法に従って、次のように実施した。

　まず、第一段抽出で抽出するのは地点（市区町村）とし、200地点を設定した。層化は、地区ブロックおよび都市規模により実施した。全国は**表1-1**に示した11ブロックに分割した。また、大都市（東京都区部および、地方自治法に基づく政令指定都市）、人口10万人以上の上記大都市以外の市、人口10万人未満の市、町村の4区分とし、各ブロックごとに都市規模4区分の全44層に分けた。

Box1-3　層化抽出と多段抽出

　層化抽出とは、調査目的に応じて、はじめに層化を行い、層の大きさ（人口）に応じて重みをつけたうえで抽出する方法です。例えば性別で層化をして100名抽出する場合はリストのなかから男性50名、女性50名を抽出するという方針です。乱数を用いて単純無作為抽出した結果よりも、あらかじめ人口比がわかっている場合などは、誤差が少ない方法といわれています。

　多段抽出とは、きわめて広範囲にわたるリストのなかから個人を抽出しなければならない場合に有効とされる方法です。例えば、10,000人のなかから1,000名を抽出する際に、リストが100冊にわたっていたとき、まずリストを無作為に50冊選び（第一段抽出）、そのうえでその50冊のそれぞれから20名ずつ無作為に系統抽出法などを用いて抽出する（第二段抽出）ことで無作為性を担保しつつ、抽出作業の簡素化とエラーの低減を期待できる方法です。多段抽出と層化抽出はセットで行われることが多いです[7]。

表1-1　第一段抽出の際に用いた全国の地域ブロック分類

ブロック	含まれる都道府県
北海道	北海道
東北	青森、秋田、岩手、宮城、山形、福島
関東	東京、埼玉、千葉、神奈川、茨城、栃木、群馬
北陸（中部地方日本海側）	福井、石川、富山、新潟
東山（中部地方内陸）	岐阜、長野、山梨
東海（中部地方太平洋側）	愛知、三重、静岡
近畿	大阪、京都、奈良、兵庫、滋賀、和歌山
中国	岡山、広島、山口、鳥取、島根
四国	香川、徳島、愛媛、高知
北九州	福岡、大分、佐賀、長崎
南九州	熊本、宮崎、鹿児島、沖縄

これに対して、44層それぞれの人口構成に基づいたうえで200地点を配分し、系統抽出により200地点（国勢調査区レベル）を抽出した。

次に、各地点における抽出についても性、および年齢層（25〜34歳、35〜44歳、45〜54歳、55〜64歳、65〜74歳）で層化し、10層を作成した。各地点の市区町村における10層の人口構成を踏まえて、それぞれの地点における層ごとに抽出数を算出した。その抽出数をもとに、住民基本台帳より系統抽出を行った。

今回は、性・年齢別の検討を進めることも念頭に置いていた。したがって性・年齢層別に多岐の目的のもとで多変量解析を実施するうえで頑健な一定のサンプルサイズであることが必要であった。そこで、各層で200名程度が望まれ、後で述べるように回収率を50％として設定し、4,000名をサンプルサイズとして設定することとした。

3）調査方法・測定方法の検討

次に、本調査の対象者は日本国民であるが、その特性ならびに用いる測度を踏まえ調査方法について限定をしていく必要があった。つまり、SOCの測定については、アントノフスキーにより開発された主に自記式による測定の調査票 Orientation to Life Questionnaire[a] を用いること、ならびに、対象者は25〜

---

[a] SOCを測定する29項目版の尺度はアントノフスキーによって "Orientation to Life Questionnaire"（人生の志向性調査票）と名づけられている。しかしこの名称よりも29項目版SOCスケールとかSOC-29というような名称で用いられる場合が多い。

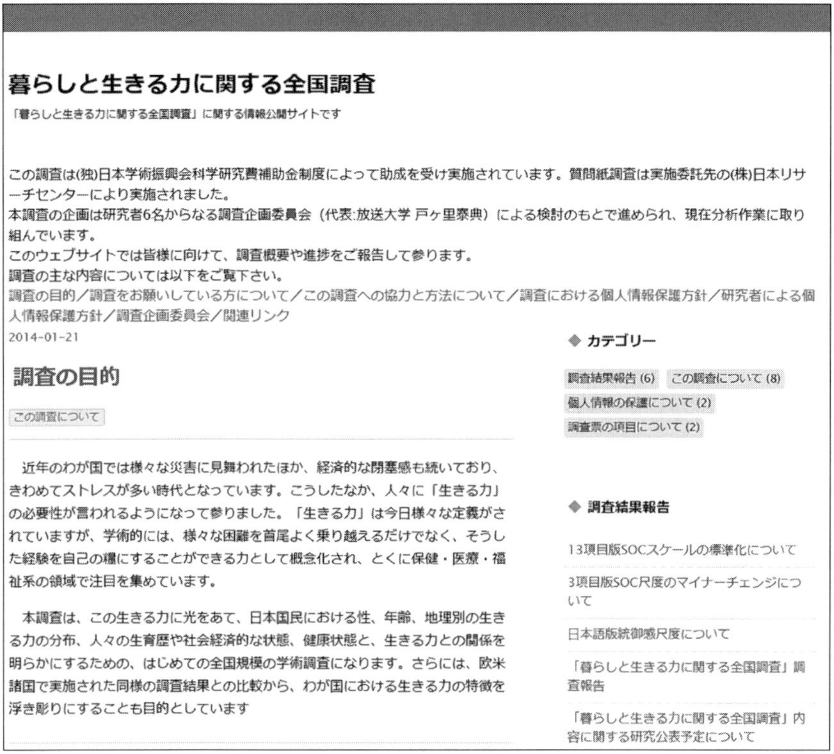

図1-1　暮らしと生きる力に関する全国調査ウェブサイト
　　　　http://kurasi.hatenablog.com/

74歳の成人男女であり、概ね一定の身体機能、認知機能、識字能力を有しているとの考えから、自記式質問紙法を用いることが有力となった。配票方法については、自記式調査票であることから、郵送配票とし、回収にあたっては調査員が訪問して回収する方法、郵送留置法を用いた。

　実査期間は、2014年1月下旬に発送し、3月上旬までとした。調査にあたっては、調査に関する説明サイトを開設し、調査の目的、調査をお願いしている方について（サンプリングの方法）、この調査への協力と方法について、調査における個人情報保護方針、研究者による個人情報保護方針、調査企画委員会、関連リンクについて説明を行った。なおこのサイトでは、調査終了後に、調査報告書の公表、および学会等における公表内容についても公開を行っている

(図1-1)。

4) 実査と回収率について

調査員には事前に調査実施説明会を開き、本調査について説明を行った。説明会には研究者も参加し、研究目的を説明するとともに、調査員へ激励を行った。なお、3回回収率については、50％以上で調査会社と請負契約した。この回収率の設定の理由は次に示すとおりである。まず、調査員によるメイキングをはじめとした調査不正をできる限り抑えることを踏まえた。昨今では国民のプライバシー保護、個人情報保護に関する意識の向上に伴い、社会調査環境の厳しさが各方面より指摘されている。こうしたなかで、社会調査を実施することの困難は、2015年国勢調査における調査員の不正記入の問題、2012年の総務省家計調査における調査員不正の問題、2005年の日本銀行調査における調査不正などこの10年来で様々なかたちで表面化していることがわかっているためである。

他方、代表性の確保のための回収率を維持することの難しさが年々増していることが、統計数理研究所が5年に1度実施している「国民性調査」においても明らかになっている。この調査は面接方式での実施であるが、1953年の第1回調査では83％であったものが1973年第5回調査では73％、1993年第9回調査では69％、2003年第11回調査では56％、2013年第13回調査では49.5％となっており[10]、この半世紀の間にその数を大きく減らしていることがわかっているためである。

そこで、調査会社の選定にあたっては、㈳日本マーケティングリサーチ協会の正会員であること、㈶日本情報経済社会推進協会が運営するプライバシーマーク制度において認定されている事業者であることに加えて、ISO（International Organization for Standardization）における社会調査品質[b]であるISO20252取得事業者であることを条件として調査会社の入札を行った。それにより、㈱

---

b) 市場・世論・社会調査−用語及びサービス要求事項（Market, opinion and social research − Vocabulary and service requirements）：国際的品質基準の諸原則を「市場・世論・社会調査」に適用すること、ならびに他のすでに利用可能な国別基準との調和を図ることを目的に設定されている。

日本リサーチセンターと契約し、実査プロセスにおいて綿密に調査会社との連絡を取りながら本調査を実施した。

3. 調査項目の設定

1) 国際比較のための二次データ利用可能調査の探索と項目設定

本項では本研究において扱う変数それぞれの測定内容について解説していく。巻末に調査票を示したので、具体的な項目内容はそちらを参照されたい。

調査項目を設定するにあたり、二次データ利用できる調査結果を用いることができるように一部調査項目を揃えて設定できるように調整を行う必要があった。そのためには次の2段階の作業を行った。1段階目としては、利用可能な調査の探索である。全国代表サンプルを実施した先行研究、ならびに各国のデータアーカイブ組織における調査の検索を行った。2段階目としては、本研究目的にそう形で利用可能な調査項目を抽出し、調査票に反映させた。

1段階目の検討の結果2つの調査を探索することができた。1つはカナダにおける国民健康調査：サイクル3（National Population Health Survey: Cycle 3）である。国民健康調査は、1993年より隔年でカナダ国民を対象として実施された訪問面接法による大規模一般住民調査で、縦断デザインと横断デザインを組み合わせて実施された。サイクル3は1998年～1999年に実施されたもので、層化無作為サンプリングによる17,276名の縦断デザイン対象者、および3,778名の横断デザインを対象に実施された。回収率は89.7％であった。

もう1つがスコットランドで実施された2001年健康教育一般住民調査・第2波（Health Education Population Survey, 2001, wave 2）データである。この調査は、2001年9月から11月にかけて16歳から74歳のスコットランド在住者を対象にした。本調査は性年齢による層化無作為抽出による1,540名を対象とし、構造化面接調査で実施し899名より回収された（回収率58.4％）。

これら調査における調査項目について SOC 以外で、本研究の趣旨に合致する項目を選択し、その項目を採用し、比較使用できるべく本調査項目に加えた。比較可能項目の一部については、**表1-2**に示した。

2) SOCの測定

SOCスケールは、アントノフスキーによる13項目7件法版SOCスケール（人生の志向性に関する調査票）[3]を用いた（問2）。13項目版の使用は日本国内では多いことに加え、比較する2つの調査において採用されていること、ならびに調査票スペース、回答者における回答負担など、総合的に勘案して用いた。

また、3項目版SOCスケールであるSOC 3-UTHS[8][c]についてもその信頼性、妥当性の再確認のために用いている（問3）。なお項目内容についてマイナー修正を行ったバージョン1.2を用いている（第2章参照）。

3) 人口学的および社会経済的要因に関する項目

婚姻形態、同居家族、家族員数、子どもの数（以上問11）、学歴（問12）、仕事（問13）、収入（個人・世帯）（問34）のそれぞれについて聞いた。仕事については、就業形態および職業内容について聞き、職業内容は標準職業大分類に基づき選択肢を設定した。

4) 過去の経験に関する項目

「あなたが中学3年生のころ（14、5歳）のころについてお伺いします」として、一連の過去の経験に関する問い（問14〜19）を設けた。過去の経験に関する問いは、記憶に年代差や個人差があるためバイアスが懸念されるものであるが、項目を1カ所にまとめることで回答のしやすさに配慮した。

ここでは、暮らし向き（問14）、学業成績（問15）のほか、家庭における経験（問16）、両親の関係および両親とあなたの関係（問17）、家庭の雰囲気（問18）、両親の就業状況（問19）について聞いた。これらはフェルド（Feldt, T.）ら[11]ならびにヴォラネン（Volanen, S.）ら[12]先行研究を参考に設定した。この研究では、縦断研究デザインであるが対象者が14歳時におけるこれらの項目と、その後40歳代になってからのSOCとの関係について検討をしたものである。

---

c) 東大健康社会学版SOC 3項目スケール（University of Tokyo Health Sociology version of sense of coherence scale）の略。

表1-2 「暮らしと生きる力に関する全国調査」調査内容と海外調査項目との対応表（一部）

全国調査での項目	カナダ	スコットランド
問1　性別・年齢		
性別	○	○
生年月（年号）	年齢	年齢
問2　SOC		
	○ *1	○
問5・問7　友人・住居		
打ち解けられる親しい友人や親戚の人数	○	×
現居住先の住居形態	△	△
問8　ソーシャル・サポート（mMOS-SS8）		
	○	×
問9　地域活動等		
町内会・自治会・商店会	×	○
市町村の協議会・委員会	×	○
ＰＴＡ	×	○
隣組	×	○
政党関係	×	○
環境保護グループ	×	○
問10　地域の状況		
とても安全である	×	○
お互いに助け合っている	×	○
公共交通が良く整備されている	×	○
良い買い物施設がある	×	○
余暇を楽しむ良い施設がある	×	○
子育てのしやすい地域である	×	○
問11　家族の状況		
未既婚	○	○
パートナーの有無	○ *2	○ *2
現在同居している家族人数	×	○
問12　教育歴		
卒業した学校 <2> 高等学校	○	×
卒業した学校 <6> 大学	○	×
卒業した学校 <7> 大学院	○	×
最高学歴	○	○ *3
問13　職業		
現在、収入を伴う就労有無	○	○
休職理由	○	×
現在の勤務形態	○	×
仕事内容	○	×
問20〜22　健康状態と喫煙・飲酒		
現在の健康状態	○	○
現在の1日の喫煙頻度	○	○
禁煙年数　年	○	○
飲酒頻度	○	○
問33・34　世帯の状況		
現在の暮らし向きの評価	×	○
過去1年間の世帯年収	○	○

*1) 13項目合計のみ、*2) 婚姻状況に含まれる、*3) 教育を受け終えた年齢

5) 心理・社会的要因に関する項目

パーリン（Pearlin, L.I.）とスクーラー（Schooler, C.）の統御感尺度を用いた（問4）。この「統御感」とは「生活環境をコントロールする能力」で、環境を「操作」するのかどうかという観点ではなく、個人の生活にかかわる周囲の環境の「管理する」能力とされている[13]。統御感は社会的な地位の達成など、様々なストレスを乗り越えた経験によってつくられ、ストレッサーの影響を緩和して健康を保つ働きをすることがわかっている。SOCと機能が類似しているために比較されることもあり[14]、今回の調査においても採用をした。採用にあたっては、日本語版のスケールとして作者のパーリン氏の許可を得て翻訳し、逆翻訳についても再度パーリン氏に確認を頂き修正、作成をした[15]。

ソーシャルサポートに関する項目としては修正版MOSソーシャルサポート尺度（Modified Medical Outcome Study social support survey; mMOS-SS）を用いた（問8）。この尺度は医学的アウトカム研究（Medical Outcome Study; MOS）において開発された、複数の要素を有し、簡便な自記式尺度であるMOSソーシャルサポート調査（MOS-Social Support Survey; MOS-SS）[16]をもとにしている。この尺度は、基本的には地域に居住している慢性疾患をもつ人の機能的なソーシャルサポートを測るようにデザインされ、生活者としてサポートの知覚に焦点をあてたものである。このMOS-SSは5つのドメイン（emotional, informational, instrumental, positive social interaction, and affection）からなる19項目5件法（5-point）尺度であった。この尺度は先行理論に則りきわめて精密に作成され、心理測定方法論的検証も行われ、幅広い対象に利用可能であるとされている[17]。

他方で、MOS-SSの理論構造を維持し、測定上の問題を修正しつつ、項目を精選して2つのドメイン（情緒的〈emotional〉と手段的〈instrumental〉サポート）計8項目に絞り、より簡潔に測定できる修正版（modified）MOS-SS（mMOS-SS）が開発された[18]。本尺度は患者や高齢者を対象とする研究においては回答負担を減らすことができるほか、多目的大規模調査において調査項目スペースの配慮が必要な際に、きわめて有用である。そこで、mMOS-SS開発論文の責任著者であるクラウガー（Clough-Gorr, K.）氏に日本語版が存在しないことを確認、日本語版作成許可を取り、翻訳し、バックトランスレーションの結果を再度クラウガー氏に確認、修正を行い、mMOS-SS日本語版を作成した[19]。

社会参加に関する項目（問9）については、日本国内で取り組まれている国際比較調査でもある日本版総合的社会調査（Japanese General Social Surveys; JGSS）調査票を参考とし、スコットランドの2001年健康教育一般住民調査・第2波の項目と重なるように、調査項目を配置した。ソーシャルキャピタルに関する項目（問10）については、筆者らが以前に開発した主観的ソーシャルキャピタル指標[20]の項目および、スコットランドの2001年健康教育一般住民調査・第2波における項目を用いて設定した。

6） 健康に関する項目

健康度自己評価（self-rated health）（問20）、喫煙本数、禁煙期間（問21）、飲酒頻度（問23）は国際比較可能になるように設定した。また、メンタルヘルスについては、MHI-5調査票を用いた。MHI-5は健康関連QOL（Quality of Life）スケールSF-36の「心の健康」下位尺度で、5項目独自の使用による気分障害のスクリーニングツールとしての有効性に関する検討がされており[21]、日本語版に関しても同様の検討がなされている[22]。「どうにもならないくらい気分が落ち込んでいたこと」「おちこんでゆううつな気分であったこと」等5項目で、過去1カ月間で「1．いつもあった」より「5．まったくなかった」までの5件法の測定法である。

過去1年間に生じた生活・人生上の出来事について聞いた（問25）。これは愛知老年学評価プロジェクトにおけるストレスフル・ライフイベントに関する項目[23]を参考として設定したものである。また、過去1年間のストレス・プレッシャー量の主観的な程度について（問26）は、スコットランドの2001年健康教育一般住民調査・第2波における項目をそのまま邦訳のうえ用いた。

医師から診断された慢性疾患とその疾患の種類に関する項目（問27）は、厚生労働省が実施している国民生活基礎調査（平成22年版）を参考にして作成した。また、小児期における疾患の罹患状況を把握するために、「あなたは成人をするまでに医師から診断された病気や障害をおもちでしたか」（問28）という設問を設け、自由記載にて回答する形とした。

ヘルスリテラシーに関する項目（問29）は、石川らによる一般市民向け伝達的批判的ヘルスリテラシー尺度5項目を用いた[24]。ヘルスリテラシーとは、

「健康の維持・増進のために情報にアクセスし、理解、活用する動機や能力を決定する認知的、社会的スキル」と定義されている[25]。さらに、ナットビームはヘルスリテラシーを基礎的・機能的（基本的な読み書きのスキル）、伝達的・相互作用的（様々なコミュニケーションから情報を収集し活用するスキル）、批判的（情報を批判的に分析し生活上の出来事や状況をコントロールするために用いるスキル）の3次元に分けた[25]。この次元を踏まえ、かつ、日本人における識字率は100%に近く、日本語を母語としているため、基礎的次元でなく、伝達的、批判的の各側面に着眼している簡便な尺度である、本尺度を採用した。

4. 実査とその結果

実査は2014年1月下旬から3月上旬にかけて実施した。調査協力依頼時には研究依頼書に研究主体、研究目的、参加の任意制、厳密な個人情報保護、匿名性の保持、不参加の際に不利益を受けないこと、参加者の人権保護について記載し、調査票の回答をもって承諾と見なした。

調査の結果2,067名より回答を得た（回収率51.7%）。なお、第2章以降の検討においては、回答内容に不正が見られた1名を除いた2,066名を分析対象とした。対象者の性年齢別の回答者分布を表1-3に示した。また、表1-4に地域・都市規模別の回答者分布を示した。概ね国勢調査における分布と同様であることがわかった。

以上のサンプリング方法、調査方法、測定項目により手にした代表サンプルデータを用いて分析を行うこととなった。データクリーニングについては、研究者間で分担のうえ実施し、研究代表者（筆者）によって総合して最終確認を行った。なお、当該研究手続きについては筆者の所属大学の研究倫理委員会による承認を得たうえで実施された。

本書で紹介するデータは、これまで述べた一連の手順を踏んだうえでのデータであり、バイアスの排除に対して細心の注意を払い、比較的高い品質の調査データとなったといえる。以降の章ではこのデータを用いた分析結果について報告をしていく。

表1-3 「暮らしと生きる力に関する全国調査」性年齢別回答分布

年代	男性		女性		合計	
	n	(％)	n	(％)	n	(％)
25～34	163	(17.0)	210	(19.0)	373	(18.0)
35～44	208	(21.7)	238	(21.5)	446	(21.6)
45～54	168	(17.5)	203	(18.3)	371	(17.9)
55～64	225	(23.5)	241	(21.8)	466	(22.5)
65～74	195	(20.3)	216	(19.5)	411	(19.9)
合計	959	(100.0)	1,108	(100.0)	2,067	(100.0)

表1-4 「暮らしと生きる力に関する全国調査」地域・都市規模別回答者分布

	大都市		人口10万人以上の市		人口10万人未満の市		町村		合計	
	n	(％)	n	(％)	n	(％)	n	(％)	n	(％)
北海道	37	(33.3)	27	(24.3)	20	(18.0)	27	(24.3)	111	(100.0)
東北	25	(16.0)	47	(30.1)	49	(31.4)	35	(22.4)	156	(100.0)
関東	212	(33.2)	289	(45.2)	97	(15.2)	41	(6.4)	639	(100.0)
北陸	14	(13.0)	40	(37.0)	43	(39.8)	11	(10.2)	108	(100.0)
東山	0	(0.0)	30	(37.5)	38	(47.5)	12	(15.0)	80	(100.0)
東海	49	(24.4)	96	(47.8)	43	(21.4)	13	(6.5)	201	(100.0)
近畿	76	(26.1)	128	(44.0)	62	(21.3)	25	(8.6)	291	(100.0)
中国	36	(25.4)	67	(47.2)	28	(19.7)	11	(7.7)	142	(100.0)
四国	0	(0.0)	27	(41.5)	26	(40.0)	12	(18.5)	65	(100.0)
北九州	35	(23.0)	41	(27.0)	54	(35.5)	22	(14.5)	152	(100.0)
南九州	9	(7.4)	51	(41.8)	34	(27.9)	28	(23.0)	122	(100.0)

【引用文献】

1) Eriksson M, Lindstrom B.: Antonovsky's sense of coherence scale and the relation with health: a systematic review. *J Epidemiol Community Health*, 60, 376-381, 2006.
2) 戸ヶ里泰典, 津野陽子.：SOCと健康. 山崎喜比古, 戸ヶ里泰典, 坂野純子（編）. ストレス対処能力SOC. 有信堂高文社, 東京, 69-90, 2008.
3) Antonovsky A.: *Unraveling the Mystery of Health: How People Manage Stress and Stay Well*. Jossey-Bass, San Francisco, 1987.（山崎喜比古, 吉井清子（監訳）. 健康の謎を解く：ストレス対処と健康保持のメカニズム. 有信堂高文社, 東京, 2001）
4) 戸ヶ里泰典.：SOCの形成要因：SOCはいかにして育まれるか. 山崎喜比古, 戸ヶ里泰典, 坂野純子（編）. ストレス対処能力SOC. 有信堂高文社, 東京, 39-53, 2008.
5) 山崎喜比古, 戸ヶ里泰典.：今後の課題. 山崎喜比古, 戸ヶ里泰典, 坂野純子（編）. ストレス対処能力SOC. 有信堂高文社, 東京, 213-222, 2008.
6) 山崎喜比古.：ストレスの進行と防止の課程徹底分析. 日本人のストレス実態調査委員会（編）. データブックNHK現代日本人のストレス. 日本放送協会出版会, 東京, 178-200, 2003.

7) 戸ヶ里泰典, 山崎喜比古.：13項目5件法版 Sense of Coherence Scale の信頼性と因子的妥当性の検討. 民族衛生, **71**, 168-182, 2005.
8) 戸ヶ里泰典.：大規模多目的一般住民調査向け東大健康社会学版 SOC 3 項目スケール：(University of Tokyo Health Sociology version of the SOC3 scale: SOC3-UTHS) の開発, 東京大学社会科学研究所 ディスカッションペーパーシリーズ, **4**, 1-11, 2008.
9) 森岡清志.：ガイドブック社会調査 第2版. 日本評論社, 東京, 2007.
10) 中村隆.：変わる日本人の国民性：コウホート分析から見る戦後社会の変化. 2015.〈http://www.ism.ac.jp/kouenkai/2015/ppt_nakamura.pdf〉
11) Feldt T, Kokko K, Kinnunen U, et al.: The role of family background, school success, and career orientation in the development of sense of coherence. *Eur Psychil*, **10**, 298-308, 2005.
12) Volanen S, Lahelma E, Silventoinen K, et al.: Factors contributing to sense of coherence among men and women. *Eur J Public Health*, **14**, 322-330, 2004.
13) Pearlin LI, Schooler C.: The structure of coping. *J Health Soc Behav*, **19**, 2-21, 1978.
14) Surtees PG, Wainwright NWJ, Luben R, et al.: Mastery, sense of coherence, and mortality: Evidence of independent associations from the EPIC-Norfolk prospective cohort study. *Health Psychol*, **25**, 102-110, 2006.
15) Togari T, Yonekura Y.: A Japanese version of the Pearlin and Schooler's Sense of Mastery Scale. *Springerplus*, **4**, 399, 2015.
16) Sherbourne CD, Stewart AL.: The MOS social support survey. *Soc Sci Med*, **32**, 705-714, 1991.
17) McDwell I.: *Measuring health*. 3rd edition. Oxford University Press, New York, 2006.
18) Moser A, Stuck AE, Silliman RA, et al.: The eight item modified medical outcomes study social support survey: psychometric evaluation showed excellent performance. *J Clinc Epidemiol*, **65**, 1107-1116, 2012.
19) Togari T, YokoyamaY.: Application of the eight-item modified medical outcomes study social support survey in Japan: a national representative cross-sectional study. *Qual Life Res*, **25**, 1151-1158, 2016.
20) 戸ヶ里泰典, 山崎喜比古.：主観的ソーシャルキャピタル指標の開発の試み. 平成14年度-17年度科学研究費補助金（基盤研究（A））研究成果報告書「要介護状態及び健康の形成過程における社会経済的要因の役割に関する実証的研究」研究成果報告書, 187-196, 2006.
21) Rumpf H, Meyer C, Hapke U, et al.: Screening for mental health: validity of the MHI-5 using DSM-IV Axis I psychiatric disorders as gold standard. *Psychiat Res*, **105**, 243-253, 2001.
22) Yamazaki S, Fukuhara S, Green J.: Usefulness of five –item and three–item Mental Health Inventories to screen for depressive symptoms in the general population of Japan. *Health Qual Life Outcomes*, **3**, 48, 2005.
23) 近藤克則.：検証「健康格差社会」：介護予防に向けた社会疫学的大規模調査. 医学書院, 東京, 2007.
24) Ishikawa H, Nomura K, Sato M, et al.: Developing a measure of communicative and critical health literacy: a pilot study of Japanese office workers. *Health Promt Int*, **23**, 269-274, 2008.
25) Nutbeam D.: Health literacy as a public health goal: a challenge for contemporary health education and communication strategies into the 21st century. *Health Promt Int*, **15**, 259-267, 1998.

（戸ヶ里　泰典）

第 2 章　SOC スケールの使い方

　本書の目的の第一には、日本ではまだ検討されていない日本語版 SOC-13 スケールの標準化作業を掲げていた。そこで、SOC スケールの成り立ちについて整理したうえで SOC-13 の標準化および分布の確認を行う。また、昨今使用されることが多い、把握可能感、処理可能感、有意味感の 3 つの下位尺度、についてその使用可能性について再度検討し、標準化を行う。最後に東大健康社会学版 3 項目版 SOC スケール（SOC 3-UTHS）の標準化も行っていく。

1.　13 項目版 SOC スケールの標準化

1)　13 項目版 SOC スケールとは

　SOC 概念を測定する目的で、アーロン・アントノフスキーによって開発された尺度が 29 項目からなる「人生の志向性に関する調査票（Orientation to Life Questionnaire）」である[1]。これは 29 項目版 SOC スケール（SOC-29）と呼ばれている。SOC-29 が開発された際に、同時に 13 項目短縮版スケールも紹介された。これは SOC-13 と呼ばれている。

　SOC-29 は、「ファセットデザイン」という多項目尺度開発の理論を用いて、項目の作成が行われた。ファセットデザインの柱となっているのが「マッピングセンテンス」という項目文の構造的な作成方法である。SOC-29 の項目はすべてこのマッピングセンテンスの技法を用いて構成されている[a]。つまり、すべての項目は、概ね「刺激[b]」とそれに対する「反応[c]」というような内容に

---

[a]　具体的な制作方法は「健康の謎を解く」第 4 章参照。
[b]　その人に加わる負荷や直面する出来事に相当する。
[c]　その刺激に対する対処に相当する。

なっていて、それぞれ、①反応する刺激の性質（手段的 or 認知的 or 感情的）、②その刺激の源（内的 or 外的 or 両方）、③刺激が課す要求（具体的 or 散漫 or 抽象的）、④刺激の時間（過去 or 現在 or 未来）、⑤刺激に対してSOCの構成要素（把握可能感 or 処理可能感 or 有意味感）の高い（or 低い）反応であること、という5つのファセット（面）をもたせた項目内容となっている。

それぞれのファセットには3つの側面があるので、3の5乗で243通りの項目のバリエーションが考えられる。243項目は非常に多いので、項目分析、因子分析を重ねることで項目の削減が図られ、把握可能感11項目、処理可能感10項目、有意味感8項目の計29項目としたものが、SOC-29である。したがって、各尺度項目には、SOCの3つの構成要素のほか、先に示した①〜④のそれぞれの側面があるものとなっている。

また、SOC-29の項目は意味微分法（Semantic Differential method）という測定方法が採用されている。この方法は心理学領域では主に情動を捉える際に用いられる手法で、自然数の数直線を示しその最小値と最大値のそれぞれの下に極となる語を示し、該当すればその数字を回答し、該当しなければその間にある数字で感覚的に近いものを答える、という方法である。すべての選択肢に語がふってあり、形容詞でその間隔を調整するリッカート法とは大きく異なり、その人が持っている数値に関する感覚を用いて回答することになるため、やや回答が難しく感じる者も少なくない。また、数値の知識を持っていることが前提となっている回答方法でもある[d]。

このSOC-29のうち把握可能感4項目、処理可能感5項目、有意味感4項目を抽出し[e]たものがSOC-13である。SOC-13とSOC-29は1993年のシステマティックレビューではおよそ35％程度（15/42）[2]、2005年のシステマティックレビューではほぼ半々（127/251）[3]の使用率であった。近年の使用状況につい

---

[d] この方法を用いた根拠については明らかにされていない。筆者が考える根拠は2点で、1つはおそらくリッカート法を用いて設定することが困難な項目が多かったのではないかという点、もう1つは、リッカート法による測定がしばしば測定結果について間隔尺度か順序尺度かで議論になるが、この方法の場合は明らかに間隔尺度として使用可能であるため、その後の計量分析を踏まえたという点の両者があるのではなかろうか。

[e] 抽出の根拠は明らかにされていない。見たところの判断ではあるが、両極の語が単純で回答しやすいと考えられるものを選んでいる可能性もある。

ては数値化されていないが、日本国内においては圧倒的にSOC-13の使用が多い。本研究においてはSOC-13について着眼し、標準化を図ることを目的とした。なお概要については別稿において報告をしているが[4]、本書においては、年齢階層を細かく10段階に区切ったうえで検討を行う。具体的には代表サンプルとして得た本調査データより、標準得点（平均値と標準偏差）を得ること、また、本調査におけるサンプリング計画において実施した層化項目別に、各層における標準得点を得ることとした。

2） SOC-13の得点化の方法

SOC-13は、逆転項目が定まっているため、項目によっては得点を逆転して使用する。逆転は7件法の場合は$7 \Rightarrow 1$、$6 \Rightarrow 2$、$5 \Rightarrow 3$、4はそのまま、$3 \Rightarrow 5$、$2 \Rightarrow 6$、$7 \Rightarrow 1$、というように順番を逆に得点を振り直すものである。逆転項目は、項目1、2、3、7、10の5項目である。これらの項目合計得点は単純合計を行う。したがってレンジ（得点範囲）は13～51点の範囲となる。

回答の際に欠損値が生じている場合の明確な処理規定はないが、筆者ら研究グループでは全体で8割以上（13項目の場合は11項目以上）の回答がある場合に生じている欠損値は平均得点をあて合計得点を算出している[f]。したがって今回の検討においてもそのような形で欠損値を処理している。

3） SOC-13の信頼性と得点分布

内的一貫性を表すクロンバックのα係数の値は0.84であった。過去の海外における研究では、SOC-13では、$0.74～0.91$[2]、$0.70～0.92$[3] が報告されている。

図2-1には今回の得点分布のヒストグラムを示した。また、表2-1に性、年齢階層別の得点分布を示した。この値をグラフにしたものが図2-2である。SOC-13の特徴として、男女間に有意な差がなく、年齢が上昇するごとに得点も上昇するという年齢と得点の間の正の相関関係があることがわかった。なお、年齢を連続量としたときの相関係数の値は0.28（$p < .001$）であった。

また、参考値として、都道府県別得点分布（章末補足1）を示した。本調査

---

f) 厳密にはmissing at randomであるか判断が必要である。

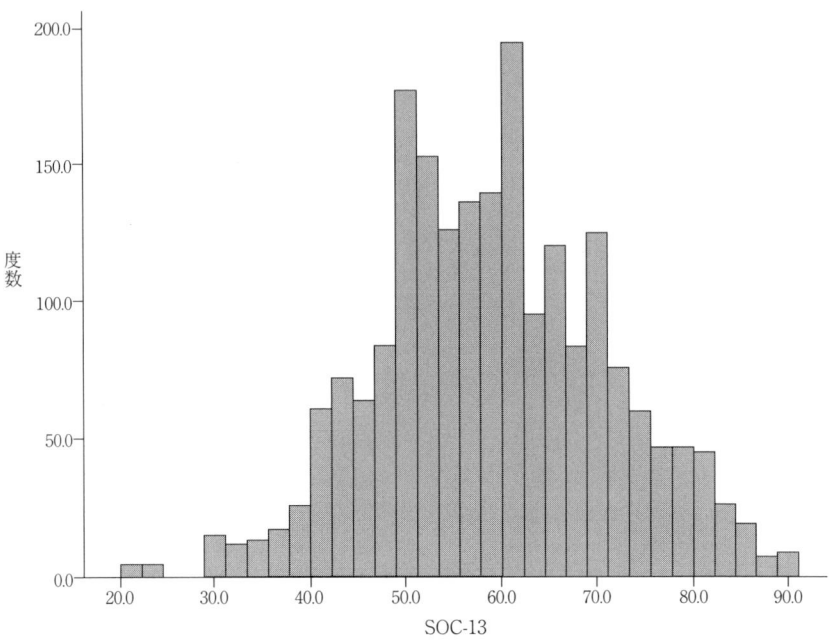

図2-1　全国代表サンプルデータにおける13項目版SOCスケールのヒストグラム

では、層化二段抽出の際に都市規模、地域ブロック別に第一段抽出を行っている。したがって都市規模、地域ブロックの組み合わせのなかから等間隔抽出法を使って調査地点（市町村）を抽出しているので、人口の関係で該当しなかった県（鳥取県）が存在している。こうしたことから、純粋に各県の代表性があるデータとはなっていない。あくまでも参考値として、これらの得点分布は参照されたい[g]。

---

   g)　また、都市規模・地域ブロック別の得点については、系統抽出が行われたサンプルによる得点となっている。ただし今回のサンプルサイズはあくまでも性、年齢別の検討が可能の程度である値に抑えられている。したがって、都市規模と地域ブロックを独立変数にしてSOCを従属変数とした分散分析を行っても、主効果、交互作用効果ともに有意にはならなかった。

表 2-1　SOC-13の性、年齢階層別標準得点一覧

	男性			女性		
	度数	平均値	標準偏差	度数	平均値	標準偏差
25～29歳	72	53.34	11.43	112	53.17	11.64
30～34歳	90	57.34	10.13	98	54.88	12.88
35～39歳	101	57.33	11.18	131	56.18	12.39
40～44歳	107	56.08	11.42	107	57.36	11.40
45～49歳	78	57.22	11.63	95	58.07	11.15
50～54歳	88	56.93	10.40	108	56.56	11.85
55～59歳	101	58.89	11.79	93	59.73	11.91
60～64歳	124	63.72	11.37	148	63.26	11.76
65～69歳	95	63.12	11.02	120	65.34	11.53
70～74歳	100	63.50	13.10	95	63.17	13.07
合計	956	59.06	11.82	1,107	58.91	12.53

レンジ：13-91

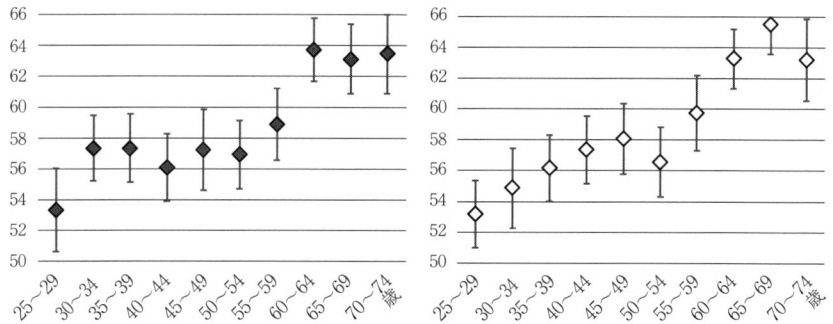

図 2-2　男女別 SOC 得点の年代別分布 (左が男性、右が女性)

2. SOC-13の下位尺度（サブスケール）使用の可能性

1) SOCの因子構造と下位尺度使用に関する議論

　SOC-13の各13項目は、把握可能感 5 項目、処理可能感 4 項目、有意味感 4 項目と、3 つの SOC の下位感覚のそれぞれに対応する形で構成されている。そこで、これらの項目を取り出して、下位尺度として用いることも可能のように見える。しかしアントノフスキー自身は、以下の 3 つの理由により SOC スケールの下位尺度別に検討はできないとしている[1,2]。

① 理由1：ファセットアプローチの影響

1つ目の理由は、SOC概念は時間場所に限らず、あるいは刺激の性質に限らず、あらゆる側面において機能することが前提としてあるため、はじめに説明したようにファセットアプローチを用いているという点である。ではファセットアプローチの場合なぜ下位尺度別の検討ができないとアントノフスキーはいうのだろうか。これは、13項目のうち、処理可能感と有意味感は4項目、把握可能感は5項目あるが、これら下位概念以外にも4つのファセット（性質、要求、源、時間）があり、さらにそれぞれ3段階の要素が設定されているからである。つまり、処理可能感、有意味感、把握可能感には、それぞれ81通りの要素の組み合わせがあるため、合計243通りの項目が必要になる。アントノフスキーは使用可能性や内容を踏まえ、29項目に配分し、13項目のなかにも一定の割合で含めるように作成した。したがって下位概念別では、4つのファセットの組み合わせは考えられておらず、偏りが生じているファセットもある。

② 理由2：下位概念間の関連性のつよさ

2つ目の理由は、3つの下位概念の間の関連性はきわめて高く、理論的には分離することはできるが測定項目として判別させることは限界があるという点である。それは、把握可能感、処理可能感、有意味感は、アントノフスキーの言葉を借りると「手がつけられないほど絡み合っている」からである。例え

Box2-1　多項目尺度の信頼性とクロンバックのα係数

　多項目尺度は読んで字の通り多くの項目から成立する測定道具のことで、主に自記式の質問紙法を用いて測定を行います。SOCスケールも多項目尺度になります。多くの項目を用いることで、目に見えない人間の思考や行動についてより真の値に近いものを測定することができます。その際にはどのような項目を用いるかが重要で、的外れな項目でない項目を準備することが重要です。

　他方、多項目尺度の精度も重要です。各項目の測り方や、繰り返しの測定でもいわばブレがないようにする必要があります。これを多項目尺度の信頼性と呼びます。信頼性の程度は信頼性係数という数値で判断できます。理論的には、

　　　［真の値のバラツキ］÷［測定した値のバラツキ］

の値が信頼性係数になり、0～1の間をとり、1に近いほど高い信頼性になります。クロンバック（cronbach）のα係数はこの信頼性係数の一種で、信頼性のうち内的一貫性の程度を意味しています。内的一貫性とは各項目で測った内容（値）がまちまちでなく回答傾向が全体として一貫しているのかという性質のことです。

（戸ヶ里）

ば、把握可能感は処理可能感と高いつながりをもち、要求(刺激・ストレッサー)が何であるか把握できない(把握可能感が低い)と、どのような資源を使うとよいのかわからない(処理可能感が低い)、というような関係である。把握可能感が高いのに処理可能感が低いということもありうる。しかし逆に、要求が何であるか把握できない(把握可能感が低い)にもかかわらずどのような資源を使うとよいのかわかる(処理可能感が高い)ことはない。他方、有意味感は動機づけにかかわる要素であるため、有意味感が高いことで、刺激が何であるのか把握したり(把握可能感)、刺激に対処するための資源を探し求めること(処理可能感)が行われやすくなる。こうしたかたちで相関が高くなることとされている[1]。

③ 理由3:因子分析の結果が仮説と一致しない

3つ目の理由は因子分析の結果についてである。探索的因子分析の結果、明確に因子構造を示すことができなかったことが挙げられている[2]。この点についてはその後相次いで確証的因子分析(confirmatory factor analysis)で因子構造について検証が進んでおり、注意が必要である。確証的因子分析については次項で扱う。

2) SOC-13の因子構造

① SOCの因子構造はどのようになっているのか

SOC-13の確証的因子分析(**Box2-2**参照)はフィンランド語版の検討を皮切りに[5-7]、フランス語13項目版[8]、ノルウェー語[9]、中国語[10]、ペルー語[11]など、様々な地域の研究で2次3因子構造が検証されてきた。2次3因子構造とは、上位1因子(SOC)の下に3下位因子(把握可能感、処理可能感、有意味感)があり、各下位因子には帰属する項目の測定変数が配置される構造で、アントノフスキーが提案している構造でもある(図2-3を参照)。日本語版では13項目5件法版[12]、13項目7件法[13]でも2次3因子構造は明確になっている。

その一方で、因子分析の結果を踏まえて項目を削減する方針を示す研究もいくつか見られている。確証的因子分析の結果はほぼすべての研究で13項目版の場合項目2と3(29項目版の項目5と6)の相関がきわめて高いことがわかっている。そこでフィンランド版では項目2と3の双方を削除した11項目版[6]、

> **Box2-2　探索的因子分析と確証的因子分析**
>
> 　因子分析とは多変量解析と呼ばれる統計手法の1つで、多項目の質問で各項目で回答された値のうち各項目に共通する要素と項目独自の要素とを分け、共通する要素を取り出す方法のことです。共通する要素のことを「因子」といいます。例えば13項目あった場合そこに共通する要素は1つの可能性からまったく別々で13個あるという可能性まで考えられます。解析の結果いくつの因子があると見なせるのか見つけ出す方法が探索的因子分析です。SOCの場合は3つの下位尺度からなるので3つあることがわかると良いことになります。しかし解析は基本的に相関係数行列を使って行いますので、3つであったとしても、他の要素のために相関が高くなってしまう可能性（回答方法が似ている、聞かれている時制が同じ、などによる）当初想定していたように3つに分かれるとは限りません。
>
> 　確証的因子分析は、同じように各項目で共通する要素と独自の要素を分けますが、当初想定していた項目による因子を設定するところから始めます。3つの因子であれば3つの因子を別々に設定します。このような設定を仮説モデルといいます。実際に測定した項目の値や項目間の関係性と、仮説モデルのなかの関係性との間に、どのくらい乖離があるのか、仮説がどの程度飛躍したものかを「適合度指標」という指標をもとに判断します。確証的因子分析は、検証的因子分析とか確認的因子分析とも日本語に訳されています。

フィンランド代表サンプルのデータからは項目2を削除した12項目版が良いとする提案がある[14]。また、オランダにおける65歳以上の高齢者ならびに日本語5件法版では項目2と4を削除した11項目版[12, 15]などの使用可能性が示唆されている。

② SOC-13の因子構造の検討

このように項目レベルで様々なバリエーションが考えられるが、SOC-13が2次3因子構造を有する点については概ね国際的にコンセンサスを得ていると見て良いだろう。そこで、今回の「暮らしと生きる力に関する全国調査」データを用いて2次3因子構造について確証的因子分析を行い、適合度指標について検証をする。なお、2次3因子構造の検討の際に先述のように先行研究で指摘されている項目2と3の間の誤差間の相関の存在を踏まえて、モデルを2つ準備した。1つは相関がないモデル（モデル1）、もう1つは相関があるモデル（モデル2）である。また、2次3因子構造ではない1因子構造のモデルについても参照のために同様の検討を行った。またフィンランドの全国サンプル調査で指摘されているような、項目2を削除したバージョンと、項目3を削除したバージョン、項目2、3を削除したバージョンの計3バージョンについても確証的因子分析を行った。

2次3因子構造モデルについて検討した結果を表2-2に示した。分析をす

表2-2　SOC-13の確証的因子分析の結果

	χ^2	df	TLI	CFI	RMSEA	AIC
2次3因子構造モデル						
モデル1	970.96	63	.817	.873	.084	1052.96
モデル2	506.05	62	.909	.938	.059	590.05
1因子構造モデル						
モデル1	1318.47	65	.755	.825	.097	1396.47
モデル2	854.90	64	.843	.890	.077	934.90
項目削除時（2次3因子構造モデル）						
項目2削除	468.88	52	.903	.935	.062	注1
項目3削除	426.29	52	.910	.940	.059	注1
項目2・3削除	308.33	42	.929	.955	.055	注1

モデル1：修正なしのモデル
モデル2：項目2と3の間に誤差相関を設定したモデル
注1：AICは省略

るにあたって過去に筆者らが実施した検討のなかで2次3因子構造の際に、把握可能感にかかる誤差分散が負の値として推定されるということ[h]があった[12, 13]。今回のデータにおいても同様に負の値となったことからこの誤差分散についてはきわめて小さな分散を有しているものとして0.01の値に固定して分析を行った。

③　SOC-13の確証的因子分析の結果

表2-2にあるように、誤差相関を設定したモデル2のほうが適合度は良いことがわかった。また、同じモデル2であっても1因子構造モデルよりも2次3因子構造モデルのほうが良好な適合度であることがわかり、2次3因子構造モデルを採択することができた。なお、パス図については図2-3に示した。

なお、先行研究にあるような、項目削除時のモデルの検討では、項目2削除、項目3削除、項目2、3の両者の削除、の順に良好な適合度になっていることがわかった。この論理では項目2、3の両者を削除したモデルが良いことになるが、少なくとも既存の13項目版において許容可能な適合度であることから11項目版は採択しないこととした。また、フィンランドで提案されている項

---

[h] これはヘイウッドのケースとして知られる不適解でありその結果については基本的には報告できるものではない。こうした解が生じる原因にはいくつかの問題（サンプルサイズの問題、モデリングの問題等）と対処法が知られている。今回はこのような形で対処をしたが、今後は別のかたちでこの問題について対処していくことも考えられる。

目2を削除した12項目版については、13項目版と比較してモデル適合度は変わらないことがわかった。

3) 下位尺度別の使用は可能なのか

アントノフスキーが述べている3つの理由のうちの最後の1つである因子分析の結果の問題については、3因子構造は統計学的には概ね許容されていることがわかった。その一方で、はじめの2つについては慎重に捉える必要がある。例えば第1つ目の問題で13項目版の場合、13項目いずれも時間のファセットにおいては「未来」に相当する項目はない。把握可能感の場合、性質のファセットでは「手段的」および「認知的」のみで「感情的」に相当する項目はない。

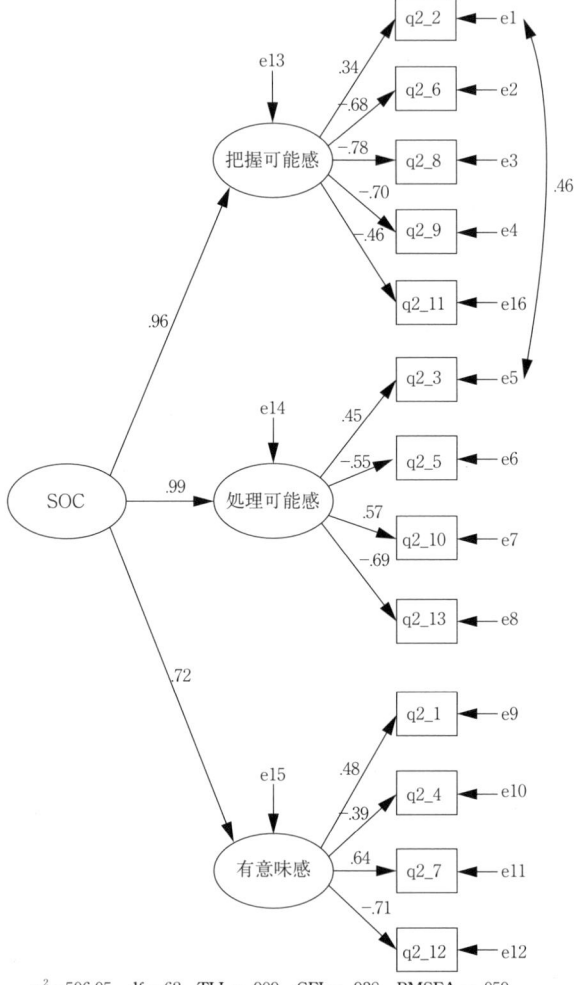

$\chi^2 = 506.05$、df = 62、TLI = .909、CFI = .938、RMSEA = .059
○は潜在変数、□の変数は測定変数、矢印の根本が原因の変数（独立変数）、「e1」〜「e15」は誤差変数（独自因子）。矢印の先が結果の変数（従属変数）、両矢印は相関関係を表す

図2-3　SOC-13の2次3因子構造モデル

2つ目の問題については、下位尺度間に相関があることは、統計解析結果からも解釈可能であり、なかでも把握可能感と処理可能感の高い相関についてはアントノフスキーの仮説のとおりといえよう。しかしながら、先に説明したそ

> **Box2-3 確証的因子分析の適合度とは**
> Box 2-2 で確証的因子分析は仮説モデルについて実際のデータとの乖離の度合いから検証することについて説明しました。この乖離の度合いは適合度指標といわれる数値で判断します。この数値は様々な指標が提案されています。基礎となる指標が乖離度と呼ばれるもので分布の性状から χ^2（カイ2乗）値と呼ばれています。この値が小さいと乖離が小さいということになりますが、いくつか不十分な点もあるため、この値を改良した AIC（赤池情報量基準）という指標が知られています。これらは同じ変数を使用した場合のモデルの比較はできますが、変数が異なっている場合直接比較ができません。そこでこうした値を用いながらより一般化されたモデルの比較のための指標が開発されています。本研究では、TLI と CFI と RMSEA を示しています。TLI と CFI は1に近いほど高い適合度であり、RMSEA は0に近いほど高い適合度の指標と判断します。
> （戸ヶ里）

れぞれの下位概念間の因果関係を評価するためには理論的な定義に忠実な尺度をつくる必要があり、そのためには限りある項目数では不十分であるとアントノフスキーは述べていると解釈できる。つまり当初作成時に参照したマッピングセンテンスの内容を反映した81通りに限りなく近い水準の項目を準備することが必要で、1つ目の問題とここで重なることになる。少なくとも4項目や5項目で81通り[i]のセンテンスを表現することは限界がある。

ただし、このことは下位尺度別に検討をしてはならないということではない。昨今では SOC-13を用いた研究の多くで下位尺度別の検討がされている。これは下位尺度別の検討は学術的に意義があるからである。したがって、本問題については終章で議論することにするが、下位尺度別に使用する際には、このような限界が生じていることを踏まえて使用する必要がある。そこで、次節では下位尺度ごとの心理測定特性ならびに得点分布について示す。また本書においても下位尺度別の検討をしている箇所があるが、解釈においては上記の限界を踏まえる前提で用いたものである。

3. SOC-13下位尺度の標準化

1) 下位尺度ごとのスコアリング方法

SOC-13の項目1～13のうち、把握可能感は項目2、6、8、9、11の5項

---

i) 4つのファセットで、それぞれ3つのカテゴリがあるため、$3^4=81$。

表 2 - 3　SOC-13の下位尺度および合計得点とSOC3-UTHSの心理測定特性

	項目数	レンジ	α	平均値	(SD)
把握可能感	5	5-35	.721	22.32	(5.60)
処理可能感	4	4-28	.652	17.32	(4.62)
有意味感	4	4-28	.629	19.35	(4.28)
SOC合計	13	13-91	.838	58.98	(12.20)
SOC3-UTHS	3	3-21	.830	14.95	(3.53)

表 2 - 4 - 1　SOC-13下位尺度別年齢階層別得点分布（男性）

	度数	把握可能感 (4-28)		処理可能感 (5-35)		有意味感 (4-28)	
		平均値	標準偏差	平均値	標準偏差	平均値	標準偏差
25～29歳	72	19.95	5.31	16.33	4.32	17.06	4.86
30～34歳	90	21.92	4.52	17.14	4.39	18.28	4.47
35～39歳	101	21.80	5.25	16.81	4.18	18.71	4.27
40～44歳	107	21.99	5.23	16.17	3.86	17.93	4.34
45～49歳	78	22.06	5.04	16.97	4.50	18.18	4.17
50～54歳	88	21.85	5.20	16.41	3.74	18.65	4.20
55～59歳	101	22.48	4.96	17.19	4.56	19.23	4.30
60～64歳	124	24.55	5.10	18.59	4.40	20.59	3.63
65～69歳	95	24.28	5.15	19.06	4.21	19.77	3.96
70～74歳	100	24.18	5.94	19.41	4.56	19.90	4.43
合計	956	22.64	5.33	17.48	4.41	18.94	4.34

（　）内はレンジ

表 2 - 4 - 1　SOC-13下位尺度別年齢階層別得点分布（女性）

	度数	把握可能感 (4-28)		処理可能感 (5-35)		有意味感 (4-28)	
		平均値	標準偏差	平均値	標準偏差	平均値	標準偏差
25～29歳	112	19.63	5.18	15.53	4.27	18.04	4.54
30～34歳	98	20.07	5.48	15.81	4.64	19.00	4.99
35～39歳	131	20.50	6.04	16.28	4.70	19.39	3.69
40～44歳	107	21.12	5.50	16.60	4.41	19.63	3.86
45～49歳	95	21.67	5.38	16.60	4.56	19.80	3.86
50～54歳	108	21.31	5.74	16.03	4.65	19.23	3.98
55～59歳	93	22.08	5.50	17.62	4.78	20.02	3.88
60～64歳	148	24.22	5.33	18.49	4.62	20.55	4.09
65～69歳	※1	24.83	5.43	19.49	4.50	21.05	3.90
70～74歳	※2	24.32	5.88	18.98	4.95	20.05	4.40
合計	※3	22.04	5.82	17.19	4.78	19.71	4.18

※1　各下位尺度で回答者数が異なる。把握可能感 n = 120、処理可能感 n = 121、有意味感 n = 121
※2　各下位尺度で回答者数が異なる。把握可能感 n = 93、処理可能感 n = 95、有意味感 n = 94
※3　各下位尺度で回答者数が異なる。把握可能感 n = 1,105、処理可能感 n = 1,108、有意味感 n = 1,107
（　）内はレンジ

目、処理可能感は項目3、5、10、13の4項目、有意味感は項目1、4、7、12の4項目が相当している。このうち逆転項目は、1、2、7、10なので、この4項目については逆転した得点を用いて単純に合計する。なお、欠損値については SOC-13 合計得点の方針にそって、本書における検討においてはいずれのも1項目の欠損までは欠損値に回答項目の平均値をあてた。

2) 下位尺度別の心理測定特性と標準得点分布

表2-3に各尺度の心理測定特性についてまとめた。下位尺度別に見ていくと、クロンバックの α 係数は把握可能感が.72、処理可能感が.65、有意味感が.63であった。これは通常の多項目尺度を踏まえると高いとはいえない水準である。

男性における年齢階層別得点分布は表2-4-1に、女性における年齢階層別得点分布は表2-4-2に示した。なお、下位尺度それぞれを従属変数とし、性別、年齢階層を独立変数とした分散分析では、いずれの下位尺度も年齢階層において主効果が見られたが、性別に主効果が見られたのは把握可能感と有意味感であった（$p = .027$、$p < .001$）。いずれも女性のほうが男性よりも高い値となっていた。性別と年齢階層との交互作用効果は見られなかった。

Box2-4　多項目尺度の標準化とは

　多項目尺度をより実用的に使用できるようになると「検査」と呼ばれるようになります。その多項目尺度の信頼性や妥当性が検証されているだけでなく、結果を解釈する基準が存在していることが必要で、こうした基準となる値をもった検査のことを標準化検査といいます。この基準を作成するための作業は「標準化（standardization）」と呼ばれます。この基準となる値は、全国調査を通じて算出することが行われます。この基準値（平均値や標準偏差の値）を用いて、測定した得点の標準化得点や偏差値等を使用して、標準よりも優れているのか劣っているのかなどを知ることができます。

　今回の調査結果からは SOC-13 のほか、SOC 3 -UTHS、統御感尺度、短縮版 MOS ソーシャルサポート尺度、伝達的・批判的ヘルスリテラシー尺度のそれぞれの多項目尺度について標準化得点を得ています。

（戸ヶ里）

4. 3項目版SOCスケール(SOC3-UTHS)の修正と標準化の試み

1) SOC3-UTHSとは

　SOC-29やSOC-13では大規模で多目的の一般住民調査においては回答に負担が大きく、調査票スペースを占有しがちであることから、相次いで3項目短縮版SOCスケールの開発が行われた[16,17]。これまでに開発された短縮版は、オリジナルの項目を用いたものの難解で、時間短縮のために3件法とされたり[16]、29項目のうちの3項目を使用しているが把握可能感に相当する項目がない[17]、等、様々問題が挙げられた。そこで、アントノフスキーによるSOCの3つの下位概念の定義を反映させた、一般住民調査に使用可能な3項目版SOCスケール[j]が開発され[18]、これまでに使用されてきた（SOC3-UTHS ver1.1）。

　その一方で、SOC3-UTHS ver1.1の処理可能感項目「私は、日常生じる困難や問題の解決策を見つけることができる」、把握可能感項目「私は、日常生じる困難や問題を理解したり予測したりできる」について、研究者間で修正の余地がある点について議論されてきた。すなわち、SOCとは、あくまでも「感

表2-5　SOC3-UTHSの性・年齢階層別分布

	男性			女性		
	度数	平均値	標準偏差	度数	平均値	標準偏差
25～29歳	72	13.96	4.21	111	14.78	3.42
30～34歳	90	14.87	3.48	98	14.95	3.52
35～39歳	101	14.89	3.60	131	14.64	3.01
40～44歳	106	14.42	3.37	107	15.07	3.34
45～49歳	78	15.10	3.39	95	15.40	3.15
50～54歳	88	14.94	3.59	108	14.98	3.26
55～59歳	101	14.61	3.41	93	15.30	3.43
60～64歳	123	15.49	3.41	146	15.51	3.58
65～69歳	95	14.81	3.50	118	14.81	4.00
70～74歳	100	14.73	3.87	92	15.23	4.05
合計	954	14.81	3.57	1,099	15.06	3.48

レンジ：3-21

---

　j) SOC3-UTHS; University of Tokyo Health Sociology version of 3-item sense of coherence scale

覚」であって、世の中に対する見方、考え方の感覚を指している。したがって、「〜できる」という自己効力感のような個人の能力概念にとどまらないため修正の必要がある。

そこで、まずこれらの点について考慮する形でマイナー修正を試みることとする。また、SOC 3 -UTHS ver1.1の標準化の検討では20代〜30代の若年者集団での検討が主であったが、今回全国代表サンプル調査のデータを用いて、各年齢層における標準得点を得ることとする。

2) SOC 3 -UTHS の項目の修正

SOC の定義が意味しているのは、世の中に対する見方・考え方の「感覚」である。そこで、「感覚」の測定が可能となるように微修正を行うこととした。その際に、有意味感項目「私は、人生で生じる困難や問題のいくつかは、向き合い、取り組む価値があると思う」にあるように、語尾に「〜と思う」を付与することで、効力感ではなく「感覚」を測ることにつながるものと筆者らは期待した。つまり、処理可能感の項目「私は、日常生じる困難や問題の解決策を見つけることができると思う」、把握可能感の項目「私は、日常生じる困難や問題を理解したり予測したりできると思う」とした。これに既存の有意味感項目を用いて、SOC 3 -UTHS ver1.2とした。

3) SOC 3 -UTHS ver1.2の測定方法とスコアリング方法

ver1.1と同様に 7 件 SD 法とした（補足 2 参照）。いずれも「まったくあては

補足 2　SOC3-UTHS ver1.2調査票

あなたの人生に対する感じ方についてうかがいます。次の(A)〜(C)のそれぞれについて、あなたの感じ方を最もよくあらわしている**数字 1 つ**に○をつけてください。(○はそれぞれ 1 つずつ)

	よくあてはまる	⇔				まったくあてはまらない
(A) 私は、日常生じる困難や問題の解決策を見つけることができると思う	1	2	3	4	5	6	7
(B) 私は、人生で生じる困難や問題のいくつかは、向き合い、取り組む価値があると思う	1	2	3	4	5	6	7
(C) 私は、日常生じる困難や問題を理解したり予測したりできると思う	1	2	3	4	5	6	7

まらない」が7、「よくあてはまる」が1となっている。したがって、すべての項目の回答は逆転（1⇒7、2⇒6、3⇒5、4⇒4、3⇒5、2⇒6、1⇒7）させて用いることとし、逆転後に単純に合計得点を求めることとした。

SOC 3 -UTHS ver1.2の心理測定特性は、**表 2 - 3** に示した。内的一貫性を表すクロンバックの α 係数は .830であった。

4)　SOC 3 -UTHS ver1.2の信頼性および収束妥当性と標準得点分布

これまで検討されてきた年齢層は25〜49歳（若中年層）、50〜74歳（中高年層）の2群に分けて男女別に分析を行ったところ、クロンバックの α 係数は若中年男性0.85、若中年女性0.77、中高年男性0.84、中高年女性0.86であった。SOC-13との相関係数は0.45（p<.001）で、4群別では、若中年男性0.49、若中年女性0.44、中高年男性0.53、中高年女性0.38でいずれも有意確率は0.001未満であった。また、性年齢別の得点分布は表に示した。男性女性ともに、各群間に有意差は見られなかった。

クロンバックの α 係数はver1.1の係数（0.82〜0.86）とほぼ同一の水準であった。また、SOC-13との相関もver1.1の場合（r = 0.48）とほぼ同一の水準であり、SOC 3 -UTHS ver1.2の使用可能性が認められたといえる。

5.　まとめ——SOCスケールの使用方法

1)　SOC-13の使い方

SOC-13の標準平均得点を利用することにより、平均値と標準偏差を使用して、測定した際の得点が標準平均からどの程度離れているのかを把握することができる。例えば国民標準平均得点を50点、標準偏差を10点に換算した場合に、その測定得点が何点に相当するかを算出することができる（入学試験対策業界におけるいわゆる偏差値に換算することに相当する）。その値をもって得点とすることで、絶対的な得点として活用することができる。このように標準化得点を通じて高低の判断が可能となり、介入研究などのアウトカム指標としても活用が期待できる。また、各尺度別の検討についても可能であり、合計得点同様に標準化得点を算出することもできる。この点についての留意事項は左記に説

明したとおりである。

なお、日本語版 SOC-13 の項目はアーロン・アントノフスキー著「健康の謎を解く」（有信堂高文社刊）を参照し、使用にあたっては、日本語版公式ウェブサイト（http://hlth-soc.net/soc/）にて使用方法を確認のうえ使用していただきたい。

2）SOC 3 -UTHS ver1.2の使い方

信頼性と妥当性については、バージョン1.1と同等のものであることが明らかになった。ついては SOC-13 のように今回の標準得点を利用して標準化得点を算出することも可能である。もちろん、3項目版であるということによる項目作成上の限界については留意が必要である。SOC概念は下位尺度別の検討の際に述べたように状況によらない一般性の高い概念であり、そのために下位概念を含む5つのファセットの組み合わせで項目を作成する必要があったが、3項目版はあくまでも抽象的な SOC の定義そのものを用いているという点である。刺激の性質や源、要求、時間のそれぞれについてすべて言及ができていない。

ただし、このような限界がありながらも、一定の内的一貫性をもっており、妥当性も確認できていることで、標準得点も利用可能となった。このことから、大規模調査や患者や高齢者など回答負担を軽減する必要がある対象の調査など今後活用される場面多くなると期待できる。なお、SOC 3 -UTHS バージョン1.2の使用は学術目的であれば自由となっている。

【引用文献】
1) Antonovsky A.: *Unraveling the mystery of health: How people manage stress and stay well*. Jossey-Bass Publishers, San Francisco, 1987. （山崎喜比古, 吉井清子（監訳）. 健康の謎を解く：ストレス対処と健康保持のメカニズム. 有信堂, 東京, 2001）
2) Antonovsky, A.: The structure and properties of the sense of coherence scale. *Soc Sci Med*, 36, 725-733, 1993.
3) Eriksson M, Lindsrröm B.: Validity of Antonovsky's sense of coherence scale: a systematic review. *J Epidemiol Community Health*, 59, 460-466, 2005.
4) 戸ヶ里泰典, 山崎喜比古, 中山和弘, 他.: 13項目7件法 sense of coherence スケール日本

語版の基準値の算出. 日本公衆衛生雑誌, **62**, 232-237, 2015.
5) Feldt T, Rasku A.: The structure of Antonovsky's orientation to life questionnaire. *Pers Individ Dif*, **25**, 505-516, 1998.
6) Feldt T, Leskinen E, Kinnunen U, et al.: The stability of sense of coherence: comparing two age groups in a 5-year follow-up study. *Pers Individ Dif*, **35**, 1151-1165, 2003.
7) Feldt T, Lintula H, Suominen S, et al.: Structural validity and temporal stability of the 13-item sense of coherence scale: Prospective evidence from the population-based HeSSup study. *Qual Life Res*, **16**, 483-493, 2007.
8) Gana K, Garnier S.: Latent structure of the sense of coherence scale in a French sample. *Pers Individ Dif*, **31**, 1079-1090, 2001.
9) Aune I, Dahlberg U, Haugan G.: Sense of coherence among healthy Norwegian women in postnatal care: Dimensionality reliability and construct validity of the Orientation to Life Questionnaire. *Sex Reprod Healthc*, **8**, 6-12, 2016.
10) Ding Y, Bao LP, Xu H, et al. Psychometric properties of the Chinese version of Sense of Coherence Scale in women with cervical cancer. *Psychooncology*, **21**, 1205-1214, 2012.
11) Saravia JC, Iberico M, earwood K.: Validation of sense of coherence (SOC) 13-item scale in a Peruvian sample. *J Behav, Health Soc Issue*, **6**, 35-44, 2015.
12) 戸ヶ里泰典, 山崎喜比古.: 13項目5件法版 Sense of Coherence Scale の信頼性と因子的妥当性の検討. 民族衛生, **71**, 168-182, 2005.
13) Togari T, Yamazaki Y, Nakayama K, et al.: Construct validity of Antonovsky's sense of coherence scale: Stability of factor structure and predictive validity with regard to the well-being of Japanese undergraduate students from two-year follow-up data. *Jap J Health Human Ecol*, **74**, 71-87, 2008.
14) Bernabé E, Tsakos G, Watt RG, Suominen-Taipale AL, Uutela A, Vahtera J, Kivimäki M.: Structure of the sense of coherence scale in a nationally representative sample: the Finnish Health 2000 survey. *Qual Life Res*, **18**, 629-636, 2009.
15) Naaldenberg J, Tobi H, van den Esker F, et al.: Psychometric properties of the OLQ-13 scale to measure Sense of Coherence in a community-dwelling older population. *Health Qual Life Outcomes*, **23**, 37, 2011.
16) Lundberg O, Nystrom PM.: A simplified way of measuring sense of coherence: Experiences from a population survey in Sweden. *Eur J Public Health*, **5**, 56-59, 1995.
17) Schumann A, Hapke U, Meyer C, et al.: Measuring Sense of Coherence with only three items: a useful tool for population surveys. *Br J Health Psychol*, **8**, 409-421, 2003.
18) Togari T, Yamazaki Y, Nakayama K, et al.: Development of a short version of the sense of coherence scale for population survey. *J Epidemiol Community Health*, **61**, 921-922, 2007.

(戸ヶ里　泰典)

補足1　都道府県別SOC-13得点の分布

県名	度数	平均値	標準偏差	県名	度数	平均値	標準偏差
滋賀	18	64.17	13.47	高知	12	58.92	11.36
大分	22	62.62	9.35	京都	38	58.90	13.32
鹿児島	34	62.21	12.79	島根	32	58.59	11.87
岩手	10	61.60	12.91	青森	45	58.42	12.00
沖縄	39	61.31	11.31	山梨	21	58.29	11.28
大阪	107	61.07	12.29	福井	27	57.93	11.09
千葉	122	60.89	11.96	富山	27	57.92	10.39
愛媛	18	60.78	10.49	山口	26	57.85	14.34
愛知	100	60.70	11.49	佐賀	16	57.69	10.11
宮崎	15	60.67	14.89	神奈川	123	57.69	12.16
北海道	111	60.51	12.19	東京	158	57.63	12.10
長崎	12	60.25	11.19	香川	12	57.25	16.08
三重	37	59.97	13.15	熊本	34	57.21	11.48
岡山	24	59.67	12.61	岐阜	32	57.03	11.46
福岡	102	59.54	12.10	山形	18	56.83	8.58
福島	13	59.54	14.81	奈良	35	56.77	13.85
埼玉	132	59.42	11.64	栃木	60	56.64	13.89
兵庫	81	59.33	13.10	秋田	19	56.58	10.33
茨城	33	59.24	10.71	静岡	63	56.39	14.88
徳島	23	59.22	12.95	新潟	42	55.32	10.35
石川	12	59.00	10.45	群馬	11	55.18	12.81
宮城	51	58.97	11.18	長野	25	54.96	16.19
広島	60	58.93	10.75	和歌山	11	54.64	10.60

第3章　人生経験によってSOCはどう変わるか

　SOCの形成・発達・向上には人生・生活上の経験（life experience）が大きくかかわるとされている。ここに大きくかかわる人生・生活上の経験とはアントノフスキーによっていくつか類型化されている。また、同じくアントノフスキーによってSOCはストレスへの対処の成功によって強化される性質をもつとされている。こうした仮説を踏まえ、SOCの形成・発達・向上を期する実践的示唆を得るためにも、経験とSOCとの関係についてより深くそのメカニズムも含めて見ていくことが必要である。本章では、まずその類型について整理したうえで、今回の「暮らしと生きる力に関する全国調査」で聞いた様々な過去の経験と、現在のSOCとの関係について見ていきたい。

1. 人生経験とSOCとの関係

1) 人生経験とSOCの強化・向上に関する理論の整理
(1) アントノフスキーによる良質な人生経験とSOCとの関係仮説

　経験はきわめて主観的かつ複雑な事象である。その人が直面した生活や人生上の出来事それ自体と、それをどのように感じ意味づけているのかと、それぞれによって経験は規定される。アントノフスキーはSOCの強弱の決定、つまり、その形成・発達・強化においては、人生経験が大きく関与するものとした。さらにこの経験を3つにパターン化し、SOCは経験のパターンによって左右されることを指摘した[1]。

　その1つが「一貫性のある経験」で、主にルールや規律を明確にもち、そのルールについて責任の所在が明確で、価値観もまた明確であることに基づく経験を指す[2]。例えば、職場や学校などで、評価の基準が明確になっており、高

い評価に対して高い報酬（給料、成績など）が、低い評価に対しては低い報酬などが、ぶれることなく適用されるというようななかでの経験が挙げられる。評価まで行かなくとも、適時適切なフィードバックが行われる仕組みになっていることも一例といえる。

2つ目が「バランスの取れた負荷の経験」で、（環境からの）要求（・刺激）がその人のもつ資源を超えていてうまく応えられないことと、不完全な刺激のために供給されている資源を十分に消費できないことの間の、バランスの取れた経験を指す[2]。例えばきわめてストレスフルな状況におり、それは汎抵抗資源（序章参照）を使用しても効果がない状況は、過大な負荷の経験である。逆にまったくストレスがなく汎抵抗資源を活用するまでもない状況は、過小な負荷の経験である。つまり、適度な負荷（ストレッサー）のもとで、資源を使って乗り越えることにつながる経験が良好な人生経験といえる。

3つ目の「結果形成への参加の経験」は、自分の前に設定された課題を快く受け入れ、自分がその遂行に多くの責任を負い、自分が何をするのかしないのかということが結果に影響する、という経験を指す[2]。例えば、重要な方針の決定にかかわる会議に招集されて議論に参加することがわかりやすい一例となるだろう。なお「重要な方針」とは、自分にとり重要と思えるかどうかの問題となる。人によっては家族旅行の行先を決める会議がきわめて重要であるし、会社の経営会議にまったく関心がない人がいるかもしれない。

この「一貫性のある経験」は把握可能感に、「バランスの取れた負荷の経験」は処理可能感に、「結果形成への参加の経験」は有意味感に関係するとされている[1]。

(2)「良質な人生経験」の解釈の仕方

3種類の良質な人生経験のパターンを紹介してきたが、これらは、経験を分類する枠組みではないと考えたほうが良いだろう。むしろ、経験がもっている側面を整理したものと捉えることが適当である。

例えば出産というライフイベントを取り上げてみよう。出産にいたるまでの様々な身体的精神的な変化や出来事はきわめてストレスフルであるが、適切な専門的サポートや家族のサポートによって支えられて出産という結果にいたる。この一連の流れはストレスフルではあるが、サポート等によって乗り越え

うるバランスのとれた負荷の経験であるかもしれない。他方、1人のいのちが誕生し人間として生きていくという場面に寄与するとか、新しい家族が増えて楽しい生活につながっていくとか、場合によっては家を継ぐ跡取りの誕生で家名存続に寄与するとか、人により出産に対して様々な捉え方があるかもしれない。しかし、出産の経験はこうした意味をもつ結果形成に資する経験であったといえよう。また、事前に様々な情報を収集したり、サポートの仕組みを知り、きちんと専門家の指導などを受けながら事前に準備をすることで、出産にまつわる様々な出来事について一定の予測を立てることができるかもしれない。こうした出産にまつわる経験をあえて分類するならば、始めの経験はバランスのとれた負荷の経験、次が結果形成への参加の経験、最後が一貫性の経験とも捉えることができる。

つまり、これらの3つの人生経験のパターンはあくまでもその経験がもっている側面を示しているといえる。つまり、その経験が「一貫性のある経験」や「バランスの取れた負荷の経験」、「結果形成への参加の経験」の3つの側面を同時にもつことも十分に考えられるのである。

2) 経験とSOCとの関係に関する先行研究の整理

思春期の家族関係とその後のSOCとの関連性について、いくつかの研究が行われている。スウェーデンのルンドバリ（Lundberg, O.）は、16歳時の経済的困難と家庭内の困難（親の離死別・家族内不和）の経験のうち、経済的困難は現在の社会的地位を介して現在のSOCに関与することに対し、家庭内の困難は現在のSOCを直接低める効果を有していることを示した[3]。イスラエルのサギー（Sagy, S.）らは思春期に家庭内で意思決定への参加経験を有していたこと、親の学歴が高いことが、65歳以降の高いSOCに関与していたことを示した[2]。他にも、フィンランドのヴォラネン（Volanen, S.）らは16歳以前の家庭における経済的困難、アルコール依存者の存在、家庭内暴力の存在、家庭内不和の各項目について、多く遭遇するほど性、年齢、学歴によらず低いSOCと関連していることを示した[4]。また、思春期までの両親の離死別経験、思春期における経済的困難、親との関係のうち、経済的困難がなかったこと、親との関係が良好であったこととその後のSOCとの関連性を示した[5]。フィンランド

のフェルド（Feldt, T.）らは14歳時に良好な家族関係であったことが42歳時に高いSOCであったという直接の関連性を示した[6]。その一方で、16歳時の両親との同居、きょうだいの有無、学童〜思春期の虐待経験はSOCとは直接関係がなかったという報告もある[7]。

　日本国内の研究では、20〜40歳の若年成人を対象とした研究で、思春期における家庭の経済的状況が豊かであったこと、学校における成功体験があったことは、性年齢、その後の学歴、職業、現在のサポートネットワークによらず、直接現在のSOCとの関連性をもっていることが示された[8]。また、小中学生時代のサポーティブな家庭環境がその後の大学生における良好なSOCと関連すること[9]が示された。

　また、前著「思春期のストレス対処力SOC」においては高校生で次のことが明らかになった。親が評価した家族関係性が良好であることや家庭内のイベントにおける意思決定への参加経験がある場合に子において良好なSOCが現れていること、小、中学校でいじめられた経験がある人ほど高校時代にSOCが低い状況であること[10,11]、小学生時代の家庭における意思決定への参加経験や、小・中学校における学業やスポーツ面での成功経験があるほど高校生において良好なSOCであること[11]が示されている。これらは男女によって異なり、女性の場合は家庭における意思決定への参加経験や、家族関係が良好であることがSOCに関連するが、男性の場合は関連性がないことがわかっている[11,12]。

3）本章での検討の目的

　本章では、25歳から74歳の日本人成人を対象とし、中学3年生（14、5歳）のころの状況や経験に関して、次の3点について検討を行う。

① 当時の家庭の社会経済的状況（家庭の暮らし向き）と現在のSOCとの関係を明らかにする。

② 当時の家庭で経験した出来事の有無と現在のSOCとの関係を明らかにする。

③ 当時の家族間の関係性・親の養育態度、および家族機能状況と現在のSOCとの関係を明らかにする。

2. 本稿で用いる調査項目と分析モデルについて

1) 用いた調査項目と分析上の扱い方

「暮らしと生きる力に関する全国調査」では、過去の経験や生活環境について、「あなたが中学3年生（14、5歳）のころについてお聞きします」として、設問を準備した（調査票問14〜19）。

(1) 中学3年生時の家庭の経済的状況について（問14）

「あなたのお宅の暮らしむきはこの中のどれにあたるでしょうか」と質問し、豊か・やや豊かを「豊か」、ふつう、やや貧しい・貧しいを「貧しい」群として扱った。

(2) 中学3年生時の家庭で経験した出来事について

中学3年生（14、5歳）のころまでに家庭で経験したこととして、ヴォラネンらの研究[4]を踏まえて、以下の9つの経験を挙げた。つまり、「家庭内でのくりかえしの暴力的なけんか」「1年以上にわたる両親の別居」「親の離婚」「親との死別」「障害をもった家族の介護」「同居家族にアルコールや薬物などの依存症の人がいた」「1年以上にわたって、両親不在の状態」「親や同居者からくりかえし暴力を受けた」「ねたきりの家族の介護・看病」のそれぞれである。

(3) 中学3年生時の家族間の関係性・親の養育態度

フェルドらの研究の項目[6]を日本語に訳して用いた。両親との関係については、両親間の関係、父親と自分の関係、母親と自分の関係のそれぞれについて、「仲が良かった」「ふつう」「仲が悪かった」のそれぞれで回答を求めた。また、親の自分へのかかわり方について「よく家族の中での意思決定（決める事）に参加させてくれた」「あまり家族の中での意思決定に参加させてくれなかった」のそれぞれを聞いた。さらに、あなたへの管理監督が「極端に厳しかった」「面倒見が良く相談に乗ってくれた」「放任だった」のいずれかで回答を求めた。

その当時までに育った家庭の雰囲気として、「あたたかい雰囲気だった」「どちらかというとあたたかい雰囲気だった」を「温かかった」、「どちらかという

とあたたかい雰囲気ではなかった」「あたたかい雰囲気ではなかった」を「温かくなかった」の2つのカテゴリで扱った。

2) 家族間の関係性・親の養育態度に基づく家族機能状況の分類

米国の社会心理学者オルソン（Olson, D.H.）の家族円環モデル（Circumplex model）を用いた[13]。このモデルは、「凝集性（cohesion）」と、「適応性（flexibility）」を軸とする二次元モデルとそれらを支える「コミュニケーション」の3概念から構成されているモデルである（図3-1）。このうち、「凝集性」とは家族メンバーがお互いに有している感情的な結びつきのことを意味する[14]。また「適応性」とは、家族におけるリーダーシップ、役割関係性、関係性のルールの変化の量を指す。「コミュニケーション」とは家族システムにおいて利用されるポジティブなコミュニケーションスキルを指す。ただし「コミュニケーション」については、家族における「凝集性」と「適応性」のレベルの変化を支える促進の次元（facilitating dimension）にある[14]ことから、直接円環モデル上には登場しない。

このモデルでは、凝集性と適応性のそれぞれの概念軸の両極にあるほど問題が大きいとし、中間に位置するほど家族関係が機能しているとしている点が特徴である。したがって、円環図の中心に位置づく関係であるほど機能的であり、外周に近づくほど機能不全で問題が生じやすい関係であるとされ

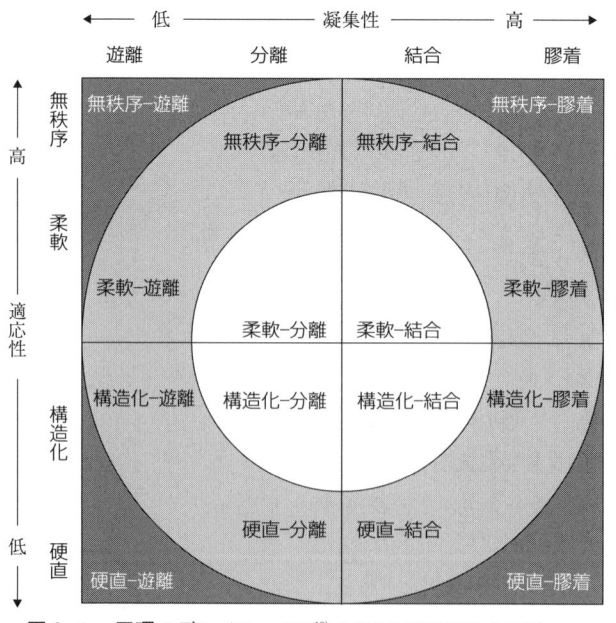

図3-1　円環モデル（Olsonの図[13]を筆者らが簡略化したもの）

ている[14]。なお、円環モデルの評価はFACEと呼ばれている多項目尺度で測定されており最近では第4版であるFACE Ⅳが開発されている[14]。日本ではFACE Ⅲが翻訳検討されている[15,16]。

円環モデルはオルソンが指摘するように、過去に公表されてきた様々な家族関係性に関する理論モデルを踏まえて作成されており[13]、家族関係に関する種々の概念との間に一定の共通性をもった構成となっている。したがって、本調査において用いたフェルドらの項目は必ずしも円環モデルを基盤としているものではないが、FACE Ⅲの項目内容などを参考として内容の検討を通じ、円環モデルにおける構成概念の測度としてあてはめることとした。そこで検討の結果、表3-1-1の関係性であるものと仮定し、得点化を行った。なお、凝集性については、膠着状態および分離状態に相当する項目がなかったため、結合状態と遊離状態の2つとした。また、適応性については、円環モデルでは軸に沿って4状態が示されているが（図3-1）、このうち構造化と柔軟を区別する情報がないため、中間の2状態を1つの「柔軟・構造化」としてまとめた。

凝集性の得点化は、まず、「仲が良かった」を3点、「ふつう」を2点、「仲が悪かった」を1点として、両親同士、父親と自分、母親と自分のそれぞれの点数について合計の上回答項目数で除し算術平均をとった（得点範囲：1.0～3.0点）。次に、全体の分布から1.0点～2.0点を「遊離」状態、2.1点～3.0点を「結合」状態とした。

適応性の得点化は、まず、父親および母親の管理監督の項目で、「極端に厳しかった」を1点、「面倒見が良く相談に乗ってくれた」を2点、「放任だった」を3点として、合計点を出した。次に、当時の親の自分自身へのかかわり方で、「よく家族の中での意思決定に参加させてくれた」との回答を1.5点、「あまり家族の中の意思決定に参加させてくれなかった」を2.5点とし、さらにその前の2項目の点と合わせて合計点を算出した。これらの合計点を回答数で除し算術平均をとった（得点範囲：1.0～3.0点）。最後に全体の分布から、1.0～1.5点を「硬直」状態、1.6～2.5点を「柔軟・構造化」状態、2.6～3.0点を「無秩序」状態とした。

さらに円環モデルでは、両軸における状態において、中央に位置するほどバランスが良く、辺縁に位置するほど極端で問題が生じやすいと評価され、バラ

表3-1-1　本研究における設問内容と円環モデルにおける家族機能との関係

本研究での設問内容	円環モデルにおける機能と下位概念
中学3年生ごろのあなたのご両親と貴方との関係	凝集性
両親同士、父親、母親との関係…3項目3件法	
仲が良かった	結合
仲が悪かった	遊離
中学3年生当時の親の自分自身への関わり方	適応性
よく家族の中での意思決定に参加させてくれた	構造化と硬直の間
あまり家族の中の意思決定に参加させてくれなかった	無秩序と柔軟の間
父親によるあなたへの管理監督	適応性
母親によるあなたへの管理監督	
極端に厳しかった	硬直
面倒見が良く相談に乗ってくれた	柔軟および構造化
放任だった	無秩序

表3-1-2　本研究で用いる円環モデルにおける概念名称と得点化の整理

円環モデルでの軸	Olsonによる軸の内容(低い順)	本研究で扱う内容	カットオフ得点
凝集性	遊離―分離―結合―膠着	遊離―結合	2.0/2.1
適応性	硬直―構造化―柔軟―無秩序	硬直―柔軟・構造化―無秩序	1.5/1.6、2.5/2.6

表3-1-3　本研究における状態概念の組み合わせによる円環モデルの位置づけ

		適応性		
		硬直	柔軟・構造化	無秩序
凝集性	遊離	極端群	中間群	極端群
	結合	中間群	バランス群	中間群

ンス群、中間群、極端群と3段階に分類された。そこで、本研究においても同様の評価方法で組み合わせにより円環モデルに従って3群に分けた。3群の分け方は表3-1-3に示した。

3)　分析の方法

性別に分析を行った。社会経済的状況については、SOCを従属変数として、年齢を共変量とした共分散分析を行った。出来事の経験とSOCとの関係については、それぞれの経験ありとなしとの間でSOC得点の平均の差の検定（独立した標本のt検定）を実施した。家族との関係および親の養育態度については、それぞれを独立変数とし、SOCを従属変数として、年齢を共変量とした共分散分析を行った。家族機能状況については、凝集性2カテゴリと適応性3

カテゴリの組み合わせによる6カテゴリとSOCとの関連性を検討したのちに、極端群、中間群、バランス群の3群とSOCとの関連性を検討した。検討にあたってはSOCを従属変数として年齢を共変量とした共分散分析を実施した。なお、いずれの共分散分析後には推定周辺平均値と95％信頼区間を算出し、多重比較（Sidak法）を行った。

3. 中学3年生までに経験した出来事・家族関係とSOCとの関係——分析結果

1) 中学3年生時の家庭の経済的状況と現在のSOCとの関係

表3-2に当時の家庭の暮らし向きの度数分布を、表3-3に当時の家庭の暮らし向きと現在のSOCとの関係性を示した。全体として平均得点としては、豊か、ふつうで高く、貧しいで低い値が見られているが、男性の場合は、「ふつう」と「貧しい」との間で、女性の場合は「豊か」と「貧しい」、「ふつう」と「貧しい」の間で統計学的な有意差が見られていた。

表3-2　中学3年生（14、5歳）のころの家庭の暮らし向きの分布

	男性		女性	
	度数	(％)	度数	(％)
豊か	142	(14.9)	259	(23.4)
ふつう	535	(56.0)	599	(54.1)
貧しい	263	(27.5)	235	(21.2)
わからない・無回答	16	(1.7)	14	(1.3)
合計	956	(100.0)	1,107	(100.0)

表3-3　15歳時の家庭の経済状況と現在のSOC得点との関係

	男性		女性	
	平均	(SE)	平均	(SE)
豊か	59.6	(1.0)	59.5	(0.7)
ふつう	59.8	(0.5)	60.3	(0.5)
貧しい	57.3	(0.7)	55.1	(0.8)
わからない・無回答	59.0	(2.9)	50.6	(3.2)

2) 中学3年生時の家庭で経験した出来事の有無と現在のSOCとの関係

表3-4-1に男性について経験ありの出来事の度数分布を示した。これら9つの経験のなかで最も多いものは「親との死別」で52名（5.4%）、次いで「親の離婚」34名（3.6%）、「家庭内でのくりかえしの暴力的なけんか」33名（2.9%）であった。これら各出来事の経験ありとした人のSOC合計得点ならびに把握可能感、処理可能感、有意味感のそれぞれについての平均値、を同じく表3-4-1に示した。ここではSOC合計得点が高いものから順に示している。最も低いSOC得点であった経験は、「アルコールや薬物などの依存症の人がいた」であった。次に「親や同居者からくりかえし暴力を受けた」「親の離婚」の順でいずれも経験なし群に比して有意または有意傾向で低いSOC得点となっていた。

表3-4-2に女性について経験ありの出来事の度数分布を示した。これら9つの経験のなかで最も多いものは「親との死別」で63名（5.7%）、次いで「家庭内でのくりかえしの暴力的なけんか」59名（5.3%）「親の離婚」49名（4.4%）であった。これら各出来事の経験ありとした人のSOC合計得点ならびに把握可能感、処理可能感、有意味感のそれぞれについての平均値、を同じく表3-4-2に示した。ここでも男性同様にSOC合計得点が高いものから順に示している。最も低いSOC得点であった経験は、「1年以上にわたって、両親が

表3-4-1　中学3年生のころまでに家庭で経験した出来事とSOC得点（男性）

	男性(n=956)		「経験あり」のSOC得点（SD）			
	n (%)		SOC合計	把握可能感	処理可能感	有意味感
親との死別	52	(5.4)	61.6 (13.7)	23.8 (5.8)	18.2 (5.1)	19.6 (4.7)
1年以上にわたる両親の別居	23	(2.4)	58.9 (11.6)	22.6 (5.3)	16.6 (4.8)	19.7 (4.3)
寝たきりの家族の介護・看病	28	(2.9)	57.9 (11.6)	22.2 (5.7)	16.9 (4.3)	18.8 (4.5)
家庭内でのくりかえしの暴力的なけんか	33	(3.5)	56.7 (13.6)	21.4 (6.2)	15.6 (4.6)*	19.8 (5.4)
1年以上にわたって、両親が不在の状態	8	(0.8)	56.0 (9.8)	19.9 (3.6)+	15.1 (4.3)	21.0 (4.8)
障害をもった家族の介護	11	(1.2)	55.8 (10.1)	21.0 (3.3)	16.4 (3.9)	18.4 (4.4)
親の離婚	34	(3.6)	54.2 (10.2)**	21.0 (4.6)*	14.8 (3.7)***	18.5 (4.6)
親や同居者からくりかえし暴力を受けた	6	(0.6)	52.2 (8.1)+	17.8 (5.4)+	12.8 (2.7)**	21.5 (3.1)+
アルコールや薬物などの依存の人がいた	21	(2.2)	51.0 (12.6)**	18.0 (5.5)**	14.9 (4.0)**	18.1 (5.5)
一般人口（男性）標準得点			59.1 (11.8)	22.6 (5.3)	17.5 (4.4)	18.9 (4.3)

注）「経験あり」のSOC合計得点順に9つの経験を並び替えている
　　+p＜.10, *p＜.05, **p＜.01, ***p＜.001：いずれも「経験なし」のSOC得点との独立したサンプルのt検定

表3-4-2　中学3年生のころまでに家庭で経験した出来事とSOC得点（女性）

	女性(n=1,107)		「経験あり」のSOC平均得点（SD）			
	n	(％)	SOC合計	把握可能感	処理可能感	有意味感
障害をもった家族の介護	10	(0.9)	64.1 (8.5)+	23.4 (4.3)	19.1 (4.2)	21.6 (3.2)+
親との死別	63	(5.7)	60.8 (11.2)	23.2 (6.0)	17.6 (4.3)	20.0 (4.0)
親の離婚	49	(4.4)	58.1 (12.8)	21.6 (6.2)	17.1 (5.0)	19.5 (4.6)
寝たきりの家族の介護・看病	37	(3.3)	56.4 (8.9)	20.8 (4.8)	15.6 (4.1)*	20.0 (3.5)
1年以上にわたる両親の別居	18	(1.6)	54.5 (11.4)	21.4 (4.8)	15.0 (4.6)+	18.1 (4.9)
アルコールや薬物などの依存の人がいた	30	(2.7)	52.8 (11.6)**	18.6 (4.7)***	14.7 (4.9)**	19.5 (4.7)
家庭内でのくりかえしの暴力的なけんか	59	(5.3)	52.6 (13.3)***	18.6 (5.9)***	14.9 (4.8)***	19.1 (4.9)
親や同居者からくりかえし暴力を受けた	13	(1.2)	48.4 (10.4)**	16.8 (6.7)*	12.7 (4.6)*	18.9 (3.5)
1年以上にわたって、両親が不在の状態	9	(0.8)	45.8 (11.5)**	18.6 (5.9)	12.0 (4.4)**	15.2 (3.9)**
一般人口（女性）標準SOC得点（SD）			58.9 (12.5)	22.0 (5.8)	17.2 (4.8)	19.7 (4.2)

注）「経験あり」のSOC合計得点順に9つの経験を並び替えている
+p＜.10, *p＜.05, **p＜.01, ***p＜.001：いずれも「経験なし」のSOC得点との独立したサンプルのt検定

不在の状態」であった。次に「親や同居者からくりかえし暴力を受けた」「家庭内でのくりかえしの暴力的なけんか」「アルコールや薬物などの依存症の人がいた」の順でいずれも経験なし群に比して有意に低いSOC得点となっていた。

3）中学3年生時の家族間の関係性・親の養育態度とSOC

表3-5に今回の調査対象者における中学3年生時の家族間の関係性および親の養育態度に関する度数分布を示した。全体として、仲が良かった、面倒見が良かったなど、ポジティブなカテゴリにおいてそれ以外よりも比較的回答者人数が集まっていることが見て取れる。

表3-5の右側に家族間の関係性とSOCとの関係について示した。両親同士の関係、父親との関係、母親との関係のいずれも、男女ともに、「良かった」と回答した人のSOC得点は、他の回答よりも高くなっていた。その一方で、男女間で「ふつう」と「悪かった」の関係は異なり、男性の場合はそれらのSOC得点間で差がないことに比べて、女性の場合は両親同士、および父親との関係で、「ふつう」と「悪かった」との間に差が見られた。

親の養育態度にかかわる項目とSOCとの関係は、全体として男女ともに同様の傾向が見られていた。家族のなかでの意思決定への参加については、「家

表3-5 14、5歳時の家族との関係・親の養育態度・家庭の雰囲気の分布 (%) とSOCとの関係

	男性 (%) (n=956)	女性 (%) (n=1,107)	男性 平均 (SE)	女性 平均 (SE)
両親同士の関係				
良かった	22.5	25.1	63.3 (0.8)	62.0 (0.7)
ふつう	60.5	54.7	57.8 (0.5)	58.8 (0.5)
悪かった	5.6	7.9	57.8 (1.5)	52.9 (1.3)
わからない・親不在	11.4	12.3	57.8 (1.1)	56.9 (1.0)
父親との関係				
良かった	16.5	23.2	63.5 (0.9)	62.1 (0.7)
ふつう	65.9	58.0	58.5 (0.4)	58.8 (0.5)
悪かった	7.4	9.2	54.8 (1.3)	55.1 (1.2)
わからない・親不在	10.1	9.6	58.7 (1.1)	55.5 (1.1)
母親との関係				
良かった	26.0	41.5	62.3 (0.7)	61.1 (0.6)
ふつう	66.5	49.1	58.0 (0.4)	57.8 (0.5)
悪かった	2.4	4.2	58.1 (2.4)	53.6 (1.7)
わからない・親不在	5.0	5.2	57.2 (1.6)	56.5 (1.6)
家族の中の意思決定への参加				
参加させてくれた	35.7	42.3	62.3 (0.6)	61.3 (0.5)
あまり参加させてくれなかった	26.8	22.3	56.7 (0.7)	56.5 (0.8)
わからない・親不在	37.6	35.4	57.6 (0.6)	57.6 (0.6)
父親のあなたへの管理監督				
極端に厳しかった	10.4	11.0	55.7 (1.1)	56.6 (1.1)
面倒見良かった	30.4	34.5	61.4 (0.7)	61.8 (0.6)
放任だった	41.7	33.2	58.7 (0.6)	58.0 (0.6)
わからない・親不在	17.5	21.3	58.0 (0.9)	56.9 (0.8)
母親のあなたへの管理監督				
極端に厳しかった	5.5	8.4	58.0 (1.6)	56.2 (1.2)
面倒見良かった	52.8	57.9	60.6 (0.5)	60.5 (0.5)
放任だった	28.6	19.1	57.6 (0.7)	56.6 (0.8)
わからない・親不在	13.1	14.6	56.4 (1.0)	57.1 (0.9)
家庭の雰囲気				
あたたかかった	77.0	77.1	60.2 (0.4)	59.9 (0.4)
あたたかくなかった	15.0	15.4	54.9 (0.9)	55.3 (0.9)
わからない・欠損	8.1	7.5	55.9 (1.3)	56.4 (1.3)

族の中の意思決定へ参加」させてくれた家族ほど高い SOC であり、親の管理監督については、父母ともに「面倒見が良かった」が高い値となっており、「極端に厳しかった」「放任だった」は低い SOC となっていた。

他方、男女間で異なる関係については唯一「母親のあなたへの管理監督」に

関する部分で、女性では「極端に厳しかった」と「面倒見が良かった」との間でSOC得点間で差が見られていることに対し、男性では差が見られなかった。

4) 中学3年生時の家族機能の状況とSOC

家族円環モデルに基づいた家族機能分類とSOCとの関係について検討を行った（表3-6ならびに図3-2-1、図3-2-2）。家族機能分類について6分類の場合、男性の場合「柔軟・構造化―遊離」群が最も多く、次いで「柔軟・構造化―結合」群が続いた。女性の場合は「柔軟・構造化―結合」群が最も多く、次いで「柔軟・構造化―遊離」群が続いた。3分類の場合は、男女ともに「中間群」が最も多かった。

SOCとの関係は、男女ともにほぼ同様の関連性が見られていた。6分類で見た場合「柔軟・構造化―結合」群のSOCが最も高く、「柔軟・構造化―遊離」群および「硬直―遊離」群、「無秩序―遊離群」との間で有意に差が見られていた。3分類の場合はバランス群が最も高く、中間群、極端群のいずれともSOC得点では有意に差が見られた。極端群と中間群との間にはSOC得点に差は見られなかった。

表3-6 本研究対象者の家族円環モデルに基づく家族機能分類（%）とSOCとの関係

	男性（%）(n=956)	女性（%）(n=1,107)	男性 平均値(SE)	女性 平均値(SE)
家族機能6分類				
硬直―遊離（極端）	5.2	6.4	57.1 (1.6)	54.9 (1.4)
硬直―結合（中間）	2.3	3.3	56.5 (2.4)	60.7 (2.0)
柔軟・構造化―遊離（中間）	36.1	30.4	58.1 (0.6)	58.2 (0.6)
柔軟・構造化―結合（バランス）	25.7	36.4	63.2 (0.7)	61.7 (0.6)
無秩序―遊離（極端）	17.9	12.1	57.0 (0.9)	56.3 (1.0)
無秩序―結合（中間）	3.9	3	59.6 (1.8)	57.6 (2.1)
欠損	8.9	8.5		
家族機能3分類				
極端群	23.1	18.5	57.0 (0.8)	55.8 (0.8)
中間群	42.3	36.6	58.2 (0.6)	58.4 (0.6)
バランス群	25.7	36.4	63.2 (0.7)	61.7 (0.6)
欠損	8.9	8.5		

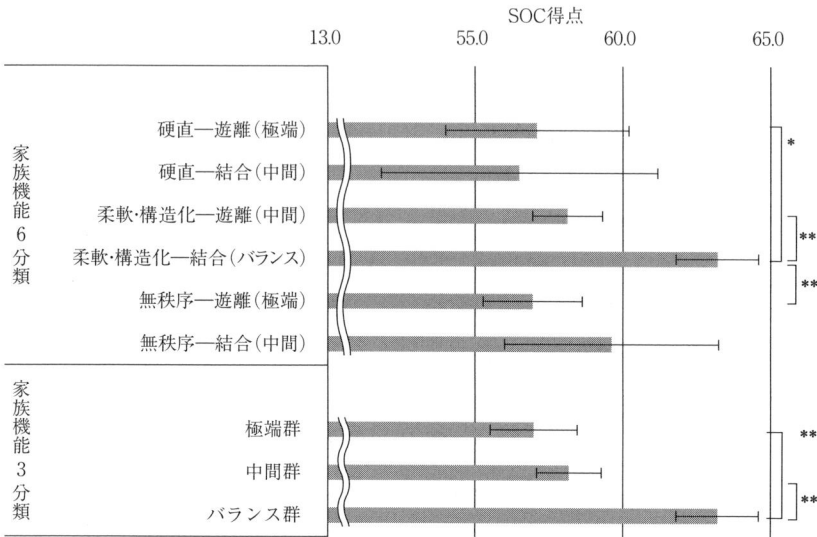

図3-2-1　現在のSOCと15歳ごろの家族関係機能との関係（男性）

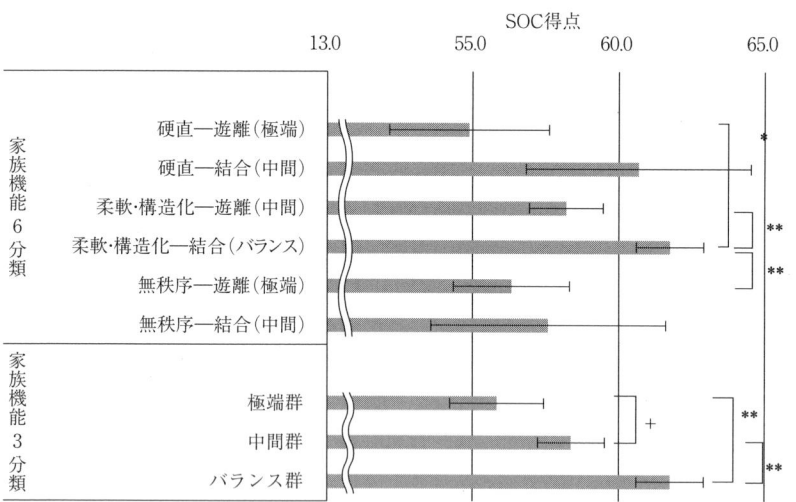

図3-2-2　現在のSOCと15歳ごろの家族関係機能との関係（女性）

4. 分析結果の解釈と課題

1) 中学3年生時の家庭の経済状況とSOC得点との関係

思春期における経済的に恵まれた家庭での生活がその後の高いSOCを規定するという結果に関しては、フィンランドにおける先行研究の結果[4,5,6]を支持しており、また、日本国内でも3項目版のSOCを用いて若年成人層における検討を行った研究[8]とも同一の結果であった。13項目版のSOCスケールにおいて、若年成人のみならず74歳までの高齢者を含めた人口においてもこの関連性が明らかになったといえる。

2) 中学3年生時の家庭で経験した出来事の有無と現在のSOCとの関係

今回の検討の結果「アルコールや薬物などの依存症の人がいた」「親や同居者からくりかえし暴力を受けた」の経験がある者は男女ともにその後高いSOCとなっていることが明らかとなった。これはヴォラネンがフィンランド人を対象として検討した結果[4]を支持するものである。

また、男女間で関連が見られる経験に差が出ていた。特に、男性では「親の離婚」、女性では「1年以上にわたって、両親が不在の状態」「家庭内でのくりかえしの暴力的なけんか」で関連が見られていた。こうした過去の経験とSOCとの関連を検討してきたフィンランドのヴォラネンらの研究結果では男女間の相違については言及をしていない。SOCに関連する要因の性差については、前著「思春期のストレス対処力SOC」において紹介した追跡研究において明確に表れていた。

SOCの向上に導く良好な人生経験は、絶対的なものではなく、本人の価値観や認識、あるいは文脈によっても大きく左右されうる。したがって、今回の分析で明らかになった様々な出来事についても、男性、女性との間で生活・人生上で捉えられる意味が異なる可能性がある。なお、これらはいずれもフィンランドにおける先行研究では、性別によらず関連しているという出来事であった[4,5]ことからも、経験の意味の違いに文化差、日本においては、ジェンダーが大きくかかわると解釈することができよう。

他方で、女性においては、「障害をもった家族の介護」経験がある人では有意傾向で高いSOCになっていた。SOCの下位尺度では、有意味感において高い得点になっていた。これについては、先行研究では見られていない結果でもあり、今後厳密な検討を重ねていくことは必要ではあるが、次の点が理由として考えられる。精神障害者の家族を対象とした先行研究において、介護経験のうち有意味感にかかわるものとして、経験そのものに対して悲観的であり漠然とした感覚を抱きやすく、また、生活・介護への不全感を抱きやすい一方で、病気と向き合い、介護者としての務めを感じる使命感を背負いながら生活を進めていることが示されている[18]。したがってこうした使命感をはじめとするポジティブな経験によりSOCの向上につながっているものと推察されよう。

3) 中学3年生時の家族機能とSOC

家族機能分類とSOCとの関係では、男性、女性ともに3分類において、「バランス群」で最も高いSOCであった。また、男性、女性ともに中間群と極端群との間に差が見られなかった。6分類にすると、男女ともに柔軟・構造化―遊離群で最も高いSOCであって、極端群である「硬直―遊離」群および、「無秩序―遊離」群との間に有意差が見られていた。これらについては、ここで「バランス」群としている良好な家族機能状態と高いSOCとの関係については、先行研究と同様の結果が見られていた。

バランス群と中間群との間では、「柔軟・構造化―遊離」群との間のみで有意差があり、「硬直―結合」「無秩序―結合」群との間では有意差が見られなかった。今回の研究において扱った「結合」は円環モデルにおける凝集性の下位概念で、関係性の良さ（仲の良さ）に関する内容である。この関係性の良さは、SOCの醸成に大きくかかわる経験をもたらす可能性がある。

また、「硬直」あるいは「無秩序」は、今回の検討では主に父親・母親の管理監督に関するもので、「厳しかった」か「放任であった」かが該当する。ここで、男女間でこの中間群各群のSOC得点が異なっていた。つまり、男性では、「無秩序―結合」がバランス群の次に高いSOC得点となっており、女性では「硬直―結合」で次に高いSOC得点となっていた。男性では放任、女性では厳しく養育されたほうが、その後の社会生活の適応につながりやすいのでは

ないだろうか。社会生活に適応できることは、良好な人生経験の享受につながりやすくSOCの向上につながる。これは、社会が求める男性役割と女性役割の違いが反映した結果であり、これは今後の社会の変化により変わるかもしれない。

なお、今回の調査では1項目の振り返りであり、厳しさ、放任さのそれぞれについて十分な測定にいたっていない可能性もある。また、円環モデルにおいて柔軟・構造化した関係として捉えたのは今回の調査では良き相談相手という位置づけであった。柔軟・構造化されたかかわりをもちつつも、子どもへの厳しさあるいは子どもとの距離感をもった関係がそのまま硬直・無秩序として判断されてしまった可能性もある。今後はFACE尺度などを用いて精密な家族関係の評価のもとで検討を行っていくことが必要であろう。

5. まとめ——今回の分析から明らかになったこと

今回の検討からは、次のことが明らかになった。第一に、中学3年生時の家庭における経済状況が良いことが、男女ともに、その後のSOC得点の高さに関連することである。第二に中学3年生時に「アルコールや薬物などの依存症の人がいた」「親や同居者からくりかえし暴力を受けた」の経験がある者は男女ともにその後のSOC得点の低さに関連し、ほかに男性では「親の離婚」、女性では「1年以上にわたって、両親が不在の状態」「家庭内でのくりかえしの暴力的なけんか」でその後のSOC得点の低さに関連が見られていた。第三に、男性、女性ともに、両親間、父親と自分、母親と自分の関係性が良好であると高いSOC得点となることがわかった。最後に家族機能に関する円環モデルにおいて中学3年生時に「バランス群」に属する家庭であったことがその後の高いSOC得点に関連し、また、「バランス群」と「中間群」の間では凝集性のよさがSOC得点の高さと関連することが明らかとなった。

【引用文献】
1) Antonovsky A.: *Unraveling the mystery of health: How people manage stress and stay well.*

Jossey-Bass Publishers, San Francisco ,1987. (山崎喜比古, 吉井清子(監訳). 健康の謎を解く：ストレス対処と健康保持のメカニズム. 有信堂高文社, 東京, 2001)

2) Sagy S, Antonovsky H.: The development of the sense of coherence: a retrospective study of early life experience in the family. *J Aging Human Dev*, **51**, 155-166, 2000.

3) Lundberg O.: Childhood conditions, sense of coherence, social class and adult ill health: Exploring their theoretical and empirical relations. *Soc Sci & Med*, **44**, 821-831, 1997.

4) Volanen S, Lahelma E, Silventoinen K, et al.: Factors contributing to sense of coherence among men and women. *Eur J Public Health*, **14**, 322-330, 2004.

5) Volanen S, Suominen S, Lahelma E, et al.: Sense of coherence and its determinants: A comparative study of the Finnish-speaking majority and the Swedish-speaking minority in Finland. *Scand J Public Health*, **34**, 515-525, 2006.

6) Feldt T, Kokko K, Kinnunen U, et al.: The role of family background, school success, and career orientation in the development of sense of coherence. *Eur Psychol*, **10**, 298-308, 2005.

7) Krantz G, Östergren P.: Does it make sense in a coherent way? Determinants of sense of coherence in Swedish women 40 to 50 years of age. *Int J Behav Med*, **11**, 18-26, 2004.

8) 戸ヶ里泰典.：20～40歳の成人男女における sense of coherence の形成・規定にかかわる思春期及び成人期の社会的要因に関する研究. 東京大学大学院医学系研究科博士論文, 2008.

9) 木村知香子, 山崎喜比古, 石川ひろの, 他.：大学生の Sense of Coherence (首尾一貫感覚, SOC) とその関連要因の検討. 日健教誌, **9**, 37-48, 2001.

10) 戸ヶ里泰典, 小手森麗華, 山崎喜比古, 他.：高校生における sense of coherence の関連要因の検討：小・中・高の学校生活各側面の回顧的評価と SOC の10ヶ月間の変化パターンと関連性. 日健教誌, **17**, 71-86, 2009.

11) 戸ヶ里泰典.：小・中学生の経験は高校生の SOC に関係するのか. 山崎喜比古, 戸ヶ里泰典 (編). 思春期のストレス対処力SOC. 有信堂高文社, 東京, 109-123, 2011.

12) Togari T, Sato M, Otemori R, et al.: Sense of coherence in mothers and children, family relationships and participation in decision-making at home: an analysis based on Japanese parent-child pair data. *Health Prom Int*, **27**, 148-156, 2012.

13) Olson D.H.: Circumplex model of marital and family systems. *J Fam Ther*, **22**, 144-167, 2000.

14) Olson D.H.: FACES IV and the Circumplex Model: validation study. *J Marital Fam Ther*, **37**, 64-80, 2011.

15) 黒田潤.：円環モデルに基づく尺度 (和訳版) の標準化の試み. 家族心理学研究, **4**, 71-82, 1990.

16) 立山慶一.：家族機能測定尺度 (FACES Ⅲ) 邦訳版の信頼性・妥当性に関する一研究. 創価大学大学院紀要, **28**, 285-305, 2006.

17) 佐藤みほ.：高校生の SOC と幼いころの家族の習慣. 山崎喜比古, 戸ヶ里泰典 (編). 思春期のストレス対処力SOC. 有信堂高文社, 東京, 137-151, 2011.

18) 坂井郁恵, 水野恵理子.：在宅精神障害者の家族介護者の生活体験から捉える Sense of coherence に関する記述的研究. 日本看護科学会誌, **34**, 280-291, 2014.

(戸ヶ里　泰典)

第4章 社会経済的地位によってSOCは左右されるのか
―― SOCと統御感との比較

　社会経済的地位とは、他者との関係のなかの、社会的および経済的な位置づけを意味しており、個人や家族の単位で用いられ、教育、職業、収入、資産、住居などの観点から把握されることが多い。社会経済的地位は、研究的には様々な行動を予測する要因として検討されることが多く、こうした研究からは社会的平等や公平性に関する政策的な示唆がなされている。

　社会経済的地位は、富や勢力、威信、情報などからなる社会資源を所有する度合いで把握することができるともいわれており[1]、健康生成モデルにおける汎抵抗資源の一部となっている。したがって、社会経済的地位により良質な人生経験は左右され、SOCの形成・発達につながる可能性がある。他方、ストレッサー対処機能をもち、SOCの類似概念として紹介されることが多い統御感（sense of mastery）概念は、社会経済的地位の達成という、その人が歩んできたライフコースによって構築されるとされている[2]。また、その実証研究も進められている。

　そこで本章では、「暮らしと生きる力に関する全国調査」のデータから、教育、職業、収入の観点での社会経済的地位とSOCとの関係について統御感と比較しながら検討をしていきたい。

1. 社会経済的地位・SOC・統御感

1) SOCと統御感の関係

　統御感（Sense of mastery; SOM）とは、社会学者パーリン（Perlin, L.）によって提唱された概念である。これは、自己概念に関する感覚であり、ストレスプロ

セスにおいてストレッサーの緩衝効果[a]をもつ資源として位置づく[2,3]。パーリンによると統御感とは自己の信念であり、その人の生活・人生に目下影響を及ぼしている重大な状況をコントロールできるという確信であるとされる[4]。

統御感を測定する尺度（sense of mastery scale; SOMS）はパーリンの研究グループにより1978年に開発され、以降ストレッサーによる影響を緩和する能力をもつ防御資源であることが繰り返し実証されてきている[5]。また、社会的に重要とされる目標達成によって発達し、社会経済的地位と大きく関連することがわかっている[2]。

健康に関連する自己コントロール概念は多数開発されている。最も有名な概念であるローカスオブコントロールと統御感とを比較すると、ローカスオブコントロールは生活・人生に重大な負荷を与える、ある限定された状況を対象としたコントロール概念であるのに対して、統御感はあらゆる環境に対して機能する概念であるとされている[6]。

SOC概念と比較すると、統御感概念は、ストレッサーによる影響を緩和する効果をもっている点については共通した機能をもっているが、山崎によると、次の点で大きく異なるとされている。つまり、統御感では「周囲の人々や環境と対峙している自己が想定されて、それらに比べて自分の存在や能力は有意にあるという確信、そのような自分に対する信頼に光が当たっている」[7]。その一方でSOCは「周囲の人々や環境とともにある自己が想定され、自分と周囲の人々や環境とで構成される自己の生活世界に対する信頼」に光があてられているという点である[7]。例えば、いざというときに頼りにできる人がいることは、SOCの考え方ではプラスの評価になるが、統御感の考え方では弱い自己としてマイナスに評価される可能性がある。また、サーティス（Surtees, P.G.）らによる英国の研究では、SOCと統御感とで、死亡率の予測力について比較した先行研究では、SOCの高低とはがん死亡率との関連性が、統御感の高低とは心血管系疾患死亡率との関連性が示されており[8]、ストレス対処機能のレベルでも微妙な相違があることが明らかになっている。

---

[a] 「ストレスプロセス」については**Box8-1**、「ストレッサーの緩衝効果」については**Box8-2**を参照。

2) SOCと社会経済的地位との関係に関する理論の整理
(1) 社会階層とSOC

アントノフスキーは、SOCの形成・発達にかかわる最も大きな要因の1つとして、帰属している社会階層[b]を挙げている。その根拠としては「社会階層が高いことは、自分で物事を決定し、行動し、その結果に起こることの期待そのものであり、そういった自己の方向づけとは、広い心と、他者への信頼と、信頼できる社会規範をもつことに裏打ちされている」という社会階層と精神科疾患の罹患に関する研究を行ったコーンの発言を挙げている[9]。つまり、社会経済的地位が高位置にある人ほどこうした自己の方向づけに必要な機会や経験を思うままに扱いやすくなるため、良好な人生経験を得やすくなることを通じてSOCの形成・発達につながる[9,10]。

(2) 職業とSOC

また、特に成人期では職業生活が生活・人生において占める割合が大きいことから、SOCの形成・発達においても大きな役割を果たしているとされている[10]。アントノフスキーはSOCの3つの下位概念の形成・発達に職業がどのように関与するのか、次のように説明している。まず、自由裁量度が大きい、つまり課題や仕事の順序やペースを選ぶことが自分の選択範囲内にあると感じている労働者ほど仕事に意味があると考える傾向にあるとしている。そして本人が正当にコントロールできるものと認識しており、その意思決定に自分が集合体の一部として参加していると見なせるかがSOCの形成においては重要であり、こうした自由裁量の程度が、意思決定への参加経験につながり、ひいてはSOCの下位概念の1つである有意味感につながると仮定した[10]。また、技術的にも専門的にも複雑でありつつも、その仕事をこなすべく、その職場には物的、社会的組織的な資源が配置されており、そして自己の潜在能力を生かせる余地がある点が、バランスのとれた負荷の経験につながり、これもSOCの下位概念の1つである処理可能感につながると説明した[10]。さらに、正当なルールに違反しない限り解雇されないと確信されること、その人の職種や従事部門が代案の予告なく余剰として見なされないと確信されること、事業には安

---

[b] ここで社会階層とは、主として社会経済的地位が近い人たちの集団のことを意味している。

定した利益があると確信されること、現行の社会システムそのものが継続すると確信されること、という4つの職務保証が得られること、仕事集団においての価値観の共有や明確な規範の期待があること、これらが得られることが一貫性のある経験につながり、SOCの下位概念の一つの把握可能感につながることを提示した[10]。

以上より社会経済的地位は汎抵抗資源として位置づくこと、また、地位によっては、SOCが高くなりやすい生活・人生経験につながりやすく、SOCの形成・発達・向上に大きく寄与するといえる。では、実証研究としては、これまでにどのようなことが検討され明らかになっているのだろうか。次節で整理していきたい。

3) SOCおよび統御感と社会経済的地位との関係に関する先行研究
(1) 学歴とSOCとの関連性に関する研究

学歴とSOC得点との関連性を検討した研究はいくつか見られている。大学卒に比して、専門学校卒では男性で1.2倍、女性で2.0倍、高校卒では男性で1.5倍、女性で3.1倍、低いSOC群に属すること[11]、教育年数が高くなるほど、その後の65歳以降のSOCスコアが高くなる直接効果があること[12]、教育年数13年以上の群に比して、9年未満の群において男女ともに低いSOCスコアであること[13,14]がわかっている。ウォルシュら（Walsh, D.）らは、英国内3都市の代表サンプルのデータで、義務教育（高校卒業まで）のみの場合に比べて、大学卒業レベル、大学卒業未満の資格取得レベルで有意に高いSOC得点であることを示している[15]。

日本国内においては65歳以上の高齢者において年齢調整のもとで、教育年数が高いほどSOCが高いという関連性が示されている[16]ほか、20〜40歳の若年成人を対象とした研究では、親の職業や現在の職業を調整しても高卒以下に比べて大卒以上で高いSOC得点となっていた[17]。また、女性において教育年数が13年以上の群に比し、12年の群で1.3倍、10〜11年の群で1.4倍、9年以下の群で1.6倍、低いSOCである直接効果[18]があることが示された。

なおフェルド（Feldt, T.）らは、学校における成功体験としての学力をコントロールした場合には、教育年数が高いことはその後の職業を介して成人後の良

好な SOC に関与する間接効果を有することを示した[19]。

(2) 職業と SOC との関連性に関する研究

現在の職業と SOC との関連については次のようになっている（ホワイトカラー・ブルーカラーは **Box4-1** 参照）。スウェーデンのルンドベリ（Lundberg, O.）は上位のホワイトカラー層に比して、自営では1.5倍、農業では3.0倍、非熟練労働者[c]では3.9倍低い SOC であること[20]を示した。また、他の研究でも上位ホワイトカラーに比して、男女ともに下位ホワイトカラー、ブルーカラー、農業で低い SOC であったこと[13]、ホワイトカラーがブルーカラーに比して SOC が良好な人が多いこと[21]、高位のホワイトカラーに比して、非熟練労働者で低い SOC が見られたが、自営・農業、学生のカテゴリでは関連が見られなかったこと[18]などが示されている。また、縦断研究では、専門技術管理層に比して、男性では非熟練労働者層で2.0倍、女性では、熟練労働者層で1.6倍、半熟練労働者層で2.4倍、非熟練労働者層で2.5倍、SOC が低下した者が多かったという報告[22]が見られている。さらに、5年間の追跡期間で男女ともに自営業層、女性のブルーカラー層では変化はないが、男性のブルーカラー層、男性のホワイトカラー層、女性のホワイトカラー層で SOC の低下が見られたこと[23]が示されている。

その一方で、就業形態や雇用状態に関しては、学歴や幼少期の困難な経験によらずに、被雇用者に比して失業者と障害年金受給者は低い SOC であり、現在の職業によらずに SOC と関連を見せていたこと[13]、雇用者に比して、失業者において有意に低い SOC が見られたが、非雇用者（定年退職者、主婦、学生）では差が見られなかったこと[14]、さらに、27歳から42歳までのキャリアの安定性があるほど42歳時の SOC が高いことが示されている[19]。また、雇用者に比べて失業者、病気療養および障害者において低い値であるが、定年退職者、主婦、学生では差が見られないとする報告[15]がある。日本国内の20～40歳の若年成人を対象とした検討では、正規雇用の専門・技術職に比して、非正規雇用のホワイトカラー職、ならびに非正規雇用のブルーカラー職、無業者において

---

c) 単純労働の労働者を指す。対して熟練労働者とは一定の訓練や教育を受けることによって、高度で複雑な作業を行うことのできる労働者を指す。また、技能の程度が半分であったり生産工程の一部である場合半熟練労働者として分類することもある。

低い SOC であることが示されている[17]。

(3) 現在の経済的状況・収入と SOC との関係

SOC と現在の経済的状況との関連性に関しては、女性においてのみ、低い世帯収入であるほど SOC が低下したが、収入が高いほど SOC の上昇は認められなかったこと[22]、個人収入の高低と SOC の高低との間には関連が見られなかったとする報告[21]、貧困度が下がるごとに SOC 得点が高まるとする報告[15]がある。日本国内の研究で、65歳以上の高齢者においては年齢調整のもとで、同居家族1人あたりの等価所得が高いほど SOC も高い[16]ことが示された。20～40歳の若年層において、等価所得[d]を3カテゴリに分けて SOC との関連を検討した研究では、25歳未満では SOC とは関連が見られず、25～34歳では低群に比較して中群が有意に高く高群とは差が見られなかったこと、35～40歳では、低群に比較して高群が有意に高く、中群とは差が見られなかったことが示された[17]。

(4) 統御感と社会経済的地位との関係

統御感はその人の生活・人生に対する効果的なコントロール力を意味している。このことから、統御感の起源は、経験してきたストレッサーの範囲、強さに大きくかかわり、地位達成は統御感の源となっていると指摘されている[2]。他方、統御感の減弱に対して、社会的地位がそれを守る役割もあるとされている。先行研究としては、倒産した会社に勤めていた人の統御感が低下したという報告[24]が見られている。また高学歴であるほど高い統御感となり、それは職業を媒介する[2]と報告されている。

4) 本章における検討の目的

そこで、本章では、以下の3つの目的で分析・検討をしていく。まず、統御感尺度には標準化された日本語版がないことから、その開発と標準化を試みる。次に SOC および統御感と、教育歴、職業、収入のそれぞれの社会経済的地位との関連性を明らかにする。第三に教育歴、職業、収入と、SOC および統御感の関連性の比較を通じて概念間の関係性について検討する。なお、社会

---

d) 世帯単位の所得をもとに、世帯の構成員1人あたりの所得水準に調整した値。

経済的地位とSOCおよび統御感との関連性については本研究の対象者のうち、25〜49歳、50〜74歳の2群に分けて検討する。これはSOCの形成・向上に職業がかかわる年代として成人期前期が挙げられており、先行研究では若年成人を対象とした研究が見られている[17]こと、統御感と地位達成との関係について、中高年者を対象とした検討が見られていること[2]から、成人期以降の心理社会的発達段階の影響を踏まえたうえで検討をしていく。また、第一の目的である日本語版統御感尺度の開発は、著者らによってすでに健康度自己評価、心の健康、生活満足度との関連性に基づく妥当性については検討済みである[25]。そこで今回は項目分析の結果について確認しつつ、特にSOC下位尺度、ならびに3項目版SOC尺度との関連、および男女別年代別の分布の確認を通じた標準得点の算出を行うことを目的とする。

2. 検討に用いる変数と分析モデル

1) 統御感尺度の開発

統御感尺度の開発者であるパーリン氏に日本語版が存在しないことの確認を行い、日本語版作成許可を取った。次に、研究者および調査関係者らにより順翻訳を実施し、翻訳結果をバイリンガルにより逆翻訳を実施した。逆翻訳の結果について、開発者のパーリン氏に確認しコメントに基づいて修正を行った。

調査項目および質問方式は巻末調査票の問4に示したとおりである。全7項目でそれぞれ、「とてもあてはまる」「ややあてはまる」「ややあてはまらない」「全くあてはまらない」の4件法となっている。また、先行研究では7項目のもの（SOM7）と5項目のもの（SOM5）があり、近年は5項目（逆転項目を削除したもの）の信頼性が高く、使用される例が多い[26]ことから、はじめに両者について検討を行う。

2) 使用する項目について

本章では、SOC-13および統御感尺度のほか、以下の項目を扱った。統御感尺度の構成概念妥当性の検討のために、SOC-13のほか、3項目版SOCスケール（SOC3-UTHS）を用いた。また、SOC-13の下位尺度である、把握可能感、

表4-1　本研究対象者の社会経済的地位各指標別度数分布

	全体		25～49歳		50～74歳	
	n	(％)	n	(％)	n	(％)
教育歴						
高校以下	1,049	(50.8)	401	(40.5)	648	(60.4)
短大・専門	532	(25.8)	303	(30.6)	229	(21.4)
大学以上	468	(22.7)	280	(28.3)	188	(17.5)
他・無回答	14	(0.7)	7	(0.7)	7	(0.7)
職業・就業形態						
経営・管理・自営	254	(12.3)	74	(7.5)	180	(16.8)
専門技術・正規	191	(9.3)	142	(14.3)	49	(4.6)
専門技術・非正規	86	(4.2)	45	(4.5)	41	(3.8)
ホワイト・正規	276	(13.4)	193	(19.5)	83	(7.7)
ホワイト・非正規	274	(13.3)	142	(14.3)	132	(12.3)
ブルー・正規	174	(8.4)	114	(11.5)	60	(5.6)
ブルー・非正規	118	(5.7)	47	(4.7)	71	(6.6)
農林漁業	48	(2.3)	14	(1.4)	34	(3.2)
その他職	22	(1.1)	11	(1.1)	11	(1.0)
休職中	45	(2.2)	30	(3.0)	15	(1.4)
家事専業	319	(15.5)	133	(13.4)	186	(17.4)
定年退職	171	(8.3)	0		171	(16.0)
その他	85	(4.1)	46	(4.6)	39	(3.6)
等価所得						
Q1（200万未満）	423	(20.5)	159	(16.0)	264	(24.6)
Q2（200～283万）	404	(19.6)	192	(19.4)	212	(19.8)
Q3（283～404万）	470	(22.8)	226	(22.8)	244	(22.8)
Q4（404万以上）	437	(21.2)	213	(21.5)	224	(20.9)
わからない・無回答	329	(15.9)	201	(20.3)	128	(11.9)
合計	2,063	(100.0)	991	(100.0)	1,072	(100.0)

処理可能感、有意味感のそれぞれについて検討した。

　次に、社会経済的地位に関する変数については以下のとおりである。また、表4-1に本研究対象者における各変数別の度数分布を示した。

(1) **教育歴**（問12）

「あなたがこれまでに卒業した学校について」複数回答を求め、より高等の教育機関をもって教育歴とした。設問ではその他を入れて8カテゴリで聞いたが、中学校・高等学校を「高校以下」、専修学校・短期大学・高等専門学校を「短大・専門」、大学・大学院を「大学以上」とし、これにその他および欠損者のカテゴリを加えた4カテゴリを扱った。

(2) 職業・就業形態（問13）

まず、「あなたは現在、生活収入になる仕事をされていますか」という問に対して、「している」「休職中」以外の人を、「家事専業」「定年退職」「その他」に分けた。次に、現在収入になる仕事をしている人のうち、「あなたの現在の働き方について、「経営者・役員」「自営業主・自由業」を「経営・自営」、「正社員・正職員」を「正規」、を「派遣社員・職員」「臨時社員・職員」「嘱託」「内職」「パート・アルバイト」「自家営業の手伝い」を「非正規」としてその他および欠損回答者を加えた4カテゴリとした。

さらに、現在の職業について、標準職業分類に則して、「専門・技術」「管理」「事務」「販売」「サービス」「生産現場職・技能職」「運輸・保安」「農林漁業」の8分類について聞いた。これらのうち、「事務」「販売」「サービス」をホワイトカラー、「生産現場職・技能職」「運輸・保安」をブルーカラーと仮のカテゴリをつくった。

本研究では、これらのカテゴリを統合してカテゴリ化を行った。特に、「専門・技術」「ホワイトカラー」「ブルーカラー」は、「正規」「非正規」の両者が考えられるため、掛け合わせて6カテゴリとした。また、職業の種類のうち「管理」は課長級以上、議員、会社経営などであり、就業形態の「経営・自営」と併せて「経営・管理・自営」カテゴリを作成した。以上の作業を合わせて表4-1で示したように13カテゴリの職業・就業形態とした。

Box4-1　ブルーカラー労働者とホワイトカラー労働者

　ブルーカラー労働者は一般に、製造業、建設業、鉱業、生産現場に従事する労働者を指します。あるいは運輸、保安などの現場を含める場合も指します。主として肉体労働に従事するために、過去には汚れが目立たないようにするために青色の制服を着用することが多いために「ブルーカラー（coller: 襟）」と称されてきました。ホワイトカラーは事務、販売、サービスなど肉体労働というよりも知的労働に従事する従業者を指します。白襟のシャツを着用する機会が多い職業であることがその名前の由来とされています。あくまでも職業分類上の通称で、それぞれについて明確な定義はないとされています。その一方で、ホワイトカラー労働者の生産性は時間的拘束によらないケースが多く見られ、裁量労働制度の1つである「ホワイトカラーエグゼンプション」という制度名に用いられ、公的に使用される場合もあります（この場合専門・技術職も含まれます）。研究ではその都度定義が行われることが多く、本章でも同様に便宜的に使用しています。

（戸ヶ里）

(3) 等価所得（問32および問34（2））

まず、過去1年間の収入について、世帯全体の収入について、範囲を指定した12カテゴリで聞き、各カテゴリの範囲の中央値に相当する額を世帯収入額としてあてた。次に現在家計をともにしている人数を聞き、その人数の平方根で世帯収入額を除すことで等価所得額を算出した。

さらに、等価所得額の分布を4分位に分けて、Q1：200万円未満、Q2：200万円以上283万円未満、Q3：283万円以上404万円未満、Q4：404万円以上、およびわからない・無回答のカテゴリを加えた5カテゴリで扱った。

3) 分析モデルの紹介

まず統御感尺度の標準化に関する検討では、SOM5およびSOM7のそれぞれの項目分析として項目—全体（Item-Total; I-T）相関係数[e]と、項目削除時[f]のcronbachのα係数（以下α係数、Box2-1参照）を算出した。次にSOM5について性年齢別の分布を算出した。また、SOM7およびSOM5とSOCおよびその下位尺度との相関係数を示した。

教育歴、職業・就業形態、等価所得のそれぞれについては、性別、年齢を共変量とした共分散分析を実施し、共変量で調整した推定周辺平均値を算出した。各カテゴリ間の多重比較はsidak法で行った。

3. 分析の結果

1) 統御感尺度の信頼性と妥当性の検討

表4-2にSOM5とSOM7の項目分析の結果を示した。SOM5ではI-T相関係数は0.49～0.59の値であり、項目削除時のα係数は0.71～0.73であり、全体では0.77であった。また、SOM7は「将来私の身に何が起こるのかは、たいていは自分次第で決まる」のI-T相関係数が0.03、「自分でやると決めたことは、

---

[e] あるテスト項目とテストの総合点との相関を見たもので、その項目が全体を測るうえで適切な項目であったかどうかを判断することができる。

[f] あるテスト項目を測定しなかったときに全体のα係数がどの値になったかを示したもの。I-T相関係数と並んで、その項目が全体を測るうえで適切な項目であったかどうかを判断することができる。

第 4 章　社会経済的地位によって SOC は左右されるのか　91

表 4-2　統御感尺度の項目分析結果

	SOM5		SOM7	
	I-T 相関[1]	a [2]	I-T 相関[1]	a [2]
自分の身に起こることをコントロールできない	0.505	0.733	0.453	0.637
自分が抱えている問題のいくつかを解決できない	0.583	0.705	0.515	0.617
自分には人生で大事な事を変えることはできない	0.491	0.738	0.477	0.632
生活上の問題を解決時に自分が頼りなく感じる	0.592	0.702	0.553	0.604
時々生活の中で周囲の状況に従わせられている	0.505	0.733	0.448	0.637
将来の身に何が起こるのかは自分次第で決まる（r）			0.033	0.745
自分でやると決めたことはほとんどどんなことでもできる（r）			0.339	0.666

SOM5: Cronbach の a = 0.765
SOM7: Cronbach の a = 0.686

それぞれ「1. とてもあてはまる」～「4. 全くあてはまらない」の 4 件法。（r）は逆転項目。SOM: sense of mastery
1) 修正済み項目合計相関。2) 項目が削除された場合の Cronbach のアルファ。

ほとんどどんなことでもできる」が0.34という値で、それ以外は0.45～0.41であった。項目削除時の a 係数はこの両項目で、0.75、0.67であり、全体の a 係数は0.69であった。

SOC の合計得点ならびに各下位尺度、および SOC 3-UTHS との相関を**表 4-3** に示した。SOC-13合計とは、SOM 7 で0.61、SOM 5 で0.62であった。また、下位尺度との相関は、0.49～0.55であった。

Box4-2　共分散分析と共変量による調整

共分散分析は、一般線形モデルと呼ばれる分析の一種で、独立変数のなかに量的変数（共変量と呼ばれる）と質的（カテゴリカル）変数を含む分析です。共変量は調整変数の役割をもち、質的変数が主な独立変数で、共変量の影響を取り除いた分散分析の結果を知ることができます。例えば右図では、年齢（共変量）、学歴（大卒 vs 高卒）が独立変数で従属変数が SOC です。学歴別に年齢と SOC との関係で回帰分析を行っていますが、年齢と SOC との関係は共通（回帰直線の傾きが等しい）ということを仮定したうえで、大卒と高卒の差（Y 軸の切片）の検定を行います。

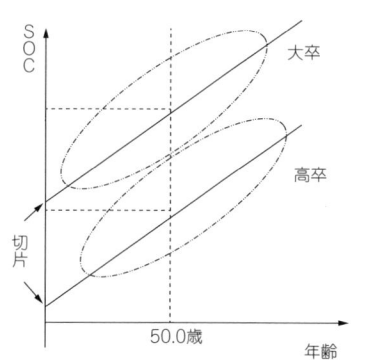

本書のなかでは推定周辺平均値という各カテゴリ別の度数の偏りを補正した平均値を示していますが、その際には共変量が平均値のときの値を用いています。例えば右の図のとき、年齢の平均値が50.0歳であれば、50.0歳の時の SOC の平均値を示してその比較をしています。

（戸ヶ里）

表4-3 SOCとマスタリー感覚尺度との相関関係

(n = 2051)	SOM7	SOM5
SOC-13項目版	0.612	0.624
把握可能感	0.534	0.553
処理可能感	0.511	0.533
有意味感	0.497	0.486
SOC3-UTHS	0.494	0.433

SOM: sense of mastery (統御感)

SOM7は内的一貫性が低い項目を含んでいることから、以降はSOM5について分析を行うこととした。

2) SOM5の標準化

表4-4に、性年齢別のSOM5得点の分布を示した。男性の平均（SD）は13.8（2.8）点、女性は13.7（2.9）点であった。また、全体として年齢の上昇につれて高いスコアとなっており、男女ともに60歳代で最も高い得点となっていた。

表4-4 5項目版統御感尺度（SOM5）の性年齢別得点分布

	男性				女性			
	度数	平均	(SD)	多重比較	度数	平均	(SD)	多重比較
20代（25～29歳）	72	12.7	(3.2)		112	13.4	(3.1)	
30代（30～39歳）	191	13.7	(2.5)		229	13.3	(2.9)	
40代（40～49歳）	185	13.5	(2.7)		201	13.7	(2.9)	
50代（50～59歳）	188	13.7	(2.6)		201	13.4	(2.6)	
60代（60～69歳）	218	14.4	(2.8)		263	14.3	(2.9)	
70代（70～74歳）	98	14.3	(3.0)		93	14.3	(3.2)	
合計	952	13.8	(2.8)		1,099	13.7	(2.9)	

表4-5 教育歴とSOCおよび統御感との関連性の検討

	SOC-13			SOM5		
	推定周辺平均値	(95%信頼区間)	多重比較	推定周辺平均値	(95%信頼区間)	多重比較
25～49歳						
高校以下	55.0	(53.8, 56.1)		13.2	(13.0, 13.5)	
短大・専門	56.4	(55.1, 57.7)	*	13.6	(13.2, 13.9)	
大学以上	57.5	(56.1, 58.9)		13.8	(13.4, 14.1)	
他・無回答	54.5	(45.9, 63.1)		13.6	(11.5, 15.7)	
50～74歳						
高校以下	60.6	(59.7, 61.5)		13.8	(13.6, 14.0)	
短大・専門	62.9	(61.3, 64.5)	+	14.3	(13.9, 14.6)	+
大学以上	63.8	(62.1, 65.6)	*	14.5	(14.0, 14.9)	
他・無回答	54.9	(46.2, 63.7)		11.8	(9.7, 13.9)	+

SOM: 統御感尺度5項目版。性、年齢で調整。*p＜.05、+＜.10

3) 教育歴とSOC・統御感の関係

表4-5に教育歴とSOC・統御感との関連の検討結果を示した。25～49歳群においては、「高校以下」と「大学以上」との間でSOC-13では有意差（p = .032）が見られた。統御感においては有意差は見られなかった（p = .128）。

50～74歳群においては、「高校以下」と「大学以上」との間でSOC-13では有意差（p = .011）が見られた。また「高校以下」と「短大・専門学校」との間ではSOC-13では有意傾向の差（p = .081）が見られていた。統御感においては「高校以下」と「大学以上」との間で有意傾向の差（p = .056）が見られていた。「高校以下」と「短大・専門学校」との間では有意差は見られなかった（p = .235）。

4) 24～49歳群における職業・就業形態とSOC・統御感の関係

25～49歳群における職業・就業形態とSOC・統御感との関連の共分散分析の結果、SOC、統御感ともに有意な主効果が見られていた（それぞれp = .001、p < .001）。25～49歳群における図4-1-1にはSOC得点の分布のグラフを、図4-1-2には統御感得点の分布のグラフを示した。最も高い得点カテゴリが

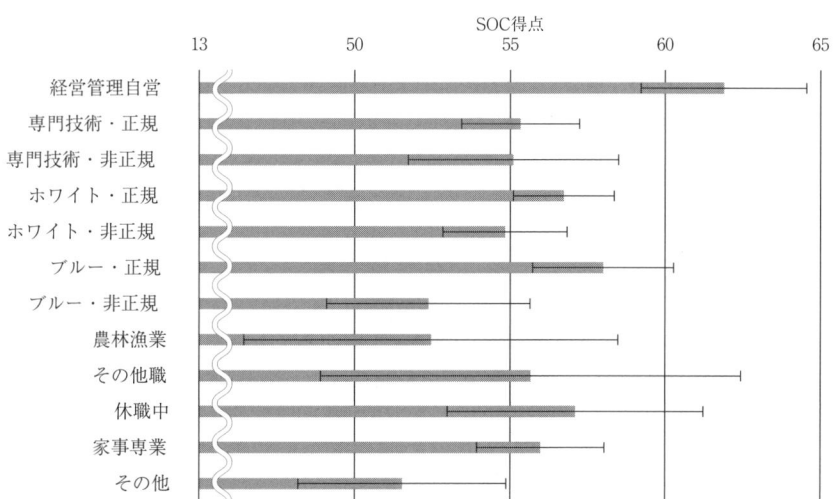

注) エラーバーは95%信頼区間。性別・年齢で調整済み。

図4-1-1　25～49歳群における職業・就業形態別SOC-13得点の分布

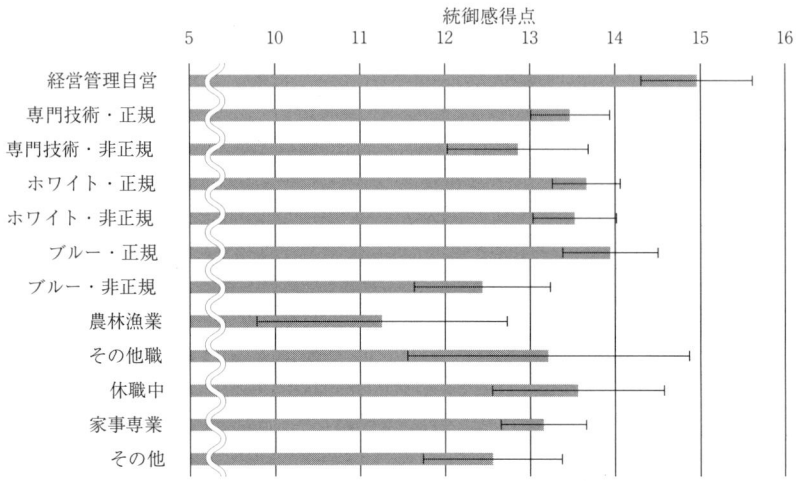

注) エラーバーは95％信頼区間。性別・年齢で調整済み。

図4-1-2　25〜49歳群における職業・就業形態別SOM5得点の分布

「経営・管理・自営」であって、次いで「ブルー・正規」であるのは、SOCも統御感も同様であった。SOCは次いで「休職中」「ホワイト・正規」で、統御感では次いで「ホワイト・正規」「休職中」であった。また、SOCが最も低いのは「その他」であったが、統御感が最も低いのは「農林漁業」であった。

SOC得点は「経営・管理・自営」と、「専門技術・正規」「ホワイト・非正規」「ブルー・非正規」「その他」のそれぞれと有意差が見られた（それぞれ$p = .005$、$p = .004$、$p = .001$、$p < .001$）。「ホワイト・正規」とは有意傾向の差であった（$p = .078$）。また、「ブルー・正規」は「その他」と有意傾向の差がみられた（$p = .099$）。

統御感得点では「経営・管理・自営」と「専門技術・正規」「専門技術・非正規」「ブルー・非正規」「農林漁業」「家事専業」「その他」と有意差が見られた（それぞれ$p = .017$、$p = .009$、$p < .001$、$p < .001$、$p = .002$、$p = .001$）。「ホワイト・正規」「ホワイト・非正規」とは有意傾向の差が見られた（それぞれ$p = .059$、$p = .053$）。また、「ブルー・正規」は「農林漁業」と有意な差が見られた（$p = .048$）。

5）50〜74歳群における職業・就業形態とSOC・統御感の関係

50〜74歳群における職業・就業形態とSOC・統御感との関連に関する共分散分析の結果、職業・就業形態の主効果は、SOCで有意傾向（p = .051）、統御感では有意ではなかった（p = .108）。50〜74歳群における図4-2-1にはSOC得点の分布のグラフを、図4-2-2には統御感得点の分布のグラフを示した。最も高いカテゴリはSOCでは「その他職」で、次いで「専門技術・非正規」、「経営・管理・自営」の順であった。統御感では「経営・管理・自営」が最も高く、次いで「その他職」、「ホワイト・正規」であった。また、最も低い得点のカテゴリは「休職中」で、次いで「その他」、「ブルー・正規」と続くのはSOC、統御感ともに同様であった。

SOCおよび統御感はいずれのカテゴリ間でも有意差または有意傾向の差は見られなかった（p > .10）。

6）等価所得とSOC・統御感の関係

表4-6に等価所得の水準とSOC・統御感得点との関連性の検討を行った。25〜49歳群においては共分散分析の主効果はSOCでは有意傾向（p = .060）、統御感では有意ではなかった（p = .160）。SOCでは、Q1（200万円未満）の水準が最も低いものの、他の水準と比較して有意差はなく（p > .10）、また、最も高い水準はSOCではQ2（200〜283万円）の水準と、必ずしも線型の関係は見られなかった。統御感においても同様に各水準間に有意差は見られなかった。

Box4-3　ハーディネス

　ハーディネス（hardiness）は米国の心理学者コバサによって提唱された概念です。コミットメント（commitment）、コントロール（control）、チャレンジ（challenge）の3つの要素から成り立っています。コミットメントはあらゆる自分がしていることに熱中し集中する傾向があること、コントロールは経験する出来事に対して自分自身影響力をもっており、出来事の理由を自分の責任であることを強調する傾向があること、チャレンジは、人生における変化を例外ではなく通常と見なし、そうした変化を脅威ではなくて成長のための刺激と見なす傾向にあることです。これらはストレッサーによる影響を受けても健康状態を維持することができる機能をもつとされています。アントノフスキーによると、コミットメントが有意味感、チャレンジが把握可能感、コントロールが処理可能感に近い下位概念といわれています。ただし、チャレンジ概念は、把握可能感とはやや意味に開きがあるとされています。

（戸ヶ里）

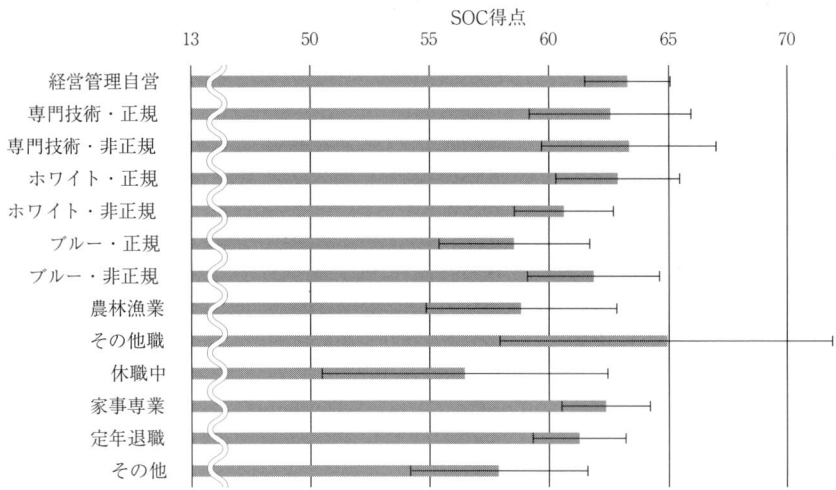

注） エラーバーは95%信頼区間。性別・年齢で調整済み。

図4-2-1　50～74歳群における職業・就業形態別SOC-13得点の分布

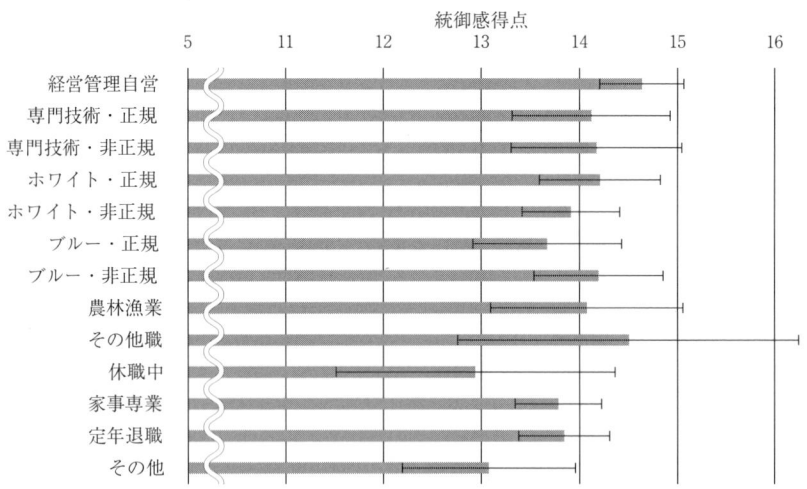

注） エラーバーは95%信頼区間。性別・年齢で調整済み。

図4-2-2　50～74歳群における職業・就業形態別SOM5得点の分布

　50～74歳群においては、共分散分析の主効果はSOC、統御感ともに有意であった（それぞれ p = .006、p < .001）。SOC得点ではQ1（200万円未満）の水準

表4-6　等価所得4分とSOCおよび統御感との関連性

	SOC-13			SOM5		
	推定周辺平均値	(95％信頼区間)	多重比較	推定周辺平均値	(96％信頼区間)	多重比較
25～49歳						
Q1（200万未満）	55.0	(53.2　56.8)		13.1	(12.6　13.5)	
Q2（200～283万）	57.7	(56.1　59.3)		13.6	(13.2　14.0)	
Q3（283～404万）	55.8	(54.2　57.3)		13.7	(13.3　14.0)	
Q4（404万以上）	57.1	(55.5　58.6)		13.7	(13.3　14.1)	
わからない・無回答	54.8	(53.2　56.4)		13.3	(12.9　13.7)	
50～74歳						
Q1（200万未満）	59.6	(58.2　61.0)		13.3	(13.0　13.7)	
Q2（200～283万）	62.1	(60.5　63.7)	+	14.2	(13.8　14.6)	**
Q3（283～404万）	62.4	(60.9　63.9)		14.1	(13.8　14.5)	*
Q4（404万以上）	63.4	(61.8　64.9)	**	14.5	(14.2　14.9)	***
わからない・無回答	60.6	(58.5　62.6)		13.9	(13.4　14.4)	

SOM：統御感尺度5項目版。性、年齢で調整。***p＜.001、**p＜.01、*p＜.05、+＜.10

と比較してQ4（404万以上）の水準との間には有意差が見られていた（p = .007）。また、Q1（200万円未満）の水準と比較してQ3（283～404万円）の水準では有意傾向の差が見られた（p = .073）。

他方、SOM5得点はQ1（200万円以下）の水準においてもQ4（404万円以上）、Q3（283～404万円）、Q2（200～283万円）のそれぞれの水準と比較して有意に（p＜.001、p = .016、p = .007）低い値となっていた。それ以外の水準とは有意差は見られなかった（p＞.10）。

4.　考察とまとめ

1）　統御感尺度の標準化とSOC下位尺度との関連について

男女および年代別の5項目版統御感尺度得点の分布が明らかにすることができた。日本国民標準値として本得点分布を参照しローカルサンプルと比較することが可能になったといえる。

SOCの下位尺度との相関について、統御感得点が高いと、特に処理可能感および把握可能感が高いことが示された。今回の統御感に近いコントロール感概念は、健康生成論の文脈で解釈すると、汎抵抗資源を手に取ってコントロー

ルできる感覚と解釈できる。つまり、処理可能感が意味する資源の動員力に近いと理解できる。しかしアントノフスキーはハーディネス概念（**Box4-3**参照）の下位概念としての「統御感」とSOCの違いについて次のように述べている。つまり、統御感は「私がうまく対処できるための資源を、私がコントロールする」概念である一方、処理可能感は「私がうまく対処できるための資源が、私の手中、もしくは頼りになり信頼できる他者の手中にあって、私はそれを利用できる」概念であるとしている[10]。また、前者は「個人主義や自由企業制に基づく文化的文脈」に依拠しているとしていて、この文脈から脱却し文化による制約を受けないように処理可能感概念は設定された[10]。この観点から今回の結果を見るに、処理可能感得点とSOM5との間の0.55という相関係数の大きさについては解釈ができる。

　把握可能感と統御感との関係について、アントノフスキーは直接的な議論をしていない。しかしSOC概念の設定に際してローカスオブコントロール（**Box4-4**参照）に代表されるコントロール概念における「二次的統御」という機能について着眼している。これは、日本文化において示された概念とされ、「将来の出来事に向けて準備し、かつ、実現不可能なことに対する期待を抑制する」というコントロールのあり方を指す。今回のSOM5のなかには将来そ

Box4-4　ローカスオブコントロール

　ローカスオブコントロール（Locus of Control；LOC：統制の座）は、ロッター（Rotter）によって1966年に提唱された自分の成功や失敗、賞罰というような結果を左右しているものが、いったい自分のなかのどこにあるかを感じている「信念」のことです。努力や能力など、自分のなかにある力で結果をコントロールできる信念は内的統御（インターナルコントロール：Internal Control）、運などの外的な要因によってコントロールされている信念は外的統御（エクスターナル・コントロール：External Control）と定義されています。

　このローカスオブコントロールを健康面に応用したウォールストン（Wallston）らは、これをヘルスローカスオブコントロール（Health Locus of Control；HLC）と名づけて、ヘルスローカスオブコントロール・スケールという、その人のヘルスローカスオブコントロールを測ることができる「ものさし」を開発しました。ウォールストンらは、健康や病気の原因をどこに帰属させること、つまり病気を何のせいにするか、の傾向としては、「自分自身」「有力他者」「運や偶然」の3つに分かれるとしました。さらにこの3つは日本人の研究者によってより細分化され、「自分自身（病気が良くなるかどうかは自分の努力次第）」「家族（病気が良くなるかどうかは周囲の温かい援助による）」「専門家（病気が良くなるかどうかは医師の力による）」「偶然（病気が良くなるかどうかは時の運だ）」「超自然（先祖の因縁で病気になるものだ）」の5つに分けられています。

（戸ヶ里）

のものを聞く項目はないが、問題の解決の見通しに関する内容を含んだ項目（自分には人生で大事な事を変えることができない／自分の身に起こることをコントロールできない）も見られており、この二次的統御を部分的に（ごく一部）含む概念になっていることがうかがわれる。二次的統御は把握可能感が意味している、環境からの刺激が予測と説明が可能という確信の感覚にも近い。したがって両者の相関についてはある程度は説明できるといえよう。

2) 教育歴とSOC・統御感との関係

大学・大学院卒業者と高校・中学卒業者との間で、25〜49歳群と、50〜74歳群とに共通して明確な差が生じており、大学・大学院卒業者においては、高校・中学卒業者に比して高いSOC得点となっていた。この関連性は先行研究と同様の関連でもある。また、日本でも吉井の高齢者における検討[16]、戸ヶ里の若年成人を対象とした研究[17]とも、ほぼ同様の関連が見られていた。

SOCと統御感とではこれらの関連性に若干の違いが見られていた。つまりSOCは年齢を問わず大学・大学院卒業者と高校・中学卒業者との間で比較的明確に差があるが、統御感においてその差はそれほど大きくないという点である。先行研究では、教育歴は職業等の社会経済的状況等を介して現在の統御感に関連する間接効果が示されている[2]。他方、SOCは職業、収入等現在の状況で調整しても学歴の関連性が残ることがわかっている[17]。SOCの強弱は人生初期の段階である程度定まり、その後は緩やかな変化につながるとされている[7]一方で、統御感はその後の人生における様々な状況により大きく変化することも指摘されている[2]。本結果についてはこうした両者の特性が反映した内容になっている可能性もある。

3) 職業・就業形態とSOC・統御感との関係

25〜49歳群では「経営・管理・自営」で他の職種と比べて高いSOC・統御感であった。これは自由裁量とSOCの関係の仮説、つまり自由裁量が高い職種であるほどその後の結果形成につながる意思決定の機会が多いということを通じて有意味感の形成につながりやすいこと[10]が支持された結果といえる。また、統御感と職種との関連の検討はないが、職業威信度との正の関連性につい

て明らかにされている[2]。統御感が生活環境のコントロールの自信の程度を意味する概念であることを踏まえると、この結果については、十分に説明できる。

SOC、統御感ともに、25〜49歳群では「ブルー・正規」が「経営・管理・自営」の次に高い値であることがわかった。「ホワイト・正規」もほぼ同水準の値であった。「ブルー・非正規」がSOC、統御感ともに低い水準にあることから、正規職と非正規職の就業形態の相違が大きく関係している可能性が考えられる。就業保障があること、雇用形態が安定していることは、特に把握可能感と関係することが指摘されている[10]。SOCにおいて特に顕著に見られることについてはこの観点で説明できる。統御感については特に自由裁量度との関係から、「ブルー・非正規」がきわめて低い状況、ならびに「ホワイト・非正規」と「ホワイト・正規」の差がきわめて小さい状況については解釈可能と考えられる。

25〜49歳群で「農林漁業」が統御感で特に低い水準となった。他方で50〜74歳群では順位が上昇していた。SOCでも低い順位になっていた。農業、林業、漁業では大きく業務特性は異なるが、少なくとも従業者年齢はきわめて高いことから[27]、25〜49歳群では裁量度が高い状況ではないことが考えられる。

50〜74歳群では、「経営・管理・自営」が高い水準であることは変わらないが、「専門・技術」が正規、非正規ともに高い水準となり、「ブルー・正規」が最も低い水準になっていた。これらは概ねSOCと統御感とで共通していた。専門・技術職は、高度な技術を用いることで業務を遂行していく職業であり、職業上の様々な困難を様々な汎抵抗資源を駆使して対処していくことが必要な職業といえる。こうしたことから、50歳以降になって高い水準になるということは、複雑な職務内容である職業であるほどSOCのうち処理可能感が上昇しやすい経験を有しているとしたアントノフスキーの仮説[10]が支持できる。また、統御感についてもストレッサーへの対処の成功を通じて高くなるということがいわれている[4]ことから、同様の関連性が理解できる。「ブルー・正規」が下位になっているのは、管理職はこのカテゴリには入っていないことから、生産現場職において多く見られる反復性の高い肉体労働であることを踏まえると、必ずしもSOCの向上につながる複雑な職務内容を通じた経験や意思決定の参加につながる経験を有さない可能性もある。

4) 等価所得とSOC・統御感との関係

職業・就業形態と異なり、等価所得については、25～49歳群では大きく差は出ず、50～74歳群において大きく差が生じていた。先行研究では、20～40歳の対象者における検討で、年齢群によっては等価所得高群（440万円以上）に比して、低群（210万円以下）で低いSOCとなっているという報告もあり[17,28]、異なる結果となった。ただし、65歳以上の高齢者において等価所得が高くなるほどSOCも高くなるという報告[16]もあり、これについては支持する結果となった。他方で、等価所得ではないが世帯所得と統御感との関係は、年齢が高くなるほど狭まる傾向が報告されており[24]、それとも異なる結果であった。等価所得は家族員数で世帯収入を調整した値であるため、若年の場合では個人収入はあまり反映されていないものである。また、若年時点ではいわゆる「お金の使い方」を十分に身につけておらず、カネが汎抵抗資源として十分に機能していない可能性がある。しかしこの先行研究との相違の部分については、今後さらなる検討が必要である。

5) まとめ

本章では25～49歳、50～74歳の2群に分け、教育歴、職業・就業形態、等価所得のそれぞれと、SOCおよび統御感との関連性の検討を行った。その結果以下5点が明らかになった。

第一に、大学卒では、高卒以下と比較してSOC得点が高くなっていた。また、統御感では関連が薄くSOCのほうで強く差が生じていた。第二に、25～49歳群では「経営・管理・自営」が最も高く、また、「ブルー・正規」「ホワイト・正規」職が続いていた。また、「ブルー・非正規」が低くなっていた。統御感では「農林漁業」が最も低い値であった。第三に、50～74歳群では専門技術職が高くなっていたが、ブルー・正規職はSOC、統御感ともに低い値になっていた。第四に職業・就業形態におけるSOC、統御感の分布は、25～49歳群において大きく、50～74歳群では狭まっていた。第五に等価所得とSOC・統御感との関係は、25～49歳群では明確な差はなく、50～74歳群では明確になっていた。また、統御感のほうがやや明確に差が見られた。

【引用文献】
1) 原純輔.：社会的不平等と人間．原純輔，佐藤嘉倫，大渕憲一（編）．社会階層と不平等．放送大学教育振興会，東京，1-15, 2006.
2) Pearlin LI, Nguyen KB, Schieman S, et al.: The life-cource origins of mastery among older people. *J Health Soc Behav*, **48**, 164-179, 2007.
3) Pearlin LI, Schooler C.: The structure of coping. *J Health Soc Behav*, **19**, 2-21, 1978.
4) Pearlin LI.: The life course and the stress process: some conceptual comparisons. *J Gerontol B Psychol Sci Soc Sci*, **65B**, 207-215, 2010.
5) Pearlin LI, Bierman A.: Current issues and future directions in research into the stress process. In Aneshensel CS, Phelan JC, Bierman A. (eds.): *Handbook of the Sociology of Mental Health*, 2nd edn. Springer, New York, 325-340, 2013.
6) Pearlin LI, Pioli MF.: Personal control: some conceptual turf and future directions. In Zarit SH, Pearlin LI, Schaie KW (eds.): *Personal control in social and life course context*. Springer, New York, 1-21, 2003.
7) 山崎喜比古.：ストレス対処力SOCとは．山崎喜比古，戸ヶ里泰典（編）．思春期のストレス対処力SOC. 有信堂高文社，東京，3-19, 2011.
8) Surtees PG, Wainwright NW, Luben R, et al.: Mastery, sense of coherence, and mortality: Evidence of independent associations from EPIC-Norfolk prospective cohort study. *Health Psychol*, **25**, 102-110, 2006.
9) Antonovsky A.: *Health, Stress, and Coping: New perspectives on mental and physical well-being*. Jossey-Bass Publishers, San Francisco, 1979.
10) Antonovsky A.: *Unraveling the Mystery of Health: How People Manage Stress and Stay Well*. Jossey-Bass, San Francisco, 1987.（山崎喜比古，吉井清子（監訳）．健康の謎を解く：ストレス対処と健康保持のメカニズム．東京：有信堂高文社．2001.）
11) Suominen S, Blomberg H, Helenius H, et al.: Sense of Coherence and Health-Does the association depend on resistance resources? A study of 3115 adults in Finland. *Psychol Health*, **15**, 1-12, 1999.
12) Sagy S & Antonovsky H.: The development of the sense of coherence: a retrospective study of early life experience in the family. *J Aging Human Dev*, **51**, 155-166, 2000.
13) Volanen S, Lahelma E, Silventoinen K, et al.: Factors contributing to sense of coherence among men and women. *Eur J Public Health*, **14**, 322-330, 2004.
14) Volanen S, Suominen S, Lahelma E, et al.: Sense of coherence and its determinants: A comparative study of the Finnish-speaking majority and the Swedish-speaking minority in Finland. *Scand J Public Health*, **34**, 515-525, 2006.
15) Walsh D, McCartney G, McCullough S, Buchanan D, Jones R.: Comparing Antonovsky's sense of coherence scale across three UK post-industrial cities. *BMJ Open*, **25**: e005792, 2014.
16) 吉井清子.：ストレス対処能力（SOC）．近藤克則（編）．検証「健康格差社会」．医学書院，43-52, 2006.
17) 戸ヶ里泰典.：20～40歳の成人男女におけるsense of coherenceの形成・規定にかかわる思春期及び成人期の社会的要因に関する研究．東京大学大学院医学系研究科博士論文，2008.
18) Grøholt E, Stigm H, Nordhagen R, et al.: Is parental sense of coherence associated with child health?. *Eur J Public Health*, **13**, 195-201, 2003.
19) Feldt T, Kokko K, Kinnunen U, et al.: The role of family background, school success, and career orientation in the development of sense of coherence. *Eur Psychol*, **10**, 298-308, 2005.
20) Lundberg O.: Childhood conditions, sense of coherence, social class and adult ill health: Ex-

ploring their theoretical and empirical relations. *Soc Sci Med*, **44**, 821-831, 1997.
21) Krantz G, Östergren P.: Does it make sense in a coherent way? Determinants of sense of coherence in Swedish women 40 to 50 years of age. *Int J Behav Med*, **11**, 18-26, 2004.
22) Smith SM, Breslin FC, Beaton DE.: Questioning the stability of sense of coherence The impact of socio-economic status and working conditions in the Canadian population. *Soc Psychiatry Psychiatr Epidemiol*, **38**, 475-484, 2003.
23) Nilsson B, Holmgren L, Stegmayr B, et al.: Sense of coherence – stability over time and relation to health, disease, and psychosocial changes in a general population: A longitudinal study. *Scand J Public Health*, **31**, 297-304, 2003.
24) Avison WR, Cairney J.: Social structure, stress, and personal control. In Zarit SH, Pearlin LI, Schaie KW. (eds.) *Personal control in social and life course context*. Springer, New York, 1-21, 2003.
25) Togari T, Yonekura Y.: A Japanese version of the Pearlin and Schooler's Sense of Mastery Scale. *Springer Plus*, **4**, 399, 2015.
26) Deeg DJH, Huisman M.: Cohort differences in 3-year adaptation to health problems among Dutch middle-aged, 1992-1995 and 2002-2005. *Eur J Ageing*, **7**, 157-165, 2010.
27) 伊藤由希子, 西山裕也.：職業特性と高齢者特性：現役世代への意識調査から見えてくるもの．NIRAモノグラフシリーズ, **40**, 1-72, 2016.
28) 戸ヶ里泰典, 山崎喜比古.：ストレス対処能力SOCの社会階層間格差の検討：20～40歳の若年者を対象とした全国サンプルから．社会医学研究, **26**, 45-52, 2006.

（戸ヶ里　泰典）

第5章　SOCと女性のライフコース

　かつて女性の一般的なライフコースといえば、結婚、出産、育児など、家庭生活が中心の比較的画一的なものであった。しかし今日では、経済情勢の変化や女性の雇用機会の拡充、また結婚や仕事に対する価値観の変化などにより、女性のライフコースが多様化してきている。

　SOCはライフイベントによって変化していくことが様々な先行研究で明らかになっている。ライフコースはライフイベントのたびに様々に分岐していく一連の人生の軌跡であり、ライフコースもまた、SOCと密接に関連があるものと考えられる。

　本章では、「暮らしと生きる力に関する全国調査」のデータから、今日の女性のライフコースの視点からSOCを考えていきたい。

1.　女性のライフコースに関する動向とSOC

1）　結婚に関する日本の動向――晩婚化と生涯未婚率の上昇

　日本の年間婚姻件数[1]は昭和40年代に100万組を超え、人口千対婚姻率も10.0以上になるなど全国的な婚姻ブームを呈した。その後婚姻率は増減を繰り返し、2009（平成21）年以降は連続して減少し続けており、2015（平成27）年には5.1と、過去50年の間にほぼ半減している（図5-1）。

　また、女性の平均初婚年齢の推移[1]をみると、1995（平成7）年は26.3歳であったが、20年後の平成27年度には29.4歳に上昇している。都道府県別には、平均初婚年齢が最も低いのは山口県の28.6歳であり、最も高いのは東京都で30.5歳、次いで神奈川県で30.1歳となっている。初婚時の女性の年齢別婚姻件数の構成割合[1]を10年ごとに見ても、ピーク時の年齢が上昇しており、婚姻件

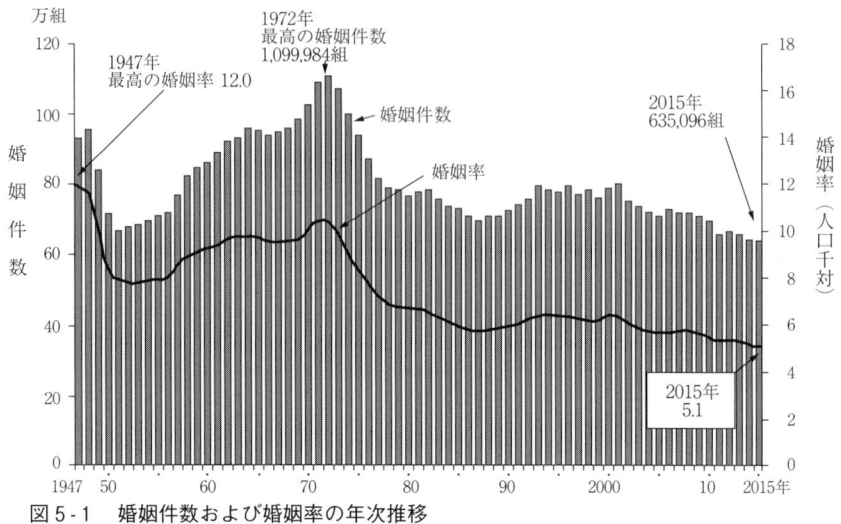

図5-1　婚姻件数および婚姻率の年次推移

数の減少とともに女性の晩婚化傾向が見られる。

さらに、女性の生涯未婚率[2]は2010（平成22）年では45年前の約4倍の10.6％であり、日本の女性の生涯未婚率は今後も引き続き上昇していく見通しとされている。

これらから、今日の日本では、今後ますます「結婚しない」というライフコースを選択する女性が増えていくことが予測される。

2）　出生数の低下と仕事優先の女性の増加

日本の年間の出生数は、第一次ベビーブーム期には約270万人、第二次ベビーブーム期には約210万人であったが、1975（昭和50）年に200万人を割り込み、それ以降、毎年減少し続け、2013（平成25）年には、102万9,816人まで減少している[3]。合計特殊出生率を見ると、第一次ベビーブーム期には4.3を超えていたが、1950（昭和25）年以降急激に低下し、2005（平成17）年には過去最低である1.26まで落ち込んだ。2013年は、1.43（前年比0.02ポイント上昇）となっており、微増傾向ではあるものの、欧米諸国と比較するとなお低い水準にとどまっている。

また、2013年に第一子を出生したときの母親の平均年齢は30.4歳であり、上

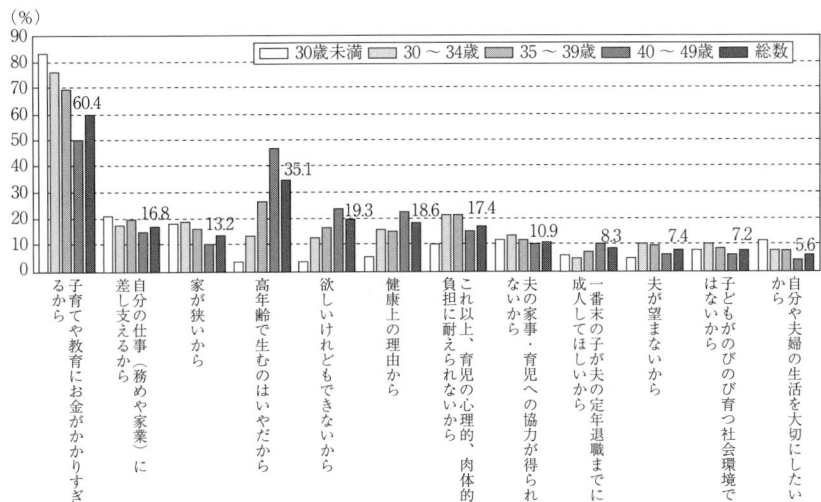

注）対象は予定子ども数が理想子ども数を下回る初婚どうしの夫婦。予定子ども数が理想子ども数を下回る夫婦の割合は32.7％。
資料）国立社会保障・人口問題研究所「第14回出生動向基本調査（夫婦調査）」（2010年）

図5-2　妻の年齢別に見た、理想の子ども数をもたない理由

昇傾向が続いている。女性が出産しない理由[3]の第1位は「出産・子育てにお金がかかるから」、34歳までの第2位は「自分の仕事に差し支えるから」が挙がっており（図5-2）、特に若い年齢層で、仕事を優先させたライフコースを選択する女性が増えている。

日本の雇用者総数に占める女性の割合[4]は、1985（昭和60）年に35.9％であったのに対し、2011（平成23）年度には42.7％（2,237万人）と増加傾向にある。また、生産年齢（15〜64歳）人口における女性全体の就業率[4]も、1970年代からコンスタントに上昇し、2013年には過去最高の62.5％なった（図5-3）。

今日の社会情勢から、仕事のあるライフコースを選択する女性が今後ますます増えていくものと見込まれている。

3）M字型労働力率カーブの変化

これまで女性のライフコースを「結婚」、「出産」、「仕事」という個々のライフイベント別に検討してきたが、現実の女性のライフコースはそれほど単純ではない。

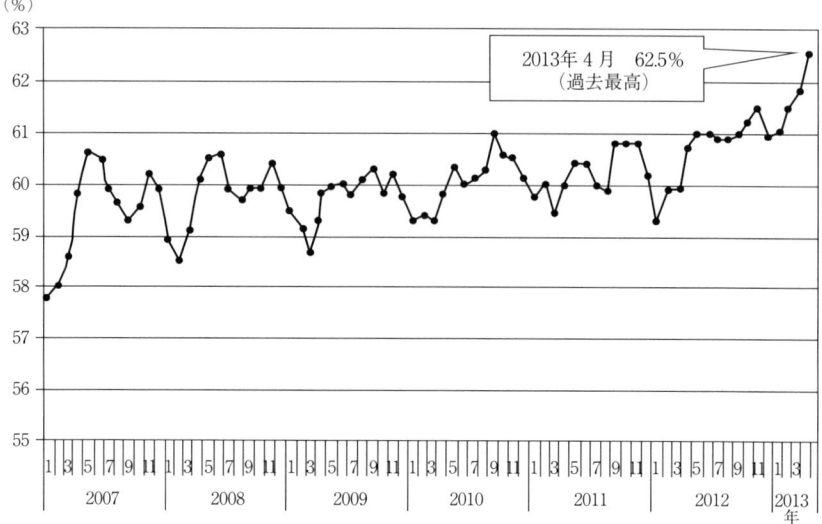

図5-3　雇用者総数に占める女性割合の推移

　女性の労働力率を年齢階級別に見る[5]と、20歳代後半から30歳代のいわゆる「M字型カーブの底」と呼ばれる世代の労働力率が大きく上昇傾向にあり、約40年前と比較して、M字の勾配が非常に緩やかになってきている（図5-4）。

　またかつては、夫が世帯収入を支え、妻が無職（専業主婦）という片働き世帯が圧倒的多数であった[5]。しかし1990年代から、共稼ぎ世帯数が片働き世帯数を大きく上回るようになった（図5-5）。

　これらの動向は、かつては結婚・出産・育児のために離職するライフコースを選択してきた世代の女性たちが、ライフイベントを経てもなお仕事を継続するライフコースを選択するようになってきていることを表している。

4）　性別公平モデル下で複雑化する女性のライフコース

　女性のライフコースの変化は、社会情勢の変化に付随した受動的な現象なのだろうか。

　未婚の女性が理想とするライフコース[6]は、1990年代前半までは圧倒的に「専業主婦コース」が優勢であった（図5-6）。しかし「専業主婦コース」志向は1990年代後半から一気に低迷し、今日は「結婚して子どもをもち、仕事も一

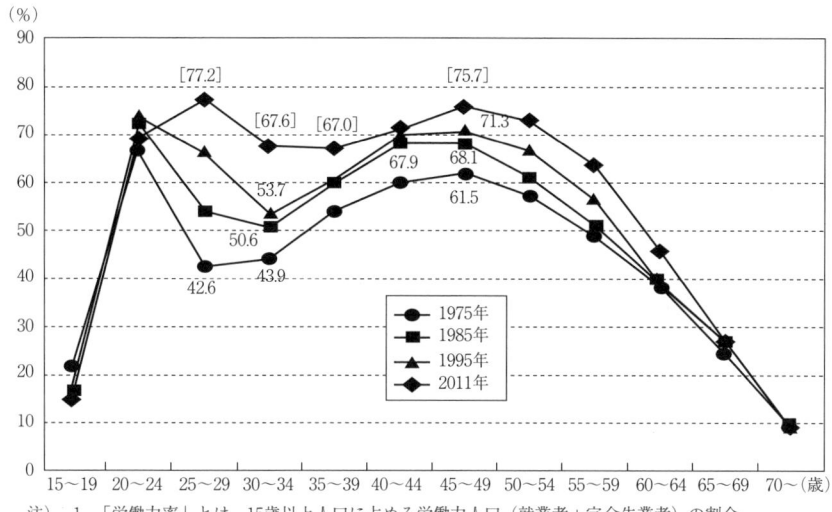

注) 1 「労働力率」とは、15歳以上人口に占める労働力人口（就業者＋完全失業者）の割合。
   2 2011年の［　］内の割合は、岩手県、宮城県、および福島県を除く全国の結果。
資料）　総務省「労働力調査」より国土交通省作成。

図5-4　女性の年齢階級別労働力率の推移

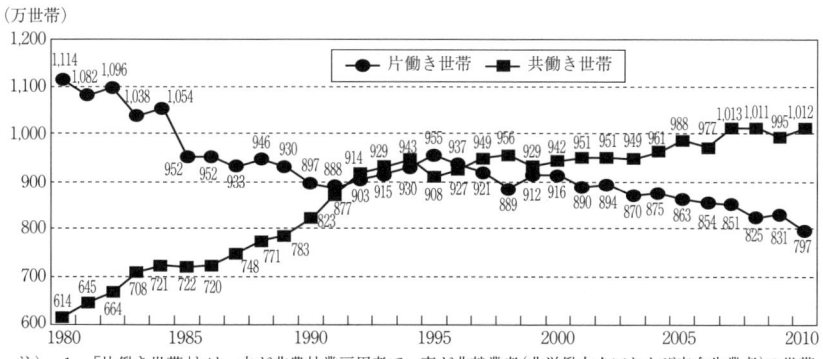

注) 1 「片働き世帯」とは、夫が非農林業雇用者で、妻が非就業者(非労働力人口および完全失業者)の世帯。
   2 「共働き世帯」とは、夫婦とも非農林業雇用者の世帯。
資料）　総務省「労働調査特別調査」、「労働力調査」より国土交通省作成。

図5-5　共働き世帯数の推移

生続ける」という「両立コース」を志向する女性の割合が上回っている。また、結婚せずに仕事を一生続ける「非婚就業」志向の女性が微増傾向にあることも興味深い。

　このような女性の理想とするライフコースの変化には様々な背景要因が考え

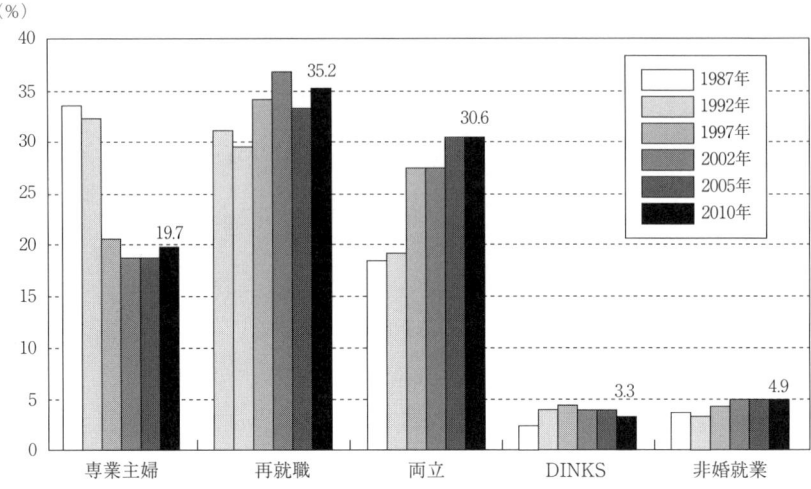

図 5-6　女性が理想とするライフコース

注）
1　18〜34歳未婚者。その他および不詳の割合は省略。
2　専業主婦：結婚し子どもをもち、結婚あるいは出産の機会に退職し、その後は仕事をもたない。
再就職：結婚し子どもをもつが、結婚あるいは出産の機会にいったん退職し、子育て後再び仕事をもつ。
両立：結婚し子どもをもつが、仕事も一生続ける。
DINKS：結婚するが子どもはもたず、一生仕事を続ける。
非婚就業：結婚せず、仕事を一生続ける。
資料）社会保障・人口問題研究所「出生動向基本調査（結婚と出産に関する全国調査）（独身者調査）」

られるが、重要なマクロ要因の1つとして社会保障制度の目指す理念の変化が挙げられる。日本は長年にわたり、世帯主を通して世帯単位で社会保障が給付される「世帯主（Breadwinner）モデル」が中心であり、税制をはじめとする様々な社会保障が専業主婦を優遇するものであった。このような社会では、女性が正規雇用で仕事をすることに否定的な価値観が生じ、女性は労働市場において短期雇用・低賃金の補助的労働力と見なされがちである。一方近年は、北欧を中心に社会保障制度が「性別公平（Gender-Equity）モデル」へ変遷しつつある[7]。このような社会では、女性は男性と同様に高技能・高専門性の「基幹労働力」として位置づけられ、能力に応じた賃金体系や継続就労を推進するシステムが整備されるなど、男女を問わず家庭生活と仕事の「両立コース」が支援されている。このような社会全般の価値観の変化によって、女性が仕事をより主体的な自己実現の機会と捉えはじめるようになったといえる。

　女性のライフコースはもはやかつての「結婚・出産か、仕事か」という二者

択一ではなく、「結婚も仕事も」もありうるうえ、さらにそれらの比率をどのように裁量していくかも選択できる、非常に多様性に富んだものになってきている。そしてこのような変化は、必ずしも社会情勢に適応するためという外的動機づけだけによるものではなく、今日の女性の生き方の志向が、ある程度内発的に変化していることを表している。

5) SOCの形成・向上につながる女性のライフコース（人生経験）のパターンを探る

本章では、「暮らしと生きる力に関する全国調査」で得られた女性のデータから、結婚、出産、仕事のライフコース別にSOCを比較検討する。

アントノフスキーによると、SOCの形成・向上は、汎抵抗資源により提供される良好な人生経験によって促されるとされている。特にアントノフスキーの仮説においては、乳幼児期、思春期における家庭や地域における人生経験と、成人期における職業生活に基づく人生経験の重要性が指摘されている[8]。なお、良好な人生経験とは、序章や第3章で示しているように、3つの種類（一貫性のある経験、バランスのとれた負荷の経験、結果形成への参加の経験）に分かれるとされている[8]。これらは環境からの刺激・ストレッサーをうまく乗り越える経験であるともいえる。

成人期におけるストレッサーとしてアントノフスキーが考えていたのは、職業・労働職場特性にかかわるものであった。しかし、ハヴィガースト（Havighurst, R.I.）の壮年期における発達課題としても、配偶者の選択、出産・子育て、家庭生活だけでなく、就職、社会生活に関する項目が挙げられている[9]。

Box5-1　ライフコースとは

　人が生涯にたどる道筋を「ライフコース」と呼びます。人は誕生から死までの間に、様々な場面で人生の岐路に遭遇します。その都度、人はそれぞれの価値基準に基づき、あるいは必要に迫られて、ある道を選択します。この繰り返しによって、人生は多種多様なライフコースに分岐していきます。

　「ライフコース」はもともと、人の生涯を生物・心理学に捉える「ライフサイクル」の概念から派生し、1970年代ごろから主に社会学の分野で発達しました。「ライフサイクル」が人の生涯を一般化して扱うのに対し、「ライフコース」はその多様性に着目します。今日ではライフコース別による嗜好性の分析など、商品開発をはじめとする経済学の分野でも汎用されています。

（竹内）

また、いわゆる人生上の出来事と呼ばれる成人期におけるストレッサーのなかには、配偶者との関係、出産・子育てにかかわる項目が上位に挙げられている[10]。

　この点からも、成人期の女性においては、第4章で扱った就労だけでなく、婚姻、出産・子育てにかかわる人生経験がSOCの発達・向上において重要な位置にあると見なすことができよう。例えば、配偶者を有している人は、そうでない人よりもSOCが高くなる可能性がある。これは実際に配偶者が有力なソーシャルサポート源、つまり汎抵抗資源であるためと考えられる。また、発達課題への適応とSOCとの密接な関係については、学生においても言及されている[11]ように、成人期においても同様であろう。つまり、成人期における発達課題への適応、課題に対する成功的対処であることから、良好な人生経験となっている可能性がある。

　次に、出産・子育ては成人期のうち特に30～40代女性において大きなストレッサーであることがわかっている[12]が、その対処の経験を通じてSOCが向上することは十分に考えられる。つまり、子どもを有しているほどSOCが高くなる可能性がある。

　しかしながら、配偶状態や子どもの有無といった社会人口学的変数とSOC得点との関係を見た研究はきわめて限られている。配偶状態に関しては性別、年齢によらず、既婚者が、未婚者、離別者、死別者よりも高いSOCであることが報告されている[13]。また、既婚者に比して男性では未婚、離別者で、女性ではさらに死別者においても低いSOCが見られたとする報告[14]、既婚者に比して未婚者で低いSOCであったとする報告[15,16]がある。また、年齢によらず子どもを有する場合に比して、有さない場合に低いSOCであること[15,16]が示されている。このほか、明らかに関係性が示された報告はほぼ見られていない現状にある。

　さらに、女性のライフコースにおいて、婚姻、子どもの有無、就業にまつわる役割は、複数の役割が様々に組み合わさる。例えば、妻であり、母であり、かつ労働者という三重の役割を有する可能性がある。そこで、これら婚姻状況、子どもの有無、就業の有無について、様々な組み合わせパターンから、その時点におけるライフコース関連特性を整理し、こうした特性とSOC得点との関連性を明らかにすることを本章の目的とする。

2. 本章で用いる項目と分析方法

1) 婚姻状況（問11-1）・子どもの有無（問11-4）・就業状況（問13、附問B-1）

婚姻状況については、「現在あなたは結婚をしていますか」の設問に対して「既婚（現在配偶者あり）」と答えた者を「既婚」、「未婚」と答えた者を「非婚」とした。子どもの有無については、「あなたにはお子さんがいらっしゃいますか」に対して「いる」と答えた者を「子あり」、「いない」と答えた者を「子なし」とした。就労状況については、「あなたは現在、生活収入になる仕事をされていますか」に対する回答によって就業状況を3群に分類した。「している」と答えた者のうち、「あなたの現在の働き方について、もっとも近いものをお答えください」に「経営者・役員」、「正社員・正職員」、「自営業主・自由業」と答えた者を「正規・管理」とし、「パート・アルバイト」、「契約社員・職員」、「臨時社員・職員」、「派遣社員・職員」、「嘱託」と答えた者を「非正規」とした。また、「あなたは現在、生活収入になる仕事をされていますか」に対して「していない」と答え、かつ「ふだんは、主に何をされていますか」の附問に「家事」と答えた者を「非就労」とした。

2) 本章における「ライフコース関連特性」のパターンの設定

「暮らしと生きる力に関する全国調査」は横断調査であるため、本章では結婚、出産（育児）、仕事のそれぞれの状況をもとに、それらを組み合わせることで、女性のライフコースにおける一時点の特性を捉えることとした。婚姻状況、子どもの有無、就業状況をそれぞれ掛け合わせ、表5-1に示す12のライフコース関連特性のパターンを設けて分析した。

3) 分析方法

本章では、「暮らしと生きる力に関する全国調査」に回答した者のうち、女性を分析対象とした。女性の回答者の年齢を「25～39歳」（若年層）、「40～54歳」（壮年層）、「55歳～74歳」（中高年層）の3群に分けて比較した。今日の日本

表5-1 本章におけるライフコース関連特性12のパターン

パターン	内容
①非婚・子無・非就労	未婚または配偶者と離別・死別し、子どもをもたず、就労していない
②非婚・子無・非正規	未婚または配偶者と離別・死別し、子どもをもたず、非正規職の就業形態で就労している
③非婚・子無・正規／管理	未婚または配偶者と離別・死別し、子どもをもたず、正規職の就業形態または管理職・自営業主として就労している
④非婚・子有・非就労	未婚または配偶者と離別・死別し、子どもをもち、就労していない
⑤非婚・子有・非正規	未婚または配偶者と離別・死別し、子どもをもち、非正規職の就業形態で就労している
⑥非婚・子有・正規／管理	未婚または配偶者と離別・死別し、子どもをもち、正規職の就業形態または管理職・自営業主として就労している
⑦既婚・子無・非就労	既婚で子どもをもたず、就労していない
⑧既婚・子無・非正規	既婚で子どもをもたず、非正規職の就業形態で就労している
⑨既婚・子無・正規／管理	既婚で子どもをもたず、正規職の就業形態または管理職・自営業主として就労している
⑩既婚・子有・非就労	既婚で子どもをもち、就労していない
⑪既婚・子有・非正規	既婚で子どもをもち、非正規職の就業形態で就労している
⑫既婚・子有・非正規	既婚で子どもをもち、正規職の就業形態または管理職・自営業主として就労している

人女性の初婚時の平均年齢は29.4歳（2015〈平成27〉年）[1]、第一子出産時の平均年齢は30.1歳（2013〈平成25〉年）[17]であることから、「25～39歳」は、女性にとって結婚・出産という重大なライフコースの岐路となる年齢層である。結婚・出産は初職の継続を中断する最大の要因となるため、結婚・出産をするかしないかによって、この年齢層の女性のライフコースは仕事の側面でも一気に多様化していく。

続く「40～54歳」では、育児などの家庭生活がひと段落ついた女性が、家庭生活とのバランスを考慮しながら再び就労を開始する、いわゆるM字曲線の2峰目に該当する年齢層である。また結婚・出産しなかった女性にとっても、仕事で一定の役割を担うなど、社会との関係性が円熟し、ライフコースが安定する年齢層でもある。

そして「55～74歳」では、子どもが独立したり、仕事の定年を迎えたりなど、結婚・出産・仕事などによるライフコースの分岐は少なくなるが、これまで歩んできたそれぞれのライフコースが円熟する年齢層である。

これら3つの年齢群別にSOCの特徴を比較するために、各年齢群のSOC得

表5-2　分析対象者（女性）の年齢群別ライフコース特性の分布

	25〜39歳		40〜54歳		55歳以上	
	n	（％）	n	（％）	n	（％）
婚姻状況						
既婚	186	(54.5)	242	(78.1)	347	(76.1)
非婚	154	(45.2)	66	(21.3)	106	(23.2)
子どもの有無						
なし	162	(47.5)	57	(18.4)	45	(9.9)
あり	177	(51.9)	252	(81.3)	408	(89.5)
就業状況						
正規・管理	115	(33.7)	83	(26.8)	70	(15.4)
非正規	114	(33.4)	139	(44.8)	123	(27.0)
非就労	85	(24.9)	72	(23.2)	229	(50.2)
ライフコースの組み合わせ						
非婚・子無・非就労	20	(5.9)	4	(1.3)	13	(2.9)
非婚・子無・非正規	44	(12.9)	14	(4.5)	2	(0.4)
非婚・子無・正規管理	64	(18.8)	15	(4.8)	3	(0.7)
非婚・子有・非就労	0	(0.0)	2	(0.6)	35	(7.7)
非婚・子有・非正規	10	(2.9)	16	(5.2)	27	(5.9)
非婚・子有・正規管理	7	(2.1)	10	(3.2)	17	(3.7)
既婚・子無・非就労	5	(1.5)	8	(2.6)	14	(3.1)
既婚・子無・非正規	12	(3.5)	6	(1.9)	3	(0.7)
既婚・子無・正規管理	11	(3.2)	6	(1.9)	7	(1.5)
既婚・子有・非就労	59	(17.3)	57	(18.4)	166	(36.4)
既婚・子有・非正規	47	(13.8)	102	(32.9)	86	(18.9)
既婚・子有・正規管理	33	(9.7)	51	(16.5)	43	(9.4)
わからない・欠損	29	(8.5)	19	(6.1)	40	(8.8)
合計	341	(100.0)	310	(100.0)	456	(100.0)

点を従属変数とし、ライフコース関連変数を独立変数とした一元配置分散分析を実施した。

3. 分析の結果

1) 女性の年齢群別ライフコース関連特性の分布

分析対象者の年齢群別ライフコース関連特性の分布を表5-2に示した。既婚者の割合は25〜39歳群で54.5％、40〜54歳群で78.1％、55歳以上群で76.1％であった。子どもがある者の割合は25〜39歳群で51.9％、40〜54歳群で81.3％、55歳以上群で89.5％であった。就業状況は、25〜39歳群では「正規・管理」が33.7％と最も多く、「非就労」の割合は24.9％であった。40〜54歳群で

は「非正規」が44.8％と最も多く、55歳以上群では50.2％が「非就労」であった。ライフコース関連特性の組み合わせで見ると、25～39歳群で最も多いのが「非婚・子無・正規管理」であり（18.8％）、40～54歳群では「既婚・子有・非正規」（32.9％）、55歳以上群では「既婚・子有・非就労」（36.4％）であった。

これらのデータから、今回の調査の分析対象は、ある程度の年齢までは独身で正規職員として仕事をし、結婚・出産を経て非正規雇用に転職するという者が多い集団で、日本における現状ときわめて近い分布を示している。

2) 婚姻と出産は処理可能感と有意味感のそれぞれに関連

SOC合計得点と各ライフコース関連特性との関係について表5-3-1に示した。SOCの合計得点を婚姻状況別に比較した結果、25～39歳群において「既婚」のほうが「非婚」よりも有意に得点が高かった（p = .003）が、それ以上の年齢群では有意差がなかった。子どもの有無別の比較では、25～39歳群（p = .003）と40～54歳群（p = .013）において子ども「あり」のほうが「なし」よりも有意に高い得点を示した。就業形態別にはすべての年齢群において有意な差は認められなかった。

女性にとって、結婚や出産は、妻や母親といった家庭での役割を獲得するライフコース関連特性である。当初の仮説のとおり、これら家庭での役割遂行や、配偶者や子どもとの相互関係に基づく様々なストレッサーへの対処を通じて、高いSOCにつながった可能性がうかがわれる。特に子どもの有無については、平均的な出産年齢を含む25～39歳群だけでなく、40～54歳群でも有意差が見られ、結婚よりも長期にわたってSOCの高さと関連する可能性が示された。女性にとって子どもをもち母親になるということは、子どもの成育に参画し、子どもの成長という結果形成につながる良好な人生経験でもあるといえよう。この経験は、妻という家庭役割よりも、長期的に女性のSOCの高さに関連するものと考えられる。

把握可能感得点と各ライフコース関連特性との関係について表5-3-2に示した。SOCの下位尺度のうち把握可能感は、どの年齢群においても、結婚、子ども、仕事による有意差は見られなかった。把握可能感は一貫性のある経験により形成・発達するとされている。これは生活環境における規範が比較的明

表 5-3-1　SOC 合計得点と各ライフコース特性との関連

	25～39歳			40～54歳			55～74歳		
	平均	(SD)	p	平均	(SD)	p	平均	(SD)	p
婚姻状況									
既婚	56.6	(12.0)	.003	57.9	(11.4)	.075	63.5	(11.8)	.216
非婚	52.6	(12.5)		55.0	(11.4)		61.8	(13.1)	
子どもの有無									
なし	52.8	(12.6)	.003	53.9	(11.7)	.013	60.6	(14.1)	.150
あり	56.8	(11.8)		58.1	(11.3)		63.3	(11.9)	
就業形態									
正規・管理	55.7	(11.2)		57.2	(10.4)		61.5	(13.3)	
非正規	53.2	(12.4)	.299	57.7	(12.0)	.926	61.8	(10.5)	.138
非就労	54.6	(13.6)		57.1	(11.7)		64.1	(12.7)	

一元配置分散分析の結果を示した

表 5-3-2　把握可能感と各ライフコース特性との関連

	25～39歳			40～54歳			55～74歳		
	平均	(SD)	p	平均	(SD)	p	平均	(SD)	p
婚姻状況									
既婚	20.6	(5.7)	.053	21.3	(5.7)	.950	24.1	(5.5)	.337
非婚	19.4	(5.4)		21.4	(5.1)		23.5	(5.8)	
子どもの有無									
なし	19.7	(5.5)	.180	20.8	(5.2)	.402	23.1	(6.5)	.278
あり	20.5	(5.7)		21.5	(5.6)		24.1	(5.5)	
就業形態									
正規・管理	55.7	(11.2)		57.2	(10.4)		61.5	(13.3)	
非正規	53.2	(12.4)	.181	57.7	(12.0)	.873	61.8	(10.5)	.089
非就労	54.6	(13.6)		57.1	(11.7)		64.1	(12.7)	

一元配置分散分析の結果を示した

表 5-3-3　処理可能感と各ライフコース特性との関連

	25～39歳			40～54歳			55～74歳		
	平均	(SD)	p	平均	(SD)	p	平均	(SD)	p
婚姻状況									
既婚	16.5	(4.3)	.010	16.7	(4.5)	.023	18.8	(4.6)	.188
非婚	15.2	(4.8)		15.3	(4.4)		18.1	(5.0)	
子どもの有無									
なし	15.3	(4.6)	.017	15.4	(4.5)	.078	17.9	(5.1)	.231
あり	16.5	(4.4)		16.6	(4.5)		18.8	(4.7)	
就業形態									
正規・管理	16.4	(4.2)		16.2	(4.0)		17.9	(5.1)	
非正規	15.3	(4.7)	.164	16.6	(4.9)	.804	17.7	(4.6)	.005
非就労	15.9	(4.8)		16.4	(4.5)		19.3	(4.8)	

一元配置分散分析の結果を示した

表5-3-4 有意味感と各ライフコース特性との関連

	25～39歳			40～54歳			55～74歳		
	平均	(SD)	p	平均	(SD)	p	平均	(SD)	p
婚姻状況									
既婚	19.5	(4.1)	.001	19.8	(3.7)	.007	20.6	(4.0)	.592
非婚	18.0	(4.6)		18.4	(4.3)		20.3	(4.2)	
子どもの有無									
なし	17.8	(4.7)	<.001	17.7	(4.3)	<.001	19.9	(4.4)	.368
あり	19.8	(3.9)		20.0	(3.7)		20.5	(4.0)	
就業形態									
正規・管理	18.7	(4.4)	.984	19.9	(3.7)	.528	20.8	(4.0)	.818
非正規	18.7	(4.6)		19.5	(3.8)		20.4	(3.6)	
非就労	18.8	(4.2)		19.2	(4.1)		20.5	(4.4)	

一元配置分散分析の結果を示した

確で、不条理でないなかでの経験である。こうした経験は必ずしも婚姻、子育て、就業のそれぞれに特異的な経験にはなりにくい可能性がある。例えば子どもがいたとしても、不条理な経験を多く感じる者は少なくないかもしれない。ただし、今後の詳細な検討は必要である。

　処理可能感得点と各ライフコース関連特性との関係について表5-3-3に示した。婚姻状況別に見ると、処理可能感は25～39歳（p = .010）、40～54歳群（p = .023）で「既婚」のほうが有意に高かった。子どもの有無別には、25～39歳群でのみ子ども「あり」のほうが「なし」より有意に高かった（p = .017）。就業形態別では55～74歳群でのみ「非就労」が有意に高く（p = .005）、その他の年齢群では有意差がなかった。

　配偶者の存在は有力な汎抵抗資源となり、出産・子育てというライフイベント・ストレッサーに対して様々な資源を動員した対処を通じて良好な経験を得、処理可能感の向上につながる機会が多くなると考えられる。

　有意味感得点と各ライフコース関連特性との関係について表5-3-4に示した。25～39歳群と40～54歳群において、「既婚」と子ども「あり」が有意に高得点であった。就業形態別にはどの年齢群でも有意差がなかった。子育てを通じて、子どもの成長を確認することで、結果形成への参加の経験をしている可能性がある。また、妻や母親という役割を通じた家庭運営の意味づけを深める機会が多くあることから、有意味感が高くなる可能性も考えられる。就労につ

いては詳細な検討が必要ではあるが、多くの女性においては、就労しているからといって必ずしも結果形成への参加につながる経験を享受できていない可能性がある。

3) SOC合計得点は若年層では既婚・子あり、壮年層では正規・管理職が関係する

ここまで別々に分析してきた「結婚」、「出産」、「仕事」を組み合わせ、より具体的な12のライフコース関連特性群別のSOCについて考えていく。

SOC合計得点と各ライフコース関連特性群との関係について表5-4-1に示した。25～39歳群において、SOCの合計得点が最も高かったのは「既婚・子あり・正規管理」であり、次いで「既婚・子あり・非就労」の組み合わせであった。

また、40～54歳群においては、「既婚・子なし・正規管理」が最も高く、「非婚・子なし・非就労」が最も低かった。この年齢層になると、結婚、出産、仕事のうち、出産によるSOCへの影響はそれ以前の年齢層よりは少なくなり、社会で役割を持っていることがSOCの高さに関わってくる可能性が考えられた。

さらに、55～74歳群では、「既婚・子なし・非正規」が最も高く、「既婚・子なし、正規管理」が最も低かった。この群での多くは子どもが独立したり、定年退職を迎えたりする年齢層であるため、SOCへの結婚、出産、仕事というライフイベントそのものの影響は小さくなっていくことが考えられる。またこの年代になると、これより若い世代での傾向とは反対に、仕事に関するライフコースでは「非就労」や「非正規」の者がSOC高得点の上位を占め、「正規管理」の者は下位に並んでいる。この年代では多くの女性が定年を迎えるなかで、「正規管理」という職種・就労形態を続けているこれらの者は、この年代になってまで社会的責任を負わなくてはならない何らかの事情があるとも考えられる。向老期から老年期に該当するこの年齢層では、社会における新たな役割を受容して、アイデンティティを再構築することが重要な発達課題とされる。この年齢層では、社会的な役割から解放され、自分の人生に新たに向き合っている者のほうが、SOCが高い傾向にあることが示唆された。

表 5-4-1　ライフコース組み合わせと SOC 合計との関係

(順位)	25〜39歳					40〜54歳					55〜74歳（参照）		
		平均	(SD)	p			平均	(SD)	p			平均	(SD)
1	既婚・子有・正規	59.1	(9.9)		既婚・子無・正規管理	63.4	(7.4)		既婚・子無・非正規	66.7	(16.1)
2	既婚・子有・正規管理	57.7	(13.5)		非婚・子無・正規管理	59.3	(5.3)		非婚・子無・非就労	66.4	(12.8)
3	わからない・欠損	57.6	(12.3)		既婚・子有・非正規	58.4	(12.0)		既婚・子有・非正規	64.5	(9.2)
4	既婚・子無・非正規	57.0	(12.5)		既婚・子無・非正規	58.2	(12.2)		既婚・子有・非就労	64.1	(12.1)
5	非婚・子無・正規管理	56.1	(10.9)		既婚・子有・正規管理	57.8	(11.1)		非婚・子無・非就労	63.1	(10.4)
6	既婚・子無・非就労	54.9	(10.6)		既婚・子有・正規管理	57.3	(10.3)		わからない・欠損	62.9	(10.7)
7	非婚・子有・非正規	51.2	(14.5)	.002	わからない・欠損	56.6	(11.1)	.592	既婚・子有・正規管理	62.4	(13.3)	.510
8	既婚・子無・非正規	49.5	(10.1)		既婚・子無・非正規	54.3	(8.6)		既婚・子無・非就労	62.2	(16.1)
9	非婚・子無・正規管理	49.4	(9.4)		非婚・子無・非正規	54.2	(13.7)		非婚・子無・正規管理	62.0	(4.4)
10	非婚・子無・非就労	48.2	(11.7)		非婚・子無・正規管理	53.4	(9.3)		非婚・子有・正規管理	61.3	(16.2)
11	非婚・子無・正規管理	47.2	(10.0)		非婚・子無・正規管理	53.2	(13.2)		非婚・子無・非正規	59.9	(16.5)
12	非婚・子無・正規管理	47.2	(12.6)		非婚・子有・非就労	50.0	(8.5)		非婚・子有・非正規	58.6	(9.9)
13	非婚・子有・非就労				非婚・子無・非就労	49.0	(11.2)		既婚・子無・正規管理	56.6	(7.4)
合計		54.8	(12.3)			57.3	(11.5)			63.1	(12.1)

表 5-4-2　ライフコース組み合わせと把握可能感との関係

(順位)	25〜39歳					40〜54歳					55〜74歳（参照）		
		平均	(SD)	p			平均	(SD)	p			平均	(SD)
1	既婚・子無・非正規	21.6	(6.2)		既婚・子無・正規管理	25.2	(3.7)		非婚・子無・非正規	26.0	(4.2)
2	既婚・子有・正規管理	21.4	(5.4)		非婚・子無・正規管理	22.8	(3.2)		非婚・子有・非就労	25.4	(5.7)
3	わからない・欠損	21.4	(5.5)		既婚・子無・非正規	22.3	(6.0)		既婚・子無・非正規	24.3	(10.8)
4	既婚・子有・正規管理	21.3	(6.2)		既婚・子有・非正規	22.0	(5.5)		既婚・子有・非正規	24.3	(4.8)
5	非婚・子無・正規管理	21.3	(4.6)		既婚・子有・非正規	21.5	(6.0)		わからない・欠損	24.3	(5.8)
6	既婚・子無・正規管理	19.7	(5.4)		既婚・子有・非正規	21.4	(5.0)		非婚・子無・非就労	24.2	(5.4)
7	非婚・子有・非正規	18.8	(5.9)	.002	わからない・欠損	21.0	(5.4)	.711	既婚・子有・正規管理	24.1	(6.5)	.324
8	既婚・子無・非正規	17.2	(5.4)		既婚・子無・非正規	20.7	(5.4)		既婚・子無・非就労	23.9	(7.0)
9	非婚・子無・非就労	17.0	(5.3)		非婚・子無・非正規	20.6	(5.4)		既婚・子有・正規管理	23.3	(6.2)
10	非婚・子無・正規管理	16.9	(5.5)		非婚・子無・正規管理	20.5	(5.1)		非婚・子無・正規管理	22.8	(7.0)
11	非婚・子無・正規管理	16.9	(4.2)		既婚・子無・正規管理	20.2	(6.0)		非婚・子無・非就労	22.3	(5.5)
12	非婚・子有・非正規	16.6	(3.9)		非婚・子無・非正規	19.3	(5.1)		非婚・子有・非正規	21.6	(5.0)
13					非婚・子有・非就労	17.5	(0.7)		既婚・子無・正規管理	19.9	(4.1)
合計		20.1	(5.6)			21.4	(5.5)			24.0	(5.6)

4） 若年層の把握可能感には婚姻の影響が大きい

　把握可能感と各ライフコース関連特性群との関係について表5-4-2に示した。第一の特徴として、25～39歳の高順位は既婚であり、子の有無、就労形態については様々であったことである。平均初婚年齢を迎えるこの年齢層において、結婚は大きなライフコースの分岐点となる。婚姻関係をもつことによって、自己の人生の将来像がある程度明確になり、一貫性のある人生経験につながりやすいかもしれない。第二の特徴は、40～54歳の高順位に共通するライフコース特性が「正規／管理」であること、2位以下は「子あり」であることである。この年齢層では、社会で正規形態や管理職のような安定した職業経験や、家庭での母親役割のような安定した役割遂行を通した人生経験によって、把握可能感が高まる可能性が考えられる。

5） 若年層と壮年層の処理可能感には配偶者の存在が大きく関与する

　処理可能感と各ライフコース関連特性群との関係について表5-4-3に示した。25～39歳群、40～54歳群において、子どもの有無、就労状況がどのような組み合わせであっても、「既婚」であることが処理可能感の上位3位までを占める共通点であった。これは子どもの存在や就労では得ることができない汎抵抗資源の動員にかかわる経験を得ることによる可能性がうかがわれる。つまり、この時期において配偶者の存在が有力な汎抵抗資源となり、壮年期に生じる様々な困難において動員され、困難への対処と同時に、有力な対処資源として自覚が高まる機会が多くなることにより、バランスのとれた負荷の経験につながるかもしれない。

6） 若年層と壮年層の有意味感には子どもの存在が大きく関与する

　有意味感と各ライフコース関連特性群との関係について表5-4-4に示した。25～39歳群、40～54歳群において、婚姻状況、就労状況がどのような組み合わせであっても、「子あり」であることが有意味感の上位3位までを占める共通点であった。これは、この時期において婚姻、就労よりも、子育てなど子どもとの関係が、結果形成への参加にかかわる経験につながることになり、有意味感につながる有力な人生経験となっている可能性がうかがわれた。

表5-4-3 ライフコース組み合わせと処理可能感との関係

(順位)	25～39歳				40～54歳				55～74歳（参照）		
		平均	(SD)	p		平均	(SD)	p		平均	(SD)
1	既婚・子有・正規管理	17.1	(4.1)		既婚・子無・正規管理	18.6	(3.0)		非婚・子有・非就労	20.1	(4.6)
2	既婚・子有・非就労	16.9	(4.8)		既婚・子無・正規管理	16.9	(4.6)		既婚・子無・非正規	19.4	(4.4)
3	既婚・子無・非正規	16.8	(3.9)		既婚・子有・非正規	16.9	(4.9)		非婚・子無・正規管理	19.3	(2.1)
4	既婚・子無・正規管理	16.7	(4.3)		わからない・欠損	16.4	(4.2)		既婚・子無・非正規	19.3	(5.9)
5	わからない・欠損	16.2	(4.6)		既婚・子無・正規管理	16.1	(4.3)		わからない・欠損	19.1	(4.1)
6	既婚・子有・正規管理	16.0	(4.0)		既婚・子無・非正規	16.0	(3.8)		既婚・子有・非就労	18.5	(6.3)
7	非婚・子有・正規管理	14.4	(2.3)	.013	非婚・子有・正規管理	15.9	(2.3)	.505	既婚・子有・正規管理	18.1	(5.1)	.194
8	非婚・子有・非正規	14.4	(5.3)		非婚・子有・非正規	15.7	(5.7)		既婚・子有・非正規	17.9	(4.8)
9	非婚・子無・非正規	14.1	(5.5)		非婚・子無・正規管理	15.5	(4.4)		非婚・子無・正規管理	17.6	(3.2)
10	非婚・子無・非就労	14.1	(4.0)		非婚・子無・非就労	15.5	(3.5)		既婚・子有・正規管理	17.5	(6.3)
11	既婚・子無・正規管理	14.0	(3.8)		非婚・子無・非正規	15.5	(3.0)		非婚・子有・非就労	17.5	(5.8)
12	既婚・子無・非就労	12.2	(3.3)		非婚・子無・非正規	15.4	(4.4)		非婚・子無・非正規	17.1	(4.4)
13	非婚・子有・非就労				非婚・子無・非就労	11.0	(4.5)		非婚・子無・非正規	16.5	(0.7)
合計		15.9	(4.5)			16.4	(4.5)			18.7	(4.7)

表5-4-4 ライフコース組み合わせと有意味感との関係

(順位)	25～39歳				40～54歳				55～74歳（参照）		
		平均	(SD)	p		平均	(SD)	p		平均	(SD)
1	既婚・子有・正規管理	20.6	(3.3)		非婚・子有・正規管理	20.6	(2.5)		既婚・子無・非正規	23.0	(5.2)
2	わからない・欠損	20.0	(3.9)		既婚・子無・正規管理	20.5	(3.8)		非婚・子無・非正規	22.0	(4.2)
3	既婚・子無・非就労	19.5	(4.1)		既婚・子有・非正規	20.1	(3.6)		既婚・子有・正規管理	21.1	(1.5)
4	既婚・子無・非正規	19.2	(4.0)		既婚・子無・非正規	19.8	(3.6)		既婚・子有・正規管理	21.0	(4.7)
5	既婚・子無・正規管理	18.9	(5.4)		わからない・欠損	19.7	(4.1)		既婚・子有・非就労	20.9	(3.2)
6	非婚・子無・非正規	18.8	(3.3)		既婚・子無・正規管理	19.6	(2.7)		既婚・子有・非正規	20.7	(4.1)
7	非婚・子有・正規管理	18.2	(4.4)	.040	既婚・子有・非就労	19.5	(4.0)	.095	既婚・子無・正規管理	20.5	(4.1)	.886
8	非婚・子無・正規管理	18.1	(5.5)		既婚・子無・非就労	18.6	(4.7)		非婚・子有・非就労	20.3	(6.1)
9	非婚・子無・非就労	18.1	(5.4)		非婚・子無・非正規	17.7	(2.5)		既婚・子無・非正規	19.9	(3.7)
10	既婚・子無・非正規	18.0	(3.8)		既婚・子無・非正規	17.5	(3.9)		既婚・子有・非正規	19.8	(4.3)
11	非婚・子有・非正規	16.9	(4.3)		非婚・子有・非正規	17.1	(5.2)		わからない・欠損	19.8	(3.5)
12	既婚・子無・正規管理	16.3	(4.7)		非婚・子無・非就労	17.0	(6.1)		非婚・子無・非就労	19.5	(4.1)
13	非婚・子有・非就労				非婚・子無・非就労	17.0	(4.2)		非婚・子無・正規管理	19.1	(3.9)
合計		18.8	(4.4)			19.5	(3.9)			20.5	(4.1)

7) ライフコースのパターンの影響が大きいのは若年層

　全体を通じて25〜39歳ではライフコース関連特性とSOCおよびSOCの下位概念との関係について、一元配置分散分析の結果、有意な得点のばらつきが認められたが、他の年齢層群では有意なばらつきはなかった。これは、結婚や出産、そしてそれに伴う就労形態など、女性のライフコースが最も多様に分岐し、その後のライフコースの方向性を大きく決定づけるのが25〜39歳の年齢層である。したがって25〜39歳ごろには、それぞれのライフコースによってSOCの形成度合いに差が生じやすいものと考えられる。以降の年齢層では、どのようなライフコースであっても、それぞれの人生経験を通してSOCが安定または醸成されていく可能性が示唆された。

4. 本章のまとめ

　本章では女性の代表的なライフイベントにかかわる婚姻状態、子どもの有無、就労の有無を加えたライフコース関連特性を扱い、それぞれとSOCとの関係について検討を行った。その結果、先行研究の結果を支持することができた。

　他方、先行研究では明らかになっていなかった、ライフコース関連特性の組み合わせによる影響について検討を行った。具体的には、次の3点が示唆された。第一に、結婚や出産のあるライフコースは、壮年期の女性のSOCを高める可能性がある。第二に、正規雇用や管理職などの仕事をもつライフコースは、壮年期の女性のSOCを高める可能性がある。第三に、女性のSOCは25〜39歳ごろにライフコースによる影響を強く受ける可能性がある。

　女性のライフコースは、様々な人生の歴史のなかで1人ひとりの女性が築き上げていく軌跡であって、それらに正誤や優劣は決して存在しない。女性が多様なライフコースのなかから自分の望むライフコースを選択していくなかで、SOCがどのような機能を果たすのか、今後も検討していきたい。

【引用文献】
1) 厚生労働省.：平成26-27年度　人口動態統計月報年計（概数）の概況：結果の概要 4．婚姻.〈http://www.mhlw.go.jp/toukei/saikin/hw/jinkou/geppo/nengai15/dl/gaikyou27.pdf〉
2) 国立社会保障・人口問題研究所.：2016年度版　人口統計資料集 Ⅵ結婚・離婚・配偶関係別人口.〈http://www.ipss.go.jp/syoushika/tohkei/Popular/Popular2012.asp?chap=6〉
3) 国立社会保障・人口問題研究所.：2016年度版　人口統計資料集 Ⅳ出生・家族計画.〈http://www.ipss.go.jp/syoushika/tohkei/Popular/Popular2016.asp?chap=4〉
4) 総務省統計局.：平成27年　労働力調査年報 Ⅰ基本集計.〈http://www.stat.go.jp/data/roudou/report/2015/pdf/summary1.pdf〉
5) 厚生労働省.：平成23年版　働く女性の実情.〈http://www.mhlw.go.jp/bunya/koyoukintou/josei-jitsujo/dl/11gaiyou.pdf〉
6) 国立社会保障・人口問題研究所.：第14回出生動向基本調査　結婚と出産に関する全国調査（独身者調査）希望するライフコース.〈http://www.ipss.go.jp/ps-doukou/j/doukou14_s/chapter3.html〉
7) 前田正子.：子育てしやすい社会：保育・家庭・職場をめぐる育児支援策．ミネルヴァ書房，京都，2004.
8) Antonovsky A.: *Unraveling the Mystery of Health: How People Manage Stress and Stay Well*. Jossey-Bass, San Francisco, 1987.（山崎喜比古，吉井清子（監訳）．健康の謎を解く：ストレス対処と健康保持のメカニズム．有信堂高文社，東京，2001.）
9) Havighurst RJ.: *Human development and education*. Langmans, Green & Co., New York,1953.（荘司雅子（監訳）．人間の発達課題と教育．玉川大学出版部，東京，1995.）
10) Holms TH, Rahe RH.: *The social readjustment scale*. J Psycosom Res, 213-218, 1967.
11) Togari T, Yamazaki Y, Takayama TS, et al.: Follow-up study on the effects of sense of coherence on well-being after two years in Japanese university undergraduate students. *Pers Individ Dif*, 44, 1335-1347, 2008.
12) 菅原ますみ.：家族・家庭・地域ストレスを読み解く．日本人のストレス実態調査委員会（編）．データブック NHK 現代日本人のストレス．NHK 出版，東京，85-124，2003.
13) Walsh D, McCartney G, McCullough S, et al.: Comparing Antonovsky's sense of coherence scale across three UK post-industrial cities. *BMJ Open*, 25, e005792, 2014.
14) Volanen S, Lahelma E, Silventoinen K, et al.: Factors contributing to sense of coherence among men and women. *Eur J Public Health*, 14, 322-330, 2004.
15) Volanen S, Suominen S, Lahelma E, et al.: Sense of coherence and its determinants: A comparative study of the Finnish-speaking majority and the Swedish-speaking minority in Finland. *Scand J Public Health*, 34, 515-525, 2006.
16) Holmberg S, Thelin A & Stiernström E.: Relationship of sense of coherence to other psychosocial indices. *Eur J Psychol Assessment*, 20, 227-236, 2004.
17) 内閣府.：平成27年版　少子化社会対策白書.〈http://www8.cao.go.jp/shoushi/shoushika/whitepaper/measures/w-2015/27webhonpen/html/b1_s1-1-3.html〉

（竹内　朋子・戸ヶ里　泰典）

第6章　SOCが高い人に見られる社会とのかかわりとは
——他者とのかかわり・地域活動への参加を中心に

　他者とのかかわりやソーシャルサポートは、人々の健康に重要な役割を果たすことが知られている[1]。健康生成論においても、ソーシャルサポートは、認知の仕方などの個人特性や社会経済的な状況などと並んで、多様なストレスを乗り越えるために有益な資源（汎抵抗資源）に位置づけられている[2]。SOCはこれらの汎抵抗資源を動員する力とも考えられていることから、汎抵抗資源が豊かであるほどSOCは高くなるといえよう。

　SOCを高める支援策を考えたとき、汎抵抗資源を豊かにするという方法が思い浮かぶ。しかしながら、汎抵抗資源のうち、社会経済的な状況や個人の特性などを変えることは容易でない。その一方で社会関係については、働きかけによって豊かにできる部分もある。したがって、社会関係への着眼がSOC向上の1つのヒントになると考えた。そこで、本章ではSOCが高い人に共通する他者とのかかわり方や、社会関係の結び方について見ていきたい。

1.　社会とのかかわりとSOCとの関係——本章の目的と分析の方針

1)　本章の内容
(1)　先行研究の整理
　本章ではまず、社会関係とSOCとの関連性に関する先行研究を概観する。ソーシャルサポートのほか、他者や地域・社会とのかかわりとSOCに関する研究に焦点をあてる。さらに、近年ではSOCの向上を図るプログラムも始まっていることから、介入プログラムにおいてSOCと社会関係がどのように位置づけられているかを見ていく。

(2) ソーシャルサポート得点の分布

本研究で行った全国調査では、国際的にも広く使用されているソーシャルサポート尺度を用いた。日本語版を作成し、信頼性と妥当性を検討したうえでソーシャルサポート得点の大規模調査を行ったことから、その得点分布を紹介する。

(3) 社会関係とSOCの関連性

本章では重要な汎抵抗資源の1つである社会関係に注目し、SOCとの関連性について見ていく。ここでは、社会関係の項目として、①ソーシャルサポート、②近しい人の存在、③地域活動への参加状況、④生きがいと感じられる活動に着目し、SOCとの関連性を検討する。

2) 本章で用いる項目と分析モデル

(1) ソーシャルサポート

Modified Medical Outcome Study social support survey（mMOS-SS：修正版MOSソーシャルサポート尺度）[3]を用いた。地域住民や慢性疾患をもつ患者が有するソーシャルサポートを測定するために開発されたMOS-SS（19項目5件法）[4]を精選、簡略化し8項目にしたものがmMOS-SSである[3]。mMOS-SS尺度は8項目で構成され、道具的サポート（4項目）と情緒的サポート（4項目）の2つのドメインからなる。今回の全国調査では、戸ヶ里らが開発した日本語版mMOS-SS尺度を使用した[5]。

道具的サポート（①自分が寝たきりの状態のときに助けてくれる、②必要なとき医者に連れていってくれる、③自分でできないときに食事を用意してくれる、④気分が悪いときに日頃の雑用を手伝ってくれる）の信頼性係数は$\alpha=0.93$、情緒的サポート（⑤一緒に楽しいときを過ごしてくれる、⑥個人的な問題の解決法をアドバイスしてくれる、⑦自分の問題を理解してくれる、⑧自分を大切に思われ自分は求められている）の信頼性係数は$\alpha=0.91$であった。

mMOS-SS尺度の信頼性係数は、$\alpha=0.94$であった。サポート得点の合算時に、100点満点に換算して用いた。

(2) 配偶者、近しい人

配偶関係については、既婚（現在、結婚している）、未婚、離別、死別に分類

した。また、近い人の存在については、「あなたには、安心してあなたの気持ちを話すことができる親しい友人や親戚は何人いますか」という設問を用いた。人数を記入する形式で回答を得たため、SOCとの関連性を分析する際には、人数の分布を参考に「0人」「1人」「2人」「3～4人」「5～9人」「10人以上」に分類した。

(3) 地域活動

現在、地域活動やグループサークルのメンバーになっているかどうかを多重回答で尋ねた。埴淵ら（2006）の分類を参考に、地域活動を垂直的組織と水平的組織分類した[6]。垂直的組織は、「町内会・自治会・商店会」「市町村の協議会・委員会」「PTA」「隣組」「自警団、消防団」「政党関係」「宗教関係」「OB関係」「仕事関係」「子ども関係」とした。水平的組織は、「スポーツ教室」「ボランティア活動」「習い事」「趣味のサークル」「環境保護グループ」「インターネット上のコミュニティ」とした。また、垂直的組織、水平的組織それぞれについて、参加している活動の種類数を「参加なし」「1つ」「2つ以上」に分類して分析に用いた。

(4) 生きがい

現在、あなたにとって「生きがい」や生活の「はりあい」になっているものは何ですか、との質問に、仕事、家族、地域のボランティア活動など10種類の項目を設けて回答を得た（多重回答）。

(5) 分析の方法

性別に分析を行った。サポート得点が年齢によって異なるかを検討するため、一元配置分散分析を実施した。各カテゴリ間の多重比較には、ボンフェローニ法を用いた。社会関係に関する各項目については、SOCを従属変数として年齢を共変量とした共分散分析を行った。共分散分析を実施した際には、推定周辺平均値を記した。各カテゴリ間の多重比較はボンフェローニ法を用いた。地域活動や生きがいについて、個々の項目とSOCとの関連性を検討する際には、t検定を用いた。

2. SOCと社会関係に関する先行研究

社会関係には、ソーシャルサポートやソーシャルネットワークをはじめ様々な定義や測定方法がある。本節ではSOCとソーシャルサポートに関する先行研究を概観する。

SOCとソーシャルサポートを扱った研究の視点は大きく分けて3つある。一方は、ソーシャルサポートが豊かな者ほどSOCが高いという方向性を想定した研究、もう一方は、SOCが高い者ほどソーシャルサポートを獲得しやすく、豊かな社会関係を構築できるという方向性を想定した研究である。これらはお互いに循環している可能性が高く、SOCとソーシャルサポートは双方向性をもつとする研究結果もある。以下では、それぞれの視点から行われた先行研究について述べる。

1) 社会関係の豊かさがSOCを高める可能性

SOCは、資源を動員し、ストレッサーに柔軟に対処する力とされている[2]。したがって、ストレスに対処するためのサポート資源が潤沢にある人ではSOCが高く、サポート資源が乏しい人ではSOCが低い可能性がある。また、SOCには信頼のおける他者の存在がきわめて重要となる。いざというときに頼れる人がいたり、自分を認め、大切に思ってくれる人がいたりすることでSOCは強まる[2]。

横断研究では、サポートネットワークが広い者ほどSOCが高かったことが報告されている[7-9]。また、社会参加をしている者ほど、SOCが高いとの報告もある[10]。

近年では、サポートの種類によって、SOCにどのような影響があるかを検討した研究も行われている。ランゲランド（Langeland, E.）らが精神疾患患者を対象に行った縦断研究では、他者とのかかわりにおいて、世話をする（nurturance）というかかわりや、社会的包摂（social integration）が1年後のSOCの変化を予測することが明らかにされている[11]。誰かに頼られたり、自身が他者の役に立っていると感じられたりするかかわりが重要であり、そうした機会を設

けることでSOCが高まる可能性が示唆されている。また、木村らが大学生を対象に実施した調査では、サークル活動やアルバイト、社会活動など、社会関係を結ぶ場をもつか否か、他者との接触が多いか否かにSOCの高低は影響されず、困ったときには支えてもらえると感じられる相手をもっていることがSOCを高める可能性が示唆されている[7]。以上から、単に社会的な接点があるというだけでなく、他者とのかかわりを通じて自身の存在意義が感じられるような社会関係が重要であると考えられる。

2) SOCが高い者で社会関係が豊かになる可能性

アントノフスキーはSOCが強い人ほど、豊富な人間関係をもつ可能性があると述べている。SOCが高い人では、社会的な資源に気づきやすい可能性や、SOCが高い者は、他者と良好な関係を築きやすく、より多くのソーシャルサポートを獲得できる可能性が考えられる。

河合は、職場においてSOCが高い人ほど、社内で効果的なネットワークを構築できる可能性を示唆している[12]。また、スウィタージ（Switaj, P.）らが精神疾患の患者229人を対象に実施した調査によれば、SOCが高い人ではスティグマ[a]経験が少なく、スティグマの影響も低いことが示されている[13]。差別や偏見によって、他者との関係性に困難を感じる精神疾患患者も少なくない一方で、SOCが高い人では、対人関係においても柔軟に対処している可能性がある。以上から、SOCの高低が、その後の社会関係づくりを左右する可能性が考えられた。

3) 双方向性の関係がある可能性

社会関係の豊かさがSOCを高めるのか、あるいはSOCが高い人では社会関係をうまく構築できるのか、明確な結論は出ていない。両者には、明確な因果関係があるわけではなく、双方向性の関係性があるのではないか。

---

a) もともとは家畜や犯罪者の管理のために使用した烙印（焼印）のこと。転じて学術の世界では、社会学者のゴフマンが『スティグマの社会学』のなかで提示した、他者や集団から貼られた負のレッテルという意味で使われるようになった。スティグマを負った人々に対する劣等視は社会的に正当化され、差別・偏見などを通じて様々な社会的不利を被ることになる。

朴峠らが行った縦断研究では、小学校高学年237名を対象にした調査において、1学期にソーシャルサポートを豊富に受けている者は、その後のSOCが高くなること、1学期にSOCが高い者はその後のソーシャルサポートが豊かになるという双方向性の関連性が実証された[14]。今後も、社会関係とSOCとの関連性に関する研究が期待される。

4) SOC向上プログラムに見る社会関係――SOCを高めるかかわり方とは

SOCは、一度安定すると変化しづらいと考えられてきた。しかしながら近年では、SOCを高める介入プログラムも開発されるようになっている。SOCの向上を目指したプログラムには、社会関係の見直しや他者とのかかわりを意識した内容が含まれている。例えば、ランゲランドらが精神疾患患者向けに開発したSOC向上プログラムでは、潜在的なサポートへの気づきが促されており[15]、他者との関係を見直すことでSOCを高める働きかけがなされている。タン（Tan, K.）らも、SOCが向上したプログラムのプロセス評価において、プログラムを通じて、誰かの助けになったと参加者が感じられたことがSOCを高める1要素となる可能性を指摘している[16]。

3. データ分析結果からわかること

1) ソーシャルサポートとSOC

(1) ソーシャルサポートの分布
――性別や年齢によって、得ているサポートの量が異なる

ソーシャルサポートの合計得点と、下位尺度である手段的サポート得点、情緒的サポート得点を表6-1に示す。情緒的サポート得点は、女性で男性より有意に高かった。以下、男女別に分析を行う。

表6-2-1から表6-2-3に、年齢別のソー

表6-1　ソーシャルサポート得点（男女別）

		平均値	標準偏差	p
ソーシャルサポート（合計）	男性	70.2	25.0	
	女性	71.5	23.6	
手段的サポート	男性	73.4	27.7	
	女性	71.8	26.5	
情緒的サポート	男性	67.0	25.3	***
	女性	71.2	24.9	

得点は、すべて100点満点に換算。t検定を実施。*** $p < 0.001$

シャルサポート得点を示した。男性では、サポートの合計得点ならびに、手段的サポート得点で、65～74歳のグループに比べて45～54歳のグループで、サポート得点が有意に低かった。女性においては、サポートの合計得点、手段的サポート得点、情緒的サポート得点すべてにおいて、25～34歳のグループに比べ、65～74歳のグループでサポート得点が有意に低かった。

表6-2-1　年齢別に見たソーシャルサポート得点

	男性			女性		
	平均値	SD	p	平均値	SD	p
25～34歳	70.7	24.6		75.8	21.8	
35～44歳	70.3	24.8		73.5	23.7	
45～54歳	66.1	26.3		69.7	22.4	
55～64歳	69.3	25.4		70.2	23.8	
65～74歳	74.3	23.4		68.1	25.3	

一元配置分散分析。多重比較（ボンフェローニ法）。$p < 0.05$に印をつけた。

表6-2-2　年齢別に見た手段的サポート得点

	男性			女性		
	平均値	SD	p	平均値	SD	p
25～34歳	74.9	26.8		77.0	23.6	
35～44歳	72.6	27.7		72.6	27.1	
45～54歳	68.4	29.2		69.4	25.6	
55～64歳	72.8	28.8		71.4	26.2	
65～74歳	78.0	25.2		68.6	28.9	

一元配置分散分析。多重比較（ボンフェローニ法）。$p < 0.05$に印をつけた。

表6-2-3　年齢別に見た情緒的サポート得点

	男性			女性		
	平均値	SD	p	平均値	SD	p
25～34歳	66.4	26.8		74.7	24.9	
35～44歳	67.9	24.8		74.5	24.1	
45～54歳	64.0	26.7		70.0	23.8	
55～64歳	65.9	24.6		68.9	25.1	
65～74歳	70.5	24.0		67.6	26.0	

一元配置分散分析。多重比較（ボンフェローニ法）。$p < 0.05$に印をつけた。

全体的に、男性では壮年期において、サポートが得にくい状態であることが推察される。その一方で、女性では高齢期においてサポートが得にくい状態であることが推察され、サポートと年齢との間の関連性は、男女で異なる傾向が見られた。

(2)　地域特性とソーシャルサポート得点
　　——住んでいるエリアや都市規模でサポートの量が決まるわけではない

居住地域の特性によって、ソーシャルサポート得点に違いが見られるかを検討した。都市規模によるサポート得点の違いは見られなかった。同じく、エリアによるサポート得点の違いは認められなかった。

(3)　ソーシャルサポート得点とSOC——サポートとSOCは正の相関

男女ともにソーシャルサポート得点が高い者ほど、SOC得点も有意に高かっ

た（男性；r＝0.39、p＜0.001、女性；r＝0.30、p＜0.001）。手段的サポート、情緒的サポートも同様にサポートが豊かであることと、SOCの高さに正の関連性が認められた。

2）近しい人との関係とSOC——どのような人の存在がSOCを高めるか

（1）配偶者とSOC——既婚者ではSOCが高い

配偶者は、SOCを支える重要他者となりうる。そこで、配偶関係によって、SOC得点に違いあるかを男女別に検討した（表6-3）。男性では、未婚の者に比べて既婚者のSOC得点が有意に高かった。女性においても男性同様に、未婚者よりも既婚者においてSOC得点が高かった。さらに女性では離婚した者のSOC得点が既婚者に比べて有意に低いことも示された。離婚により、経済的な基盤やサポート資源、役割などを喪失した結果、SOCが低くなることも考えられる。特に女性においては、離婚の影響がSOCに及びやすい可能性も推察される。

（2）親しい友人や親戚
——安心して自分の気持ちを話すことができる人でSOCが高い

「安心してあなたの気持ちを話すことができる親しい友人や親戚の数」の人数は、男性で最小0人、最大50人で、最頻値と中央値は3人、平均値は4.44人であった。女性は、最小0人、最大45人で最頻値は5人、中央値は4人、平均値は4.75人であった。分布を参考に、「0人」「1～2人」「3～4人」「5～9人」「10人以上」に分類したうえで、それぞれのSOC得点を示した（表6-4）。

すべてのカテゴリ間で有意差が見られたわけではないが、全体的に、安心して自分の気持ちを話すことができる親しい友人や親戚が多い群ではSOC得点が高いことが示された。サポート資源が豊かであることがSOCにとって重要

Box6-1　ソーシャルサポート

ソーシャルサポートの定義には様々なものがあります。例えば、ハウス（House, J.）はソーシャルサポートを次の4つのサポートに分類しています[17]。①情緒的サポートは、共感する、相談に乗るといった心の支え、②手段的サポートは、仕事や移動などの手助け、資金援助といった物理的な支援、③情報的サポートは、問題解決などに役立つ情報を提供すること、④評価的サポートは、相手へのフィードバックや、相手の行動や意見を肯定するといった支援を指します。

（横山）

であるといわれるように、安心して話すことができる人が多いことによって、SOCが高まる可能性が考えられる。注目すべき点として、男女とも、安心して気持ちを話せる相手が「0人」の者と「1人」の者との間に有意差が認められなかったことが挙げられる。資源動員力としてのSOCを考えたとき、相談相手が複数いることはSOCを高める要因にもなる。一般に、安心して気持ちを話す

表6-3 配偶者とSOC

		平均値[a]	標準誤差	p[b]
男性	既婚	60.2	0.4	
	未婚	55.1	0.9	
	離別	58.7	1.7	
	死別	60.5	2.4	
女性	既婚	59.7	0.4	
	未婚	56.7	1.0	
	離別	55.7	1.3	
	死別	60.2	1.6	

年齢を共変量とした。
a) 推定周辺平均値。
b) 多重比較（ボンフェローニ法）。$p < 0.05$ に印をつけた。

ことができる人が「1人でもいることが大切」だといわれる。もちろん、安心して話せる人が1人でもいることは重要だが、SOCとの関係においては、1人にとどまらず、相談相手が複数いることが重要になるかもしれない。

3) 地域活動とSOC——地域活動をしている人はSOCが高いのか
(1) 活動している地域活動やグループサークルの実態

地域活動を垂直的組織と水平的組織分類し検討した結果を表6-5に結果を示す。「メンバーになっている活動はない」という回答は、男性で41.3％、女

表6-4 気持ちを話すことができる友人や親戚の数とSOC得点

		n	平均値[a]	標準誤差	多重比較[b]
男性 (n = 958)	0人	74	51.5	1.3	2人、3〜4人、5〜9人、10人以上
	1人	112	55.0	1.0	2人、5〜9人、10人以上
	2人	149	57.1	0.9	0人、5〜9人〜10人以上
	3〜4人	240	58.6	0.7	0人、5〜9人、10人以上
	5〜9人	245	61.9	0.7	0人、1人、2人、3〜4人
	10人以上	136	64.3	0.9	0人、1人、2人、3〜4人
女性 (n = 1,108)	0人	58	49.3	1.5	2人、3〜4人、5〜9人、10人以上
	1人	60	52.2	1.5	3〜4人、5〜9人、10人以上
	2人	144	55.1	0.9	0人、5〜9人、10人以上
	3〜4人	330	57.7	0.6	0人、1人、5〜9人、10人以上
	5〜9人	372	61.7	0.6	0人、1人、2人、3〜4人、10人以上
	10人以上	143	65.0	0.9	0人、1人、2人、3〜4人、5〜9人

年齢を共変量とした。
a) 推定周辺平均値。
b) 多重比較（ボンフェローニ法）で有意差が見られたカテゴリを記した。

表6-5 地域活動やグループサークルのメンバーになっているか（複数回答）（％）

	男性	女性
メンバーになっている活動はない	41.3	33.9
垂直的組織に属している（1つ以上）	39.7	43.9
町内会・自治会・商店会	26.9	25.9
市町村の協議会・委員会	4.8	2.3
PTA	4.4	10.5
隣組	10.5	12.8
自警団、消防団	2.8	0.2
政党関係	1.6	0.3
宗教関係	4.4	6.1
水平的組織に属している（1つ以上）	34.5	41.4
スポーツ教室	7.8	12.4
ボランティア活動	6.7	7.7
習い事	3.7	17.1
趣味のサークル	21.2	18.4
環境保護グループ	.9	0.6
インターネット上のコミュニティ	5.8	6.0

性で33.9％と男性で多かった。垂直的組織に1つ以上参加している人の割合は、男性が、39.7％、女性が43.9％を占めた。垂直的組織のなかで、最も参加率が高かったのは男女ともに「町内会・自治会・商店会」であり、回答者の約4分の1を占めた。男性は女性に比べ「市町村の協議会・委員会」や「自警団、消防団」といった地域の役割を担う組織に所属している人の割合が多かった。他方で、女性は男性に比べ「PTA」への加入割合が高かった。水平的組織に1つ以上参加している者の割合は、男性で35.4％、女性で41.4％を占めた。最も参加している人が多かったのは「趣味のサークル」で回答者の約2割を占めた。「スポーツ教室」や「習い事」は男性に比べ女性で多かった。

(2) **地域活動への参加とSOC**——複数の活動に参加している人でSOCが高い

地域活動について、参加している種類数とSOCとの関連を男女別に検討した。垂直的な組織への参加では、男性のみで参加種類数とSOCとの間に有意な関連性が見られた。2種類以上参加している男性グループは、参加していないグループならびに1種類に参加しているグループよりも有意にSOC得点が

Box6-2　水平的組織と垂直的組織

ソーシャルキャピタルの下位分類には、認知的・構造的（SCの性質）、水平的・垂直的（ネットワークの階層性）、結合型（bonding）・橋渡し型（bridging）・連結型（linking）（ネットワークの性質）に注目したものがあります[18]。

本章では、水平的組織と垂直的組織を用いています。水平的な組織は、対等な関係、垂直的な組織は、権力や資源が異なる階層的な関係組織です。

（横山）

高かった。垂直的組織は、フォーマル度が高く、自身の役割や上下関係が定まっていることが多い。そのため男性においては、垂直的な組織とSOCの親和性が高い可能性がある。しかしながら女性では、こうした垂直的な組織への参加とSOCとの間に有意な関連性は認められなかった。

水平的な組織への参加では、男性も女性も、2種類以上の活動に参加しているグループで、参加していないグループよりもSOC得点が有意に高かった。活動していないグループと、1種類の活動をしているグループとの間に、有意な差は見られなかった。水平的組織の活動に複数参加していることが、SOCの向上につながる、あるいは、SOCの高い人では複数の地域活動に参加していると考えられる。

表6-6-1 垂直的な地域活動への参加種類数とSOCとの関連

		n	平均値[a]	標準誤差	p[b]
男性	参加なし	582	58.5	0.5	
	1つ	235	59.3	0.7	
	2つ以上	111	62.6	1.1	
女性	参加なし	635	58.4	0.5	
	1つ	334	59.8	0.7	
	2つ以上	107	61.0	1.1	

年齢を共変量とした。
a) 推定周辺平均値。
b) 多重比較（ボンフェローニ法）。$p < 0.05$に印をつけた。

表6-6-2 水平的な地域活動への参加種類数とSOCとの関連

		n	平均値[a]	標準誤差	p[b]
男性	参加なし	607	58.2	0.5	
	1つ	233	59.9	0.7	
	2つ以上	88	64.5	1.2	
女性	参加なし	630	58.3	0.5	
	1つ	282	59.1	0.7	
	2つ以上	164	61.9	0.9	

年齢を共変量とした。
a) 推定周辺平均値。
b) 多重比較（ボンフェローニ法）。$p < 0.05$に印をつけた。

(3) 個々の地域活動とSOC——無理なく地域活動をしている人でSOCが高い可能性

どのような地域活動に参加している人でSOCが高いのだろうか。その手がかりを得るために、個々の活動別にSOCとの関連性を検討した。

垂直的な組織への参加有無とSOCとの関連性について、**表6-7-1**に示す。男女とも、「市町村の協議会・委員会」に参加している者で、SOC得点が最も高かった。2番目が「隣組」、3番目が「町内会・自治会・商店会」であった。「市町村の協議会・委員会」は、男性で4.8％、女性で2.3％と、限られた人しか参加していないが、「隣組」は1割以上、「町内会・自治会・商店会」は4分の1以上の回答者が参加している組織である。身近な組織に参加している人々において、SOCが高いという点は興味深い。なお、政党関係の組織に参

表6-7-1　垂直的組織の参加者のSOC得点

	男性				女性			
	平均値	標準偏差	p[a]	Rank[b]	平均値	標準偏差	p[a]	Rank[b]
町内会・自治会・商店会	61.2	11.5	**	3	61.1	11.9	**	3
市町村の協議会・委員会	64.9	12.3	**	1	63.9	10.4	*	1
PTA	60.5	10.9			58.9	11.3		
隣組	62.7	11.0	**	2	61.9	11.5	**	2
自警団、消防団	61.6	11.4			51.5	10.6		
政党関係	64.4	13.9			73.0	13.1		
宗教関係	62.2	12.6			60.9	13.4		

a) 参加者と不参加者の間のt検定。* p＜0.05、** p＜0.01、*** p＜0.001
b) 有意差があった項目のうち、平均値が高いもの順にランク付けした。

表6-7-2　水平的組織の参加者のSOC得点

	男性				女性			
	平均値	標準偏差	p[a]	Rank[b]	平均値	標準偏差	p[a]	Rank[b]
スポーツ教室	62.9	11.9	**	3	61.8	10.7	**	4
ボランティア活動	65.2	11.2	***	1	65.2	11.4	***	1
習い事	63.6	12.3	*	2	62.6	11.9	***	2
趣味のサークル	62.1	11.7	***	4	62.0	11.8	***	3
環境保護グループ	67.3	15.8			61.0	16.2		
インターネット上のコミュニティ	58.9	11.4			54.6	12.8	**	5

a) 参加者と不参加者の間のt検定。* p＜0.05、** p＜0.01、*** p＜0.001
b) 有意差があった項目のうち、平均値が高いもの順にランク付けした。

加している人においてもSOCの平均値が高かったが、組織に参加している人の人数が少なく有意差は見られなかった。

　他方で、「PTA」や「自警団・消防団」のメンバーになることとSOCの高低とは関連が見られなかった。役割をもつことは、SOCの大事な要素であるが、「PTA」や「自警団・消防団」が、慣例的に回ってくるような場合には、負担に感じたり、活動の意義が見出しにくくなったりする可能性がある。

　次に、水平的な組織への参加有無とSOCとの関連性を表6-7-2に示す。男女とも、ボランティア組織に参加している人でSOCが有意に高かった。これは、SOC向上にはサポートを受けること以上にサポートの提供が重要であるとする先行研究とも重なる[11]。また、「習い事」「スポーツ教室」「趣味のサークル」でも、参加している人では参加していない人に比べてSOC得点が高かった。反対に「インターネット上のコミュニティ」は、参加している人において SOC得点が低いことが示された。インターネットのコミュニティに参加

表6-8 生きがい有無別のSOC得点

			男性					女性			
			度数	平均値	標準偏差	p[a]	Rank[b]	度数	平均値	標準偏差	p[a]	Rank[b]
〈1〉	仕事	非該当	556	57.2	12.0	***	4	714	58.0	13.0	**	3
		該当	396	61.7	11.0			390	60.5	11.4		
〈2〉	学業・勉強すること	非該当	891	58.9	11.8			1042	58.8	12.6		
		該当	61	61.8	12.8			62	60.8	10.3		
〈3〉	恋人・友人	非該当	834	59.0	11.8			838	59.1	12.6		
		該当	118	59.6	12.0			266	58.5	12.4		
〈4〉	家族	非該当	375	56.7	12.1	***	5	322	55.1	13.3	***	3
		該当	577	60.6	11.4			782	60.5	11.9		
〈5〉	趣味・レジャー・スポーツ	非該当	431	57.5	11.7	***	6	618	58.0	12.9	**	5
		該当	521	60.4	11.8			486	60.1	12.0		
〈6〉	仲間とのつながり	非該当	660	57.2	11.6	***	3	682	57.4	12.6	***	4
		該当	292	63.2	11.4			422	61.3	11.9		
〈7〉	地域のボランティア活動	非該当	903	58.6	11.6	***	1	1060	58.6	12.5	***	1
		該当	49	67.3	12.8			44	66.7	11.3		
〈8〉	ペットの飼育	非該当	861	58.9	11.9			927	58.8	12.4		
		該当	91	60.7	11.3			177	59.5	13.0		
〈9〉	宗教	非該当	928	58.9	11.8	*	2	1067	58.8	12.5	*	2
		該当	24	65.4	13.2			37	63.3	13.0		
〈10〉	ブログ・ミクシィ等のSNS	非該当	935	59.1	11.9			1057	59.1	12.5	*	6
		該当	17	58.5	8.8			47	55.3	13.5		
特にない		非該当	852	59.9	11.5	***		1020	59.5	12.3	***	
		該当	100	52.0	12.2			84	51.5	13.5		

a) 参加者と不参加者の間のt検定。 * p＜0.05, ** p＜0.01, *** p＜0.001
b) 有意差があった項目のうち、平均値が高いもの順にランク付けした。

している人は、実社会でのかかわりが不足がちであり、SOC得点が低かった可能性もある。インターネットの効果的な利用は、健康状態の向上につながる可能性も報告されていることから、利用の詳細とSOCとの関連を精査していく余地がある。

　以上の地域活動は、メンバーになっているか否かを尋ねたものである。そのため、活動の頻度についてはわからない。例えば、PTAに入っている人のなかでも、頻繁に活動する人とそうでない人がいることが予想される。参加頻度や役割などによって、SOCへの影響が異なる可能性は否定できない。

4）　生きがいとSOC——生きがいのある人はSOCが高い

　「生きがい」や生活の「はりあい」について尋ねた設問（以下、生きがい）と

SOCとの関連性を検討した（表6-8）。生きがいが「特にない」と回答した者ではSOCが有意に低かった。生きがいの各項目とSOCとの関連を見ていく。最もSOC得点が高かったのは、男女ともに「地域のボランティア活動」であった。前述の地域活動でも、ボランティア活動に参加している人において、SOCが高かった。生きがいをもちながらボランティアに参加している人ではSOCが高いことが確認できる。また、宗教を生きがいにしている人でもSOCが高かった。アントノフスキーも汎抵抗資源の1つに宗教を挙げている[2]ことからも妥当な結果といえる。以上に加え、仕事、家族、趣味・レジャー・スポーツ、仲間とのつながりを生きがいと感じている人も、SOCが有意に高かった。他者との関わりが豊かになるような生きがいや、自身の存在意義を感じられる生きがいは、高いSOCと関連すると考えられる。

　他方で、SNS（social networking service）を生きがいにしている女性ではSOCが有意に低いというネガティブな関連性が認められた。SNSといっても多種多様である。今回の調査では、ブログ・mixi・facebook・twitter・LINEをまとめてSNSとしたが、SNSの種類によってSOCとの関連が異なる可能性も考えられる。また、SNSを利用する目的も様々である。多数の社会資源を有しながら、SNSもその1つとして活用している人もいれば、他の資源が限られており、SNS上でしかサポートや情報を得られない人もいる。SNSとSOCとの関連については、利用状況の詳細を踏まえた検討が必要である。

4. おわりに

　本章では、国際的に用いられているmMOS-SS尺度の日本語版を用いて、本邦におけるソーシャルサポート得点の分布を示した。その結果、男性では壮年期、女性では高齢期においてサポートが得にくい可能性が示唆された。全国調査で明らかになった性・年齢別の分布は、mMOS-SS尺度を用いた研究を行う際の比較資料として有用と考える。

　また、本章では社会関係とSOCとの関連性について4つの観点から分析を行った。①近しい人との関係性については、配偶者がいる者、安心して話ができる友人や親戚が多い者でSOCが高かった。②地域活動については、男性に

おいて、垂直的な組織活動に複数参加している人、男女ともに水平的な組織活動に複数参加している人でSOCが高かった。③生きがいについては、地域のボランティア活動など、他者とのかかわりや自身の役割を認識できる生きがいをもっている人でSOCが高かった。

　横断研究であることから因果関係は実証できないものの、本章ではSOCと関連が認められる社会関係を具体的に示した。特に、町内会・自治会・商店会へのメンバーや、ボランティアに生きがいを見出している者において、SOC得点が高かった。地域組織への加入やボランティアへの参加は、ソーシャルキャピタル醸成のためにも重要とされているが、SOC向上のためにも、重要な意味と可能性がある。また、複数種類のつながりがあることや、自分の役割や存在意義を感じられる社会関係が、SOCの向上につながる可能性が示唆された。

【引用文献】
1) Berkman LF, Glass T, Brissette I, et al.: From social integration to health: Durkheim in the new millennium. *Social Science & Medicine*, **51**, 843-857, 2000.
2) Antonovsky A.: *Unraveling the Mystery of Health: How People Manage Stress and Stay Well*. Jossey Bass Publishers, San Francisco, 1983.（山崎喜比古，吉井清子（監訳）．健康の謎を解く：ストレス対処と健康保持のメカニズム．有信堂，東京，2001.
3) Moser A, Stuck AE, Silliman RA, et al.: The eight-item modified medical outcomes study social support survey: Psychometric evaluation showed excellent performance. *Journal of Clinical Epidemiology*, **65**, 1107-1116, 2012.）
4) Sherbourne CD, Stewart AL.: The MOS social support survey. *Social Science & Medicine*, **32**, 705-714, 1991.
5) Togari T, Yokoyama Y.: Application of the eight-item modified medical outcomes study social support survey in Japan: a national representative cross-sectional study. *Quality of Life Research*, **25**, 1151-1158, 2016.
6) 埴淵知哉，市田行信，平井寛，他：ソーシャルキャピタルと地域コミュニティの歴史：旧版地形図を利用した大規模アンケートの分析．GIS-理論と応用，**15**，59-70，2007.
7) 木村知香子，山崎喜比古，石川ひろの，他：大学生のSense of Coherence（首尾一貫感覚，SOC）とその関連要因の検討．日本健康教育学会誌，**9**，37-48，2001.
8) Tsuno YS, Yamazaki Y.: A comparative study of Sense of Coherence（SOC）and related psychosocial factors among urban versus rural residents in Japan. *Personality and Individual Differences*, **43**, 449-461, 2007.
9) Kase T, Endo S, Oishi K.: Process linking social support to mental health through a sense of coherence in Japanese university students. *Mental Health & Prevention*, **4**, 124-129, 2016.
10) 金森悟，甲斐裕子，石山和可子，他：都市部郊外の中年期地域住民の社会参加と首尾一貫

感覚との関連.日本健康教育学会,**21**,125-134,2013.
11) Langeland E, Wahl AK.: The impact of social support on mental health service users' sense of coherence: A longitudinal panel survey. *International Journal of Nursing Studies*, **46**, 830-837, 2009.
12) 河合薫.:ストレス対処力 SOC. 第13章 労働者の SOC. 有信堂,東京,191-212,2008.
13) Świtaj P, Anczewska M, Chrostek A, et al.: The sense of coherence as a predictor of the scope and impact of stigma experiences among people with mental illness. *Psychiatry Research*, **20**, 249-251, 2013.
14) 朴峠周子,武田文,戸ヶ里泰典,他.:小学校高学年における首尾一貫感覚(Sense of Coherence; SOC)の変化およびソーシャルサポートとの因果関係:1年間の縦断調査から.日本公衆衛生雑誌,**58**,967-977,2011.
15) Langeland E, Riise T, Hanestad BR, et al.: The effect of salutogenic treatment principles on coping with mental health problems A randomised controlled trial. *Patient Education and Counseling*, **62**, 212-219, 2006.
16) Tan KK, Chan SW, Wang W, et al.: A salutogenic program to enhance sense of coherence and quality of life for older people in the community: A feasibility randomized controlled trial and process evaluation. *Patient Education and Counseling*, **99**, 108-116, 2016.
17) House JS.: *Workstress and social support*. Reading, Addison-wesley, 1981.
18) 相田潤,近藤克則.:健康の社会的決定要因(10)「ソーシャルキャピタル」.日本公衆衛生雑誌,**58**,129-132,2011.

(横山　由香里)

第7章　ヘルスリテラシーとSOC

　ヘルスリテラシーとは、健康・医療情報を入手し、理解し、評価し、活用する能力であり、健康との関連とその向上の方法に注目が集まっている[1]。欧米では、医療の現場における患者のヘルスリテラシーの低さをリスクととらえ、その測定によりコミュニケーションの改善や患者教育に生かされつつある。公衆衛生の視点からは、"個人の能力"のみならず、地域や職場、学校、行政、メディアなどによるサポーティブな環境との相互作用で形成される"資源"と考えられ、ヘルスプロモーションにおける1つのコア概念となりつつある。

　他方、健康生成論は、健康の"資源（assets, resources）"に焦点をあてたものである[2]。そして、Sense of coherence（SOC）は、ストレス対処における自己や環境の資源に対する見方や向き合い方である。

　したがって、ヘルスリテラシーとSOCは、ヘルスプロモーションにおける"自己や環境の資源"に着目しているという点で共通している。そこで、本章では、これらの関係について、概念の検討と調査データにおける関連の分析から明らかにすることとした。

1.　ヘルスリテラシーとSOC

1）　ヘルスリテラシーの定義

　ヘルスリテラシーの定義について、主要なものを表7-1で年代順に紹介する。

　これらの定義で、共通している点は意思決定である。その言葉がなくても、情報を「利用」するという言葉があれば、情報は意思決定のために利用されるものなので、共通しているといってよい。意思決定とは、複数の選択肢から1

表7-1　ヘルスリテラシーの定義

- よい健康状態を推進して維持させられるような、情報にアクセスし、理解し、利用するための個人の意欲と能力を決める認知的社会的スキル（ナットビーム〈Nutbeam, D.〉, 1998）[3]
- ヘルスケアの場面で求められる基本的な読みや計算の能力を含む様々なスキル（アメリカ医師会, 1999）[4]
- 健康に関する適切な意思決定を行うのに必要な基本的な健康情報やサービスを手に入れて、整理して、理解する能力の程度（*Healthy People 2010*, 2000）[5]
- 情報を得た選択によって健康リスクを減少させ、生活の質を向上させるために、健康情報を探し、理解し、評価して利用できる、生涯を通して発達する幅広い範囲のスキルと能力（ザーカデューラス〈Zarcadoolas, C.〉ら、2006）[6]
- 家庭とコミュニティ、職域、ヘルスケア、商業界、政界において、健康のために適切な意思決定ができる能力。それは、人々の、自身の健康をコントロールする力、情報を探し出す能力、責任を取る能力を増大させる重要なエンパワーメント戦略である（キックブッシュ〈Kickbusch, I.〉ら、2008）[7]
- 健康情報を入手し、理解し、評価し、活用するための知識、意欲、能力であり、それによって、日常生活におけるヘルスケア、疾病予防、ヘルスプロモーションについて判断したり意思決定をしたりして、生涯を通じて生活の質を維持・向上させることができるもの（HLS-EU, 2012）[8]

つを選ぶことである。その作業は、問題解決行動であり、問題を解決するための選択肢と、それぞれの長所と短所を示したものが情報である。健康に関して直面する問題には、ストレスに起因するものも多く、問題を抱えているというストレスもある。ストレスに対するコーピング、特に問題解決のためのコーピングは、ヘルスリテラシーの重要な要素である。

　ナットビームの定義は、WHOのヘルスプロモーション用語集のもので、1998年と早い時期であるが、すでに、情報の「入手」（アクセス）、「理解」、「利用」という3つのプロセスが含まれている。また、アメリカ医師会のものは、医療現場に限定されたもので、「理解」のみが含まれている。さらに、HLS-EU（European Health Literacy Project）の定義は、それまでの17の定義と12の概念モデルを整理したもので、情報の「評価」を追加して、「入手」「理解」「評価」「活用」という4つのプロセスにまとめられている。「活用」を「意思決定」と「行動」として、全体のプロセスを表したものが図7-1である。

　定義について、もう1つ問題となるのは、健康情報を活用する場面である。キックブッシュらは、家庭とコミュニティ、職域、ヘルスケア、商業界、政界という5つの場面を挙げている。あらゆる場での人々の意思決定が、個人や集団の健康に影響しているため、具体的に行動に移す場面を表したものとなっている。

HLS-EUでは、ヘルスケア、疾病予防、ヘルスプロモーションという3つの領域にまとめている。ヘルスケア領域のほかを、疾病予防とヘルスプロモーションに区別しているのは特徴的である。疾病

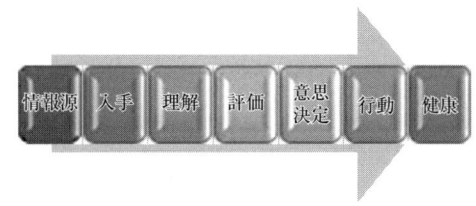

図7-1　ヘルスリテラシーのプロセス

予防では、個人のリスクファクターに焦点をあてていて、ヘルスプロモーションは、健康増進や環境を変える方向に焦点をあてている。

2)　ヘルスケアとヘルスプロモーションでの流れ

このようにヘルスリテラシーでは、多様な意思決定の場面が想定できるが、大きく分けると2つになる。ヘルスケア（臨床）での流れとヘルスプロモーション（公衆衛生）での流れである[9]。

(1)　ヘルスケアでの流れ

ヘルスケアでの流れは、アメリカ医師会の定義がヘルスケアに限定されているように、主にアメリカで発展してきている。病院などの臨床場面での情報やコミュニケーションが中心で、主として健康関連用語の読み書き能力に注目している。医療者がヘルスリテラシーの低い人がいることに気がついていないこと、患者は説明がわからなくてもどうしていいかわからず言い出せていないことが明らかになってきたからである。これらの能力は、機能的ヘルスリテラシーと呼ばれている。ここではヘルスリテラシーの低さを「リスク」と捉えていて[10]、それが患者の意思決定や、処方薬のコンプライアンス、慢性疾患の自己管理の状況を通して、患者の健康アウトカム（成果）に影響する点に注目している。

アメリカ医師会など、様々な機関や組織が、ヘルスリテラシーの低い人のアセスメントと介入を探求してきている。しかし、多様な人々の健康や増大する健康情報を考えた場合、医療場面での受け身の介入では限界がある。ハイリスクの人々への介入だけでは不十分で、より多くの人々に対するエンパワーメントが必要である。

(2) ヘルスプロモーションでの流れ

ヘルスプロモーションでの流れは、公衆衛生領域での流れでもあり、そこでのヘルスリテラシーはヘルスプロモーションのアウトカム（成果）であるとされ[11]、ヘルスプロモーションにおけるコア概念となってきている[12]。ヘルスプロモーションでは、コミュニティや組織づくり、政策づくり、市民とのコミュニケーションや教育など、幅広いアプローチが用いられる。個人が行動を変える能力だけではなく、それをサポートするためにコミュニティや集団で環境を変えられる能力を高めること、公平を実現するためのエンパワーメントを目指している。そこでは、ヘルスリテラシーを、個人や社会を変化させる「資源」と見なすことができる[10]。このような幅広い内容を含むため、アンブレラターム（様々な概念を傘の下に入れた言葉）であるといわれる[11]。

コミュニティや集団のヘルスリテラシーの向上のためには、学校や地域での健康教育やコミュニケーションが必要になる。日々の様々な意思決定は、健康で充実した生活に結びついていて、ヘルスリテラシーは生きる力、生活スキルの重要な要素である。したがって、学校教育においても重要な「資源」である。生涯を通じてつくられるもので、健康と教育が切り離せないものであることがわかる。

3) ヘルスリテラシーとSOCの共通性

(1) エンパワーメントと資源

キックブッシュは、ヘルスプロモーションの戦略の多くは、健康生成モデルの流れに沿っているとしている[13]。ヘルスプロモーションは、サポーティブな環境をつくることで、より健康的な選択をしやすくすることを目標としている。しかし、自分たちがそのような環境づくりに参加していることや、そのようなより良い環境に変化していることに気がつかないとすれば問題である。そこで必要となる概念がエンパワーメントである。ナットビームは、ヘルスプロモーションにおいてエンパワーメントを重視し[11]、人々が健康のための意思決定や行動をよりコントロールできるようにするプロセスであるとしている。

エンパワーメントにおいて、特に個人にとって重要になるのは、心理的なエンパワーメントである。それは、自分の人生や生活をコントロールできるとい

う感覚をもてることである[14]。この感覚は、SOC でも共通しているもので、健康生成論は理論的にはエンパワーメントの枠組みを用いている。一貫性のある生活や人生を送るために、汎抵抗資源があるが、その資源そのものではなく、それを利用できることに注目している。資源を利用することによって、物事が予想どおり、思いどおりにうまくいくという自信がもてることである。そこでの汎抵抗資源の役割は、それらの存在への気づきによって SOC を向上させる支援をするものであるともいえる。

　エンパワーメントのために必要とされる資源という考え方は、ヘルスプロモーションにおいて中心的な考え方である。困難な状況に対して、うまく資源を活用できるかが問われている。この点は、ヘルスリテラシーと同じで、健康のための資源としての情報を活用できるかである。このように、資源を活用して環境をコントロールする能力として、SOC とヘルスリテラシーは共通している。

　また、ヘルスケアの場面においても、それらは共に必要とされる。ペリカン（Pelikan, M.）は、ヘルスケアの場面における SOC についての議論のなかで、アントノフスキーが、SOC は急に変化することはなくても、形成されたり操作されたりして、人々を健康に向かわせるとしていることに注目している[15]。

Box7-1　ヘルスリテラシーとエンパワーメント

　ヘルスリテラシーの概念を広めたナットビームは、3 つのレベルのヘルスリテラシーを提唱しました[11]。健康情報を理解できる能力は「機能的ヘルスリテラシー」と呼びますが、理解できるだけでは、意思決定して行動に移すことができないため、実際に行動できる能力として、「相互作用的ヘルスリテラシー」「批判的ヘルスリテラシー」が必要だとしました。「相互作用的ヘルスリテラシー」とは周囲からのサポートが十分な場合に、自立して行動できるものです。例えば、肥満を解消するために運動や食事内容の見直しを始めると決めて、家族や友人がサポートしてくれるなかで、行動を開始できるものです。そして、「批判的ヘルスリテラシー」は周囲が必ずしもサポートしてくれない場合の能力です。周りが非協力的な場合に、家族や友人に働きかけて、状況を変える力です。

　「批判的ヘルスリテラシー」は、ブラジルの教育学者フレイレによる「批判的意識化」からきています。フレイレは、「沈黙の文化」という、ブラジルの貧しい農村の人々が支配者によって抑圧され、文字を知らされず、否定的な自己像を植えつけられ、沈黙している文化を発見しました。その解決方法として生み出された「批判的意識化」は、人々が「沈黙の文化」の存在を意識し、自分たちが置かれている状況を客観的に自覚して、それを主体的に変えていく、ということです。それは、エンパワーメントと呼ばれ、個人や集団が、不利な状況下に置かれても、本来備わっている力を十分発揮できるように、環境を変える力を身につけるという意味で用いられています。

（中山）

病気をもつ人であっても、SOCの向上は役に立つということである。そのため、慢性疾患のマネジメントにおいては、ヘルスリテラシーの向上のみならず、SOCの向上も明らかに目標となりうるとしている。患者にとって、SOCとヘルスリテラシーを身につけることが、健康につながる共通の資源となることを表している。

(2) ソーシャルサポート、ソーシャルキャピタル

キックブッシュは、ヘルスプロモーションの戦略は、健康の社会的決定要因に根ざし、商業的政治的決定要因に直面していて、ソーシャルサポートとSOCにより注目する必要があるとしている[14]。その顕著な例は、参加型のヘルスリテラシー向上プログラムとセルフマネジメントプログラムであるという。これらは、SOCにおける動機づけの部分での取り組みであると述べている。参加型のプログラムでは、相互のソーシャルサポートの形成とともに、自分だけでなく他者のヘルスリテラシーの向上を支援できるという有意味感を育てる可能性がある。健康が人と人とのつながりでできていること、それが重要な資源であることにも気がついていくことである。ソーシャルサポートはヘルスリテラシーの向上の要因としても注目されているのである[8]。

そのため、キックブッシュは、ヘルスリテラシーはソーシャルキャピタル(社会関係資本。地域や職場などの集団のメンバー間のネットワーク、信頼、助け合いの規範)の重要な要素であると指摘している[7]。それは、ヘルスリテラシーの向上のために互いに信頼しあって協力するような文化や風土である。それを築き上げることが、自分たちの健康で充実した生活につながることを実感し、共に喜べる機会をつくり出すことにつながる。このようなことが起これば、SOCの向上に寄与することは疑いのないことであると考えられる。

(3) 学習

エリクソン(Eriksson, M.)は、健康生成論とは、ヘルスリテラシーの向上によって健康へと向かう持続的な学習プロセスであるとしている[16]。知識がヘルスリテラシーをサポートして、そのヘルスリテラシーは人の世界とのかかわり方における成長をサポートし、この学習によって新たな知識が身につくというサイクルが健康生成論であるという。これは、健康における成長と学習という視点で、SOCとヘルスリテラシーを結びつけるものである。

さらに、ヘルスリテラシーは、健康情報の入手、理解、評価、活用の能力とされるが、そこでの課題として理解することの困難さが強調されることが多い。理解できなければ、健康について学習することはできない。ドイッチャー（Dietscher, C.）らは、この学習に関する部分がヘルスリテラシーとSOCの把握可能感と重なる部分であり、SOCの視点からは、健康情報はわかりやすいものでなければならないとしている[17]。

（4）アンブレラターム

このように、いくつかの共通点について整理してみたが、ヘルスリテラシーも健康生成論やSOCも実に多くの概念を包含している。そのことは、どちらもアンブレラターム（様々な概念を傘の下に入れた言葉）あるいはアンブレラコンセプトだといわれることからも明らかである[12,18]。そして、上記のように、その傘に入っている言葉の多くが重なっていて、ポジティブな心理社会的な資源や状態を含んでいる点でも共通している。

4）ヘルスリテラシーとSOCの関連を見た先行研究

サボガニューンズ（Saboga-Nunes, L.）らは、ヘルスリテラシー、特にヨーロッパのプロジェクトであるHLS-EUにおけるヘルスリテラシーとSOCを結びつけた研究をしている[19]。HLS-EUにおける「入手」「理解」「評価」「活用」の能力を含めて、SOCの3つの概念と重ね合わせている。把握可能感は「理解と知識」、処理可能感は「評価とコンピテンス」、有意味感は「活用とモチベーション」としている。特に、学校という場は、ヘルスリテラシーの向上に大きな役割を果たすが、それはSOCでも同様であると指摘している。

そして、ポルトガルの学校の生徒を対象として、ヘルスリテラシーとSOCを測定した調査を行っている。ヘルスリテラシーの測定には、ヨーロッパで開発されたHLS-EU-Q47のポルトガル語版を使用している。ヘルスリテラシーとSOCの相関係数は、0.49（P=.001）であった。決定係数は、0.24となることから、共通点が多く重なる部分があるとして、分散が4分の1ほど重なっているという結果である。

ヘルスリテラシーとSOCを測定して関連を見た先行研究としては、現時点では、この研究が唯一のものである。学校の生徒に限定されているため、形成

5）調査データの分析の目的

ここではまず、ヘルスリテラシーについて、代表サンプル調査によりその標準値を知ることを目的とした。ヘルスリテラシーにおいては、調査会社のモニターによる全国サンプルのWeb調査は実施されたことはあるが、全国の住民を対象とした代表サンプル調査はいまだなかったためである。

次に、概念として共通する点の多いヘルスリテラシーとSOCの関連がどの程度であるか、さらに、これらの健康状態との関連の仕方について分析し、共通点と相違点について考察することとした。筆者らの調査によれば、日本人のヘルスリテラシーはヨーロッパと比較して低く[20]、他方、本研究において日本人のSOCは、スコットランドとは大きな差はなかったものの、カナダと比べると低い結果であったことから、ヘルスリテラシーとSOCの関連が見られた場合は、共通した背景要因によって低くなっていることが考えられるからである。

そこで、次の3つについて順番に分析を実施した。
① ヘルスリテラシーの標準値を明らかにする。
② ヘルスリテラシーとSOCとの関係を明らかにする。
③ ヘルスリテラシーおよびSOCと健康状態との関係を明らかにする。

2. 用いた項目と分析モデル

1）ヘルスリテラシーの測定方法

ヘルスリテラシーの測定に関しては、多様な尺度の作成が試みられてきている。それらはすでに100以上になっていて、アメリカの国立医学図書館とボストン大学医学部によって、それらを集めたデータベース『Health Literacy Tool Shed』が作成されインターネットで公開になっている。

ヘルスリテラシーの測定の始まりとしては、健康に関連した読解力や理解力としてのリテラシー、すなわち機能的といわれるヘルスリテラシーを測定する

ために開発された REALM、TOFHLA などのテストがある。これらをもとに多くの研究が実施されている。最近では、機能的ヘルスリテラシーだけでなく、相互作用的、批判的ヘルスリテラシーを測定する尺度が開発されるようになってきている。そこでは、健康情報の入手から活用までの能力そのものを対象としたものから、実際に、ヘルスケア、疾病予防、ヘルスプロモーションなど幅広く、より具体的な行動を包括的に捉えるような40項目以上を用いた尺度（HLS-EU-Q など）も開発されてきている。

本調査では、伝達的・批判的ヘルスリテラシー尺度（Communicative and Critical Health Literacy; CCHL）を用いた。これはナットビームの2種類のヘルスリテラシーを測定する尺度で、質問項目は5項目で、それぞれ5つの選択肢からなる。労働者のヘルスリテラシーの測定に利用されており、患者に限らず市民に利用できる簡便な尺度である。

測定方法としては、「あなたは、もし必要になったら、病気や健康に関連した情報を自分自身で探したり利用したりすることができると思いますか。」という問いに対して5項目で回答を求めるものである（巻末調査票問29参照）。回答の選択肢に対して、「強くそう思う」が5点で、「全くそう思わない」が1点で、その合計得点により、最高点25点、最低点5点とした。

尺度の内容としては、健康情報を入手、理解、評価、活用する能力について、それができるか否かについて直接尋ねるもので、健康情報の種類は問わないものである。REALM、TOFHLA は理解だけではあるが、幅広い健康関連用語の理解を問うものであるし、HLS-EU-Q も47項目で幅広い健康情報を含んでいる。そのため、健康情報全般なのか、自分に関係するあるいは関係すると予想される健康情報に限定して回答しているのか、などが明確でない尺度ではある。しかし、筆者らの調査では、この尺度と HLS-EU-Q 日本語版の相関係数は.62であり、決定係数は.38で4割ほど分散が重なっている尺度であった[20]。

2) 分析の方法

ヘルスリテラシーについては、平均値と標準偏差について、性別、年齢別、地域別、都市規模別に求めて、平均値の差の検定を多重比較（Sidak 法）によって行った。

ヘルスリテラシーと SOC との関係については、年齢を制御変数として偏相関係数を算出した。

ヘルスリテラシーおよび SOC と健康状態との関係については、健康度の自己評価（self-rated health）とメンタルヘルス MHI-5 を従属変数（巻末調査票問20、問23（A）～（E）を参照）とし、ヘルスリテラシーおよび SOC を独立変数、性別と年齢を制御変数として階層的な重回帰分析を行った。健康度の自己評価では、「とても良い」が5点で「良くない」が1点で、5点満点の尺度として用い、MHI-5 については、25点満点の尺度で、得点が高いほど精神的な健康状態がよい尺度として用いた。

3. 結果

1) ヘルスリテラシーの分布

ヘルスリテラシーの尺度の信頼性を表すクロンバックの α 係数は、0.900であり、高い信頼性が認められた。全体の平均点は、18.04で、標準偏差は3.74であった（表7-2）。男女別に見ると、いずれも18.04で差はなく、年代別に見た場合は、全体として高齢になるほど低い傾向にあった。男女別に年代による多重比較（Sidak法）を行ったところ、男性では有意な差は見られず、女性では、70歳代が他のすべての年代と比較して低く、有意な差が見られた（P < .0001）。

地域別、都市規模別で見たところ、大きな差は見られず、いずれも有意な差は見られなかった（表7-3）。しかし、関東と四国を除けば、やや西高東低の傾向が見られた。都市規模についても、大きな違いではないとしても、都市規

表7-2　ヘルスリテラシーの分布（性年齢別）

	男性			女性			計		
	n	平均値	標準偏差	n	平均値	標準偏差	n	平均値	標準偏差
20代	72	18.01	4.08	109	18.65	3.66	181	18.40	3.84
30代	190	18.41	3.56	227	18.50	3.48	417	18.46	3.52
40代	185	18.38	3.44	201	18.62	3.02	386	18.50	3.23
50代	187	18.03	3.47	200	18.08	3.17	387	18.06	3.31
60代	218	17.80	3.84	263	17.72	4.13	481	17.76	4.00
70代	95	17.24	4.21	92	15.77	5.09	187	16.52	4.71
合計	947	18.04	3.70	1,092	18.04	3.77	2,039	18.04	3.74

模が大きいほど高くなっている傾向が見られた。

2) ヘルスリテラシーとSOCの関連

ヘルスリテラシーとSOCの関連について、相関について年齢を制御した偏相関係数を算出した。ヘルスリテラシーのSOCとの相関は、.267であり、下位尺度別に見ると、有意味感が、.299と最も高く、いずれも有意であった（表7-4）。

3) ヘルスリテラシーとSOCの健康状態との関連

(1) 健康度自己評価

健康度自己評価を従属変数として、モデル1では、ヘルスリテラシーのみを独立変数として投入したところ、標準化回帰係数は.180で、有意な関連が見られた（表7-5）。モデル2では、独立変数にSOCを追加したところ、SOCはヘルスリテラ

表7-3 ヘルスリテラシーの分布（地域、都市規模別）

	n	平均値	標準偏差
地域			
北海道	108	17.50	3.77
東北	154	17.78	3.68
関東	636	18.21	3.67
北陸	107	17.56	3.70
東山	77	17.53	4.20
東海	200	17.91	3.74
近畿	283	18.04	3.87
中国	142	18.04	3.59
四国	65	17.86	3.56
北九州	149	18.28	3.80
南九州	118	18.77	3.72
都市規模			
大都市	489	18.20	3.71
人口10万人以上の市	832	18.13	3.74
人口10万人未満の市	484	17.86	3.77
町村	234	17.78	3.72
合計	2,039	18.04	3.74

表7-4 ヘルスリテラシーとSOCの各尺度との偏相関係数と有意確率 (n = 2,031)

SOC	有意味感	把握可能感	処理可能感
.267	.299	.212	.162
< .001	< .001	< .001	< .001

表7-5 健康度自己評価とヘルスリテラシー、SOCとの階層的重回帰分析

	モデル1		モデル2	
変数	β	P	β	P
性別（男：1、女：2）	.025	.246	.024	.238
年齢	$-.081$	< .001	$-.181$	< .001
ヘルスリテラシー	.180	< .001	.096	< .001
SOC			.324	< .001
自由度調整済 R^2	.042	< .001	.132	< .001

β：標準化回帰係数

シーよりも大きな係数となり、ヘルスリテラシーの係数はほぼ半減し、有意ではあるものの.096と小さな値へと変化した。このことは、ヘルスリテラシーがわずかではあるが独自に健康度自己評価と関連しているものの、ヘルスリテラ

シーは部分的に SOC を媒介して関連していることを示していた。

(2) 精神的健康

精神的健康を従属変数として、モデル1では、ヘルスリテラシーのみを独立変数として投入した

表7-6 精神的健康とヘルスリテラシー、SOC との階層的重回帰分析

	モデル1		モデル2	
変数	β	P	β	P
性別（男:1、女:2）	.019	.383	.017	.357
年齢	.174	<.001	.006	.759
ヘルスリテラシー	.238	<.001	.098	<.001
SOC			.542	<.001
自由度調整済 R^2	.075	<.001	.327	<.001

β：標準化回帰係数

ところ、標準化回帰係数は.238で、有意な関連が見られた（表7-6）。モデル2では、独立変数に SOC を追加したところ、SOC はヘルスリテラシーよりも大きな係数となり、ヘルスリテラシーの係数は半分以下となり、有意ではあるものの.098と小さな値へと変化した。このことは、健康度自己評価と同様に、ヘルスリテラシーがわずかではあるが独自に精神的健康と関連しているものの、ヘルスリテラシーは部分的に SOC を媒介して関連していることを示していた。

4. 考察

ヘルスリテラシーについての全国代表サンプルでの分布を示せたことから、今後のヘルスリテラシー研究において、標準値との比較が可能になることで、その発展に貢献できたと考えられる。用いたヘルスリテラシーの尺度は特に一般市民のために開発されたもので、5項目と簡便であることから、健康情報の種類を限定せずにその活用能力を測定して比較したい場合には活用できるであろう。

ヘルスリテラシーの性別による差は見られなかったが、高齢者で低い傾向にあった。これは他の尺度での測定であるが、他の国でも見られている傾向であった。特に女性の高齢者で低い傾向にあり、サンプル数が少なめということもあったが、今後の検討課題となった。

ヘルスリテラシーと SOC の関連では、ポルトガルの研究ほど高い相関は見られなかった。しかし、本研究での尺度のほうが概念としては狭い傾向にあ

り、そのことが影響していると推察された。

　健康指標との関連では、ヘルスリテラシーが SOC を媒介して関連している可能性が示され、ヘルスリテラシーをもつことが、自己や環境資源への気づきとなって SOC を高めていることが示唆された。ここでは、先述したエリクソンによる、健康生成論はヘルスリテラシーの向上によって健康へと向かう持続的な学習プロセスであるという見方があてはまる[16]。ヘルスリテラシーを身につける機会は、実際に何らかの健康問題に直面して、健康情報を手に入れて問題を解決するといった経験をしたときであろう。この経験によって、自分は問題解決の資源を身につけたという自信をもち、そのプロセスで SOC が形成されることが予想される。

　このとき他者のサポートを得た場合には、周囲の資源への気づきから同時に SOC が形成されるであろう。また、社会的学習理論から見れば、自己への自信は、他者の経験から学ぶことも多いと考えられる。周囲の人が問題解決をしてヘルスリテラシーを向上させた経験を見ることでも、それは達成されるであろう。そのようなヘルスリテラシーの獲得を通したつながりがあることは、キックブッシュのいう、ヘルスリテラシーはソーシャルキャピタルの重要な要素であるという指摘と一致する[7]。ヘルスリテラシーは単に健康問題の解決だけでなく、エリクソンが指摘するように、人の世界とのかかわり方における成長をサポートする[16]ことで SOC を高めるものと推察される。

5. まとめ

　分析結果から、ヘルスリテラシーと SOC と健康の関連を検討することで、それぞれの概念の構造がより明確になることが明らかとなった。今後、それぞれの役割や機能について、両方の向上を同時に促進するかたちで解明していくことが考えられた。特に両者に共通する概念である、ソーシャルサポートと学習という観点から見ることで、介入プログラムの開発につなげる研究が進められる可能性があるであろう。

【引用文献】
1) 中山和弘.:ヘルスリテラシーとは. 福田洋, 江口泰正（編）. ヘルスリテラシー：健康教育の新しいキーワード. 大修館書店, 1-22, 2016.
2) Mittelmark MB, Bauer GF.: The Meanings of Salutogenesis. In Mittelmark MB, Sagy S, Eriksson M, et al.（eds.）*The Handbook of Salutogenesis*. Springer, Cham, 7-14, 2016.
3) Nutbeam D.: Health promotion glossary. *Health Promot Int*, **13**, 349-364, 1998.
4) Ad Hoc Committee on Health Literacy for the Council on Scientific Affairs, American Medical Association.: Health literacy: report of the Council on Scientific Affairs. *JAMA*, **281**, 552-7, 1999.
5) U.S. Department of Health and Human Services.: *Healthy People 2010*. U.S. Government Printing Office, Washington, DC, 2000.
6) Zarcadoolas C, Pleasant AF, Greer DS.: *Advancing Health Literacy: A Framework for Understanding and Action*. CA: JOSSEY BASS, San Francisco, 2006.
7) Kickbusch I, Maag D.: Health Literacy. In Heggenhougen K, Quah S,（eds.）*International Encyclopedia of Public Health*, Vol 3. Academic Press, San Diego, 204-211, 2008.
8) Sørensen K, Van den Broucke S, Fullam J, et al.;（HLS-EU）Consortium Health Literacy Project European.: Health literacy and public health: a systematic review and integration of definitions and models. *BMC Public Health*, **12**, 80, 2012.
9) Kickbusch IS.: Health literacy: addressing the health and education divide. *Health Promot Int*, **16**, 289-297, 2001.
10) Nutbeam D.: The evolving concept of health literacy. *Soc Sci Med*, **67**, 2072-8, 2008.
11) Nutbeam D.: Health literacy as a public health goal: a challenge for contemporary health education and communication strategies into the 21st century. *Health Promot Int*, **15**, 259-267, 2000.
12) 中山和弘.:ヘルスリテラシーとヘルスプロモーション, 健康教育, 社会的決定要因. 日健教誌, **22**, 76-87, 2014.
13) Kickbusch IS.: Foreword. In Mittelmark MB, Sagy S, Eriksson M, et al.（eds.）*The Handbook of Salutogenesis*, Springer, Cham, v-vi, 2016.
14) Koelen MA, Lindström B.: Making healthy choices easy choices: the role of empowerment. *Eur J Clin Nutr*, Aug; 59 Suppl 1, S10-5, 2005.
15) Pelikan M.: The Application of Salutogenesis in Healthcare Settings. In Mittelmark MB, Sagy S, Eriksson M, et al.（eds.）*The Handbook of Salutogenesis*, Springer, Cham, 261-266, 2016.
16) Eriksson M.: The Sense of Coherence in the Salutogenic Model of Health. In Mittelmark MB, Sagy S, Eriksson M, et al.（eds.）*The Handbook of Salutogenesis*, Springer, Cham, 91-96, 2016.
17) Dietscher C, Winter U and Pelikan JM.: The Application of Salutogenesis in Hospitals. In Mittelmark MB, Sagy S, Eriksson M, et al.（eds.）*The Handbook of Salutogenesis*, Springer, Cham, 277-298, 2016.
18) Eriksson M, Mittelmark MB.: The Sense of Coherence and Its Measurement. In Mittelmark MB, Sagy S, Eriksson M, et al.（eds.）*The Handbook of Salutogenesis*, Springer, Cham, 97-106, 2016.
19) Saboga-Nunes L.: Perspectives on Salutogenesis of Scholars Writing in Portuguese. In Mittelmark MB, Sagy S, Eriksson M, et al.（eds.）*The Handbook of Salutogenesis*, Springer, Cham, 415-422, 2016.
20) Nakayama K, Osaka W, Togari T, et al.: Comprehensive health literacy in Japan is lower than in Europe: a validated Japanese-language assessment of health literacy. *BMC Public Health*. **15**, 505, 2015.

（中山　和弘）

第8章　ストレッサーと健康とSOC

　SOCはストレス対処能力といわれているが、どのようにストレス対処能力としての機能を発揮するのであろうか。健康生成論ではストレスが健康に影響を与える過程のなかで、SOCがストレスの認知的評価やストレッサーへの対処に影響を与え、ストレスが健康に与える影響を軽減することが仮説として示されている。本章では、健康生成モデル、ストレスプロセスモデルにおけるSOCの位置づけを概観し、SOCのストレス対処能力としての機能やそのメカニズムを「暮らしと生きる力に関する全国調査」のデータを用いて検討していく。

1. ストレッサーの対処におけるSOCの機能・効果

1） SOCがストレス対処に果たす役割の図式化──健康生成モデル

　アントノフスキーによって提唱された健康生成モデルでは、SOCのストレス対処能力としての働き、すなわちストレッサーがつくり出す緊張状態に対し、SOCが汎抵抗資源（Generalized Resistance Resources; GRRs）と呼ばれるストレス対処の資源となる心理社会的資源（知力、ソーシャルサポートなど）や遺伝および体質・気質的な資源を動因して処理を試み、その成否によって健康状態が左右される過程が仮説モデルとして示されている。

　GRRsを動員してストレッサーに対処する過程では、ストレッサーを回避したり、ストレッサーと見なさないといった認知的評価も含まれる。またアントノフスキーはラザルスのストレスの認知的評価との関係にも言及し、ストレッサーの一次的評価の段階において、SOCの強い人は弱い人と比べてストレッサーを「ノンストレッサー」と見なす傾向や、ストレッサーとして認知された

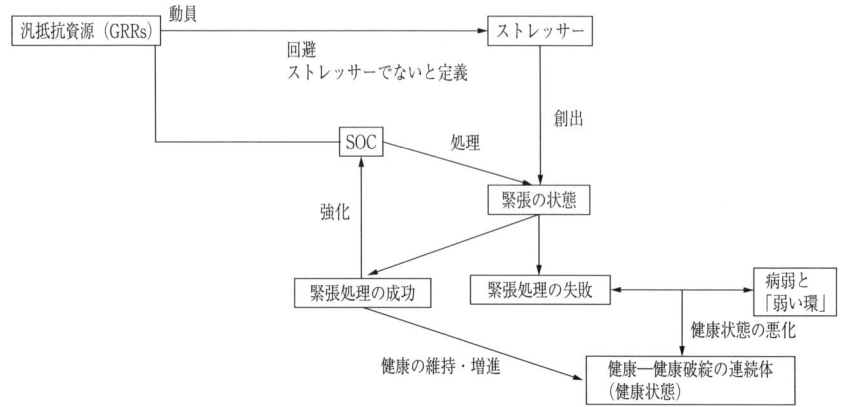

「ストレス対処能力SOC」[1]、p.20の図を筆者が簡略化。

図8-1 健康生成モデルにおけるSOCの機能に関する部分

刺激を無害なものや良性のもの、無関係のものと見なす傾向がより強い傾向があるだろうと述べている。さらに、ある刺激がストレッサーであると見なされたとき、SOCが強い人は弱い人よりもより明確な、より特定された、より正確に識別された知覚をもち、その刺激は重荷としてよりもむしろ挑戦として見なされるとしている[2]。また、ストレッサーの認知的評価に続く対処の段階に

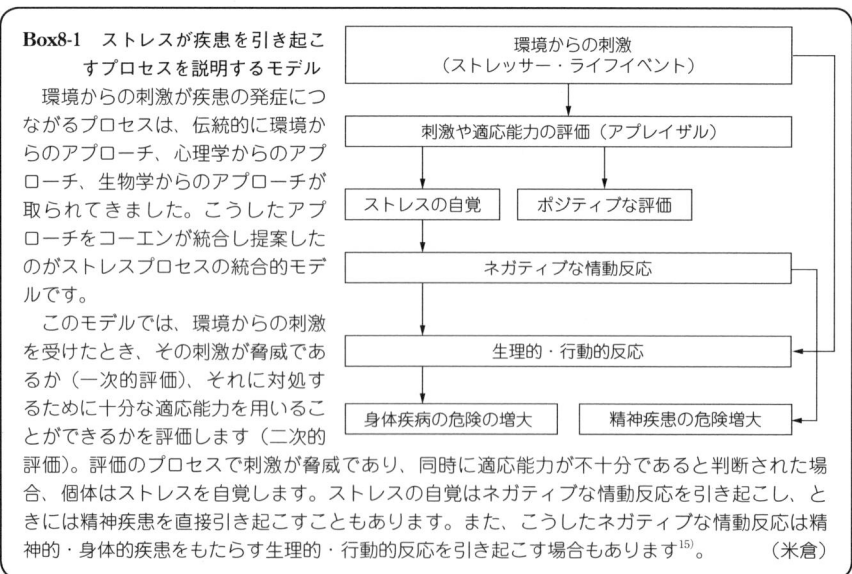

Box8-1 ストレスが疾患を引き起こすプロセスを説明するモデル

環境からの刺激が疾患の発症につながるプロセスは、伝統的に環境からのアプローチ、心理学からのアプローチ、生物学からのアプローチが取られてきました。こうしたアプローチをコーエンが統合し提案したのがストレスプロセスの統合的モデルです。

このモデルでは、環境からの刺激を受けたとき、その刺激が脅威であるか（一次的評価）、それに対処するために十分な適応能力を用いることができるかを評価します（二次的評価）。評価のプロセスで刺激が脅威であり、同時に適応能力が不十分であると判断された場合、個体はストレスを自覚します。ストレスの自覚はネガティブな情動反応を引き起こし、ときには精神疾患を直接引き起こすこともあります。また、こうしたネガティブな情動反応は精神的・身体的疾患をもたらす生理的・行動的反応を引き起こす場合もあります[15]。　　　　（米倉）

おいても、SOCが強い人は直面するストレッサーを扱うのに最も適切と思われる特定の対処戦略を選ぶことでストレッサーに対処すると述べている（ストレスプロセスモデルについては **Box8-1** 参照）。

2) SOCはストレッサー・ストレスの認知に影響する

このようなSOCとストレッサーの認知的評価の関連や、ストレッサーがつくり出す緊張状態をSOCがGRRsを動員して処理することで緊張状態が健康状態に与える影響を緩和する緩衝効果（**Box 8-2**）は国内外の実証研究で示されてきている。SOCとストレッサーの認知的評価との関係については、ノルウェーにおいて11歳、13歳、15歳の生徒5,026人を対象とした調査で、SOCが高いほど、学校関連のストレス認知が低いという結果[3]や、116人の大学生を対象とした調査でネガティブなライフイベント数とSOCには負の関連があったことが示されている[4]。国内では大学低学年の学生においてSOCが高いほどデイリーハッスル（日常的に頻繁に経験される些細な出来事によるストレス）が少ないとする研究[5]や産褥早期の母親においてSOCが高いほど母乳育児負担感が低いとする研究[6]が報告されている。また、日本人のストレス実態調査委員会によって行われた全国調査では、SOCが高いほど、ストレッサー、ストレスの総量が少なく、ストレス状態になりにくいという結果が報告されている[7]。こうした国内外の研究結果を統合したシステマティックレビューでは、多くの研究でストレスフルなライフイベントや知覚されたストレッサーとSOCに負の関連が見られたとしている[8]。

Box8-2 緩衝効果と交互作用効果

緩衝効果はある変数（A）が従属変数（Y）に与える影響を他の変数（B）が緩和する場合、BはAがYに対する与える影響に緩衝効果をもつといいます。例えば、ストレッサーが健康状態に与える負の影響をソーシャルサポートが緩和する場合、ソーシャルサポートはストレッサーが健康状態に与える影響に対する緩衝効果をもつといえます。

緩衝効果は統計モデル（重回帰分析やロジスティック回帰分析など）では交互作用効果をモデルに組み込むことで検討できます。交互作用効果は説明変数と説明変数をかけ合わせて新しくつくられる変数をモデルに組み込むことで表現できます。この交互作用効果の影響を見ることで、緩衝効果を統計モデルによって数量的に検討することができます。　　　　　（米倉）

3) SOCはストレッサーが健康に与える影響を緩衝する

ストレッサーが健康状態に与える影響をSOCが緩衝する効果については、次に示す先行研究がある。まず、ノルウェーにおいて11歳、13歳、15歳の生徒5,026人を対象とした調査で、学校関連のストレスが心身症状に与える影響をSOCが緩和する効果[3]、が検証された。また、116人の大学生を対象とした調査ではネガティブなライフイベントが心身健康に与える影響をSOCが緩和する緩衝効果が検証された[4]。

日本国内では、看護師が感じるワークファミリーコンフリクト（仕事と家庭の葛藤）が抑うつに与える影響をSOCが緩和する効果、すなわちSOCが高い群ではワークファミリーコンフリクトが高くてもワークファミリーコンフリクトが低い群と抑うつ度が同程度であった結果が示された[9]。また、情報産業の労働者において長時間労働が抑うつに与える影響を緩衝し、SOCが高い群では労働時間が長くなっても抑うつ度の悪化が少ない[10] という研究も報告された。先に紹介した日本人のストレス実態調査においては、ストレッサーの量がストレスの量に与える影響をSOCが緩衝する効果が示されている[7]。さらに、32,891人の高齢者を対象とした大規模疫学研究（愛知老年学的評価研究〈AGES〉）においてSOC低群では過去1年間に経験したストレスフル・ライフイベントの数が増加するにつれてうつ状態の者の割合が大きく増加するのに対し、SOC高群では、イベント数が増加しても抑うつ状態の者の割合は変化せず、ストレスフル・ライフイベントが抑うつに与える影響をSOCが緩和するという研究[11] が報告された。こうした、SOCのストレス緩衝効果は国内外の複数の研究結果を統合したシステマティックレビューにおいても確認されている[12]。

4) 本章における検討の3つの目的

以上のようにストレス対処能力としてのSOCの効果に関する研究は蓄積しつ

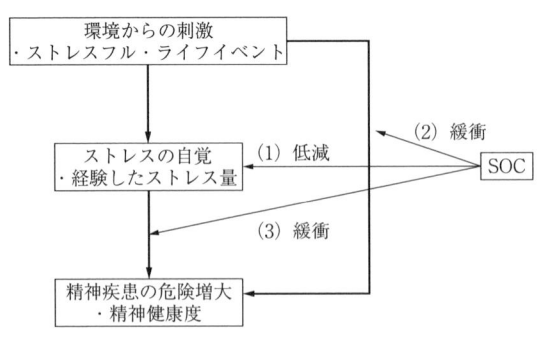

図8-2 本章の分析枠組み

つあるものの、国内においては本研究のように大規模な一般住民調査による検証は少ない。本章では「暮らしと生きる力に関する全国調査」のデータを用いて、(1)経験したストレスの量とSOCの関連性、(2)ストレスフル・ライフイベントが健康状態に与える影響へのSOCの緩衝効果、(3)経験したストレスの量が健康状態に与える影響へのSOCの緩衝効果の3点を検討する。なお**Box8-1**で紹介したストレスプロセスモデルを簡略化し、本章での検討内容をあてはめると図8-2のようになる。

2. 本章における分析の方法

1) 分析に用いた変数
(1) 精神健康度（問23）

The five-item version of Mental Health Inventory（MHI-5）[13]を用いて測定した。MHI-5はMedical Outcomes Study 36-Item Short Form Health Survey（SF-36）の精神健康ドメインであり、信頼性、妥当性が検証された尺度である。本章においては、尺度を構成する項目を得点が高いほど精神健康度が良好となるように合計点を算出し、分析に用いた。

(2) 経験したストレスの量（問26）

「この1年間であなたが経験した『ストレス』や『プレッシャー（圧力）』の量は、以下のうち、どの表現があてはまるでしょうか。」という質問に対して「まったくなかった」「わずかな量があった」「ある程度の量があった」「非常に多くの量があった」の4件法で尋ねた。この項目への回答をストレスやプレッシャーの量が多いほど得点が高くなるように0点から3点を与えて分析に使用した。

(3) ストレスフル・ライフイベント（問25）

「あなたは、この1年間に、次のような出来事がありましたか。」という質問に対して、「所属していた会社が倒産した」「離婚した」「配偶者が亡くなった」など12項目の出来事を複数回答で回答してもらった。あてはまる項目の数を合計し、「なし」「1つ」「2つ」「3つ以上」の4群に分けて分析に使用した。

2) 統計解析の方法

経験したストレスの量とSOCの関連性は、従属変数を経験したストレス量、共変量として慢性疾患の有無、経済的暮らし向き、教育、婚姻状況、年齢を投入した順序ロジスティック回帰分析（**Box8-3**参照）で検討した。

次に、ストレスフル・ライフイベントの経験の有無と精神健康の関連性はウェルチのt検定で検討するとともに、効果量の指標であるコーエンのdを算出し各イベントの影響力の大きさを検討した。コーエンのdは0.2以上で効果量小、0.5以上で効果量中、0.8以上で効果量大と評価される[14]。また、ストレスフル・ライフイベントが精神健康に与える影響へのSOCの緩衝効果は、従属変数を精神健康、共変量として慢性疾患の有無、経済的暮らし向き、教育、婚姻状況、年齢を投入した重回帰分析で検討した。最後に、経験したストレスの量が精神健康に与える影響へのSOCの緩衝効果は、従属変数を精神健康、共変量として慢性疾患の有無、経済的暮らし向き、教育、婚姻状況、年齢を投入した重回帰分析で検討した。また、交互作用効果を理解しやすくするため、SOC得点が平均－1標準偏差以下を低群、平均－1標準偏差～平均＋1標準偏差を中群、平均＋1標準偏差以上を高群とした3群に分類して、精神健康、SOC、ストレスフル・ライフイベント（または経験したストレス量）の3者の関係を図示した。上記の分析はすべて男女別に行った。

3. 経験したストレスの量とSOCの関連性
——SOCが高い人は経験したストレス量が少ない

男女別に従属変数を経験したストレス量、独立変数をSOC、共変量として慢性疾患の有無、経済的暮らし向き、教育、婚姻状況、年齢を投入した順序ロジスティック回帰分析を実施した結果を表8-1に示した。男女ともSOC得点1ポイントあがるごとに、ストレス量の順序カテゴリで、1つ上位のカテゴリの出現オッズ比は1未満であり（**Box8-4**参照）、SOCが高いほど有意にストレス量が低いことがわかった（男性　オッズ比：0.95、95％信頼区間：0.93-0.96、女性オッズ比：0.93、95％信頼区間：0.92-0.94）。この回帰式によって予測されたストレス量とSOCとの関係を図示したものが図8-3、図8-4である。ストレス量

表8-1 ストレス量とSOCの関連性

		男性				女性			
			95%信頼区間				95%信頼区間		
		オッズ比	下限	上限	P値	オッズ比	下限	上限	P値
慢性疾患の有無	なし	0.56	0.43	0.73	<.001	0.63	0.49	0.81	<.001
	あり	ref				ref			
暮らし向き	大変に苦しい	2.79	0.76	10.18	.121	7.34	2.26	23.85	<.001
	やや苦しい	3.08	0.91	10.46	.071	2.96	0.98	8.96	.054
	普通	1.79	0.54	5.93	.338	2.63	0.89	7.78	.080
	ややゆとりがある	2.44	0.72	8.31	.153	3.06	1.02	9.22	.047
	大変にゆとりがある	ref				ref			
教育	大卒未満	0.57	0.43	0.74	<.001	0.67	0.48	0.94	.020
	大卒以上	ref				ref			
婚姻状況	離死別	1.19	0.71	2.01	.514	0.79	0.54	1.16	.222
	未婚	0.65	0.45	0.94	.021	1.43	0.94	2.16	.093
	既婚・パートナー有り	ref				ref			
年齢		0.97	0.96	0.98	<.001	0.98	0.97	0.99	<.001
SOC		0.95	0.93	0.96	<.001	0.93	0.92	0.94	<.001

順序ロジスティック回帰分析(1=ストレスなし、2=わずかにあった、3=ある程度あった、4=非常にあった)
ref: 参照カテゴリ

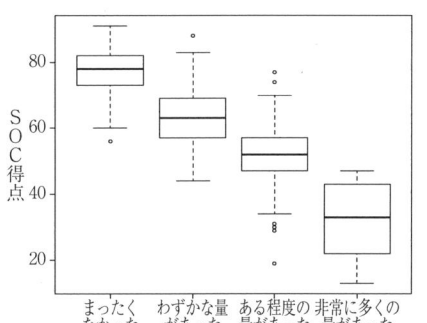

図8-3 ストレス・プレッシャーの量とSOCの関係(男性)

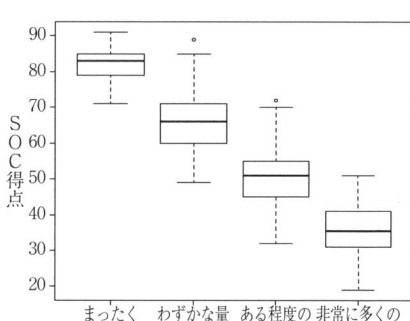

図8-4 ストレス・プレッシャーの量とSOCの関係(女性)

Box8-3 順序ロジスティック回帰分析

　順序ロジスティック回帰分析は、2値の質的変数を従属変数として扱うロジスティック回帰分析を、3つ以上の順序の情報をもったカテゴリをもつ順序変数に拡張した分析方法です。本章では、経験したストレス量は「まったくなかった」「わずかな量があった」「ある程度の量があった」「非常に多くの量があった」の4つの順序性のあるカテゴリをもつ順序変数で、これを従属変数として順序ロジスティック回帰分析を行っています。順序変数のカテゴリが多い場合は、量的変数と見なして重回帰分析を行う場合もあります。　　　　　　　　　　（米倉）

が少ない群ほど、SOCの平均点が高いことが見て取れる。

4. ストレスフル・ライフイベントが精神健康に与える影響とSOCの関連性——ストレスフル・ライフイベントが精神健康に与える影響に対するSOCの緩衝効果は不明確

1) ストレスフル・ライフイベントの経験と精神健康との関係の男女差

図8-5、8-6にイベントが精神健康に与える影響の順位を示した。男性では経験の有無で精神健康度に有意な差が認められたのは、「新たに仕事についた」のみであった。精神健康度に与える負の影響が大きいイベントとしては、「勤務先の倒産」、「配偶者の死亡」「夫婦で別居することになった」であった。女性では、「仕事をやめた」「新たに仕事についた」「自分が大きな病気や怪我をした」「家族の看病や介護が必要になった」「300万円以上の借金を抱えた」で経験の有無により精神健康度に有意な差が認められた。精神健康度に与える負の影響が大きいイベントは「300万円以上の借金を抱えた」、「自分が大きな病気や怪我をした」、「夫婦で別居することになった」であった。

また、経験したイベントの数と精神健康度の関連については、男性では経験数と精神健康度に有意な関連はなかった。女性では有意な関連が認められ、経

Box8-4　オッズ比の読み方

　オッズとは、ある事柄が、（生じる確率）÷（生じない確率）のことです。二項ロジスティック回帰分析と呼ばれる分析では、例えば死亡か生存か、といった二項対立している変数が従属変数になります。そして生存する確率÷死亡する確率のオッズを扱います（正確にはその対数を従属変数とします）。このとき独立変数がSOCであるとして分析すると、SOCは等間隔の数値（間隔尺度）なので、1点高いときのオッズと1点高くなる前のオッズの比が計算されます。オッズ比とは読んで字のごとく、オッズをオッズで割ったものです。オッズ比が2であるとするとSOCが1点上がると2倍生存オッズが高くなる（つまり生存しやすくなる）、と読みます。

　今回の順序ロジスティック回帰分析の場合は、従属変数は4つの順序があります。細かくは示しませんが、下から順序を1番から4番まで振ったとき、1番にならないで2〜4番になる確率のオッズ、1、2番にならないで、3、4番になる確率のオッズ、1〜3番にならないで4番になる確率のオッズと、3つのオッズを扱います（こうしたオッズの考え方を累積オッズといいます）。そして、これらいずれの場合のオッズでも、SOCが1点上がったときと上がる前のオッズの比は等しいものとして計算をします。つまりオッズ比が2である場合、SOCが1点あがると、2倍累積オッズは高くなる（つまり1つ上位になりやすくなる）、と解釈することができます。

（戸ヶ里、米倉）

験していない者よりも1つ以上経験しているもので有意に精神健康度が低く、1つ以上経験している者に対して3つ以上経験している者では、有意に精神健康度が低かった（表8-2）。

2) ストレスフル・ライフイベントの経験数と精神健康とSOCとの関係

次に、ストレスフル・ライフイベントおよびSOCが精神健康に与える影響とストレスフル・ライフイベントが精神健康に与える影響に対するSOCの緩衝効果を検討した結果を表8-3に示した。男女ともにSOCの有意な主効果が認められ、SOCが高いほど精神健康度は良好であった（男性　偏回帰係数〈以下B〉= 2.08、$p < .001$、女性　B = 1.92、$p < .001$）。また、経験したイベント数は女性においてのみ有意な主効果が認められた（$p < .001$）。イベントを1つ経験している群（B = -0.84、$p < .001$）、2つ経験している群（B = -1.07、$p = .003$）、3つ経験している群（B = -1.70、$p = .029$）において、イベントを経験していない群に比べ、有意に精神健康が悪いという関連性が示された。男性においてはSOCとイベント数に有意な交互作用効果が認められた（$p = .023$）。この交互作用効果を詳しく見るため、モデルで予測された精神健康度とSOC、イベントの経験数の関係を図示したものが図8-7、図8-8である。男性においてSOC中群、高群においては、経験したイベント数と精神健康度の関連が弱いのに対して、SOC低群では、2つイベントを経験した群では精神健康度が良好であった。

Box8-5　「コーエンのd」の読み方

　図8-5、図8-6の横軸で示した影響の大きさに関する数値はコーエンの（Cohen's d）という数値です。この数値は平均値の差を標準偏差で割った値です。この図では、経験があった人の精神健康度の平均値と、経験がなかった人の平均値の差を両者共通の標準偏差で割った数値になります。あった人の平均値がなかった人の平均値よりも低ければマイナスの値となります。コーエン（Cohen 1969）によると、この値の絶対値が0.2は小程度、0.5は中程度、0.8は大きな差（効果量）であると解釈できるといわれています。

（戸ヶ里、米倉）

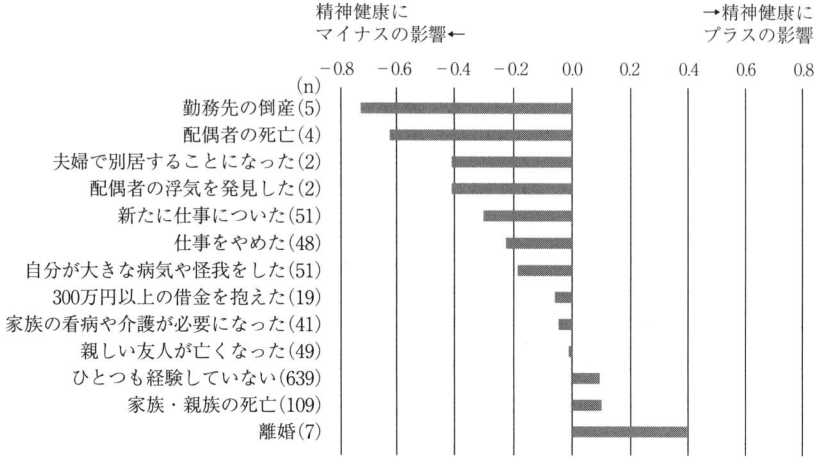

図8-5　イベントの精神健康への影響度（男性）

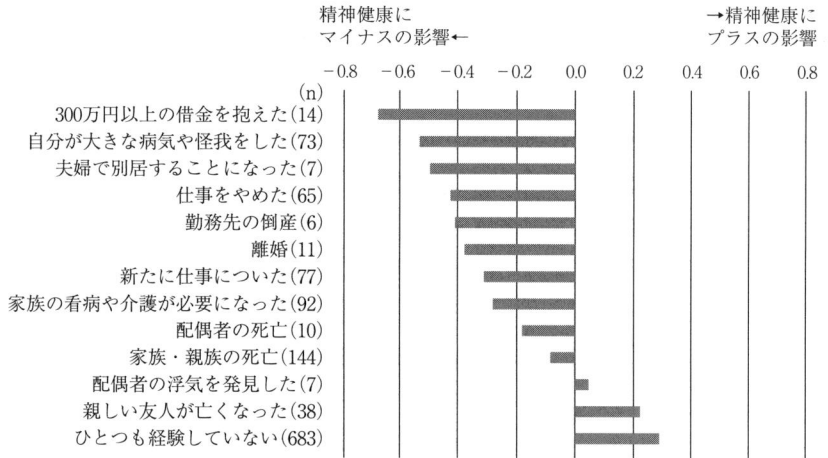

図8-6　イベントの精神健康への影響度（女性）

表8-2　イベント経験数と精神健康度

	男性				女性			
	N	平均値	(SD)	多重比較	N	平均値	(SD)	多重比較
(0) 経験していない	639	18.1	3.6	n.s	683	18.5	3.7	(0) vs (1)：p＜.001
(1) 1つ	230	17.9	3.6		284	17.6	3.9	(0) vs (2)：p＝.001
(2) 2つ	64	18.0	3.6		92	17.1	4.2	(0) vs (3)：p＝.002
(3) 3つ以上	9	15.4	2.6		24	15.4	3.5	(1) vs (3)：p＝.042

SD：標準偏差

表8-3　ストレスフル・ライフイベントとSOC、精神健康の関連性（男女別）

		男性				女性			
				P値				P値	
		B	(SE)	パラメータ	分散分析	B	(SE)	パラメータ	分散分析
ストレスフル・	経験なし	ref			.734	ref			<.001
ライフイベント数	1つ経験	-0.13	(0.23)	.590		-0.84	(0.23)	<.001	
	2つ経験	-0.16	(0.40)	.686		-1.07	(0.36)	.003	
	3つ以上経験	-1.20	(1.23)	.330		-1.70	(0.77)	.029	
SOC		2.08	(0.13)	<.001	<.001	1.92	(0.13)	<.001	<.001
交互作用	経験なし×SOC	ref			.023	ref			.145
	1つ経験×SOC	-0.40	(0.23)	.077		0.34	(0.22)	.124	
	2つ経験×SOC	-1.11	(0.39)	.005		0.60	(0.35)	.092	
	3つ以上経験×SOC	0.00	(1.52)	1.000		-0.44	(0.60)	.456	

従属変数はMHI得点（高いほど精神健康が良好）。B: 偏回帰係数、SE: 標準誤差、ref: 参照カテゴリ
年齢、慢性疾患の有無、暮らし向き、婚姻状態、教育で制御

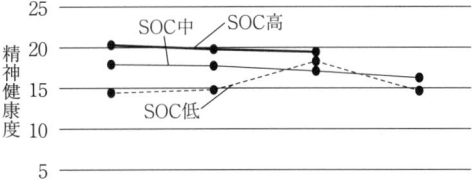

図8-7　経験したストレスフル・ライフイベント、SOCによる精神健康度の違い（男性）

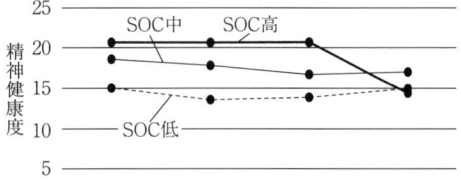

図8-8　経験したストレスフル・ライフイベント、SOCによる精神健康度の違い（女性）

表8-4　ストレス量、SOCと精神健康の関連

		男性				女性			
				P値				P値	
		B	(SE)	パラメータ	分散分析	B	(SE)	パラメータ	分散分析
ストレス量	非常に多くの量があった	-2.74	(0.42)	<.001	<.001	-3.47	(0.45)	<.001	<.001
	ある程度の量あった	-1.44	(0.29)	<.001		-2.36	(0.35)	<.001	
	わずかな量あった	-0.23	(0.28)	.424		-0.91	(0.35)	.009	
	まったくなかった	ref				ref			
SOC		1.52	(0.22)	<.001	<.001	1.19	(0.25)	<.001	<.001
交互作用	非常に多くの量があった×SOC	0.52	(0.36)	.141	.015	1.28	(0.36)	<.001	<.001
	ある程度の量あった×SOC	0.39	(0.28)	.175		0.43	(0.31)	.160	
	わずかな量あった×SOC	-0.32	(0.28)	.254		-0.02	(0.30)	.935	
	まったくなかった×SOC	ref				ref			

従属変数はMHI得点（高いほど精神健康が良好）。B: 偏回帰係数、SE: 標準誤差、ref: 参照カテゴリ
年齢、慢性疾患の有無、暮らし向き、婚姻状態、教育で制御

5. 経験したストレスの量が精神健康に与える影響とSOCの関連性——ストレス量が精神健康に与える負の影響を緩和する

　経験したストレスの量およびSOCが精神健康に与える影響と経験したストレスの量が精神健康に与える影響に対するSOCの緩衝効果を検討した。

　男女ともSOC、ストレス量、それぞれについて有意な主効果が認められた。SOCが高いほど、精神健康が有意に良好であることが示された（男性　B = 1.52、p < .001、女性　B = 1.19、p < .001）。ストレス量については、まったくなかった群に比べて、ストレスを感じた群では精神健康度が不良であり、わずかな量あった群（男性　B = − 0.23、p = .424、女性　B = − 0.91、p = .009）、ある程度の量あった群（男性　B = − 1.44、p < .001、女性　B = − 2.36、p < .001）、非常に多くの量があった群（男性　B = − 2.74、p < .001、女性　B = − 3.47、p < .001）とストレス量が多くなるほど、精神健康が悪くなる傾向が認められた。また、男女ともSOCと経験したストレスの量の有意な交互作用が認められた（男性 p = .015、女性　p < .001）。

　交互作用を詳しく見るため、モデルで予測された精神健康度とSOC、経験したストレスの量の関係を図示したものが図8-9、図8-10である。SOCが高い群では、経験したストレスの量が多くなっても精神健康度はあまり低下せず、ストレス量が精神健康に与える負の影響が緩和されていた。

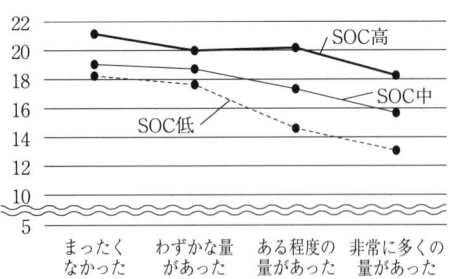

図8-9　経験したストレスの量、SOCによる精神健康度の違い（男性）

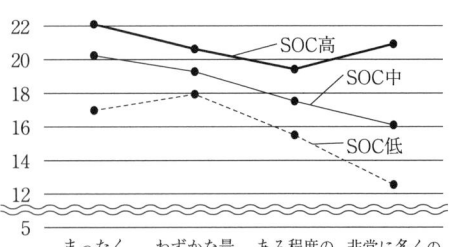

図8-10　経験したストレスの量、SOCによる精神健康度の違い（女性）

6. まとめと結論

　本章では健康生成モデルによって予測される、SOC のストレス対処能力としての役割について、大きく次の3点を検討した。第一に SOC と過去1年間に感じたストレス・プレッシャーの量との関係についてである。第二に、過去1年間に経験したストレスフル・ライフイベントと精神健康の関係における SOC の機能についてである。第三に過去1年間に感じたストレス・プレッシャーの量と精神健康との関係における SOC の機能についてである。

　第一の検討について、SOC の高さと経験したストレスの量の少なさの関連が明らかになった。このことは健康生成モデルにおけるストレス予防効果を有することを示した結果といえる。すなわち、SOC が高い人は低い人に比べてストレッサーを無害なものや挑戦と見なすことが多く、有害なストレスと感じることが少ないことが示されたと考えられる。

　第二のストレスフル・ライフイベントの経験数をストレッサーとして位置づけた検討では、精神健康との関連における SOC の緩衝効果は認められなかった。この結果は、高齢者においてストレスフル・ライフイベントが精神健康に与える負の影響を SOC が緩和するという研究[11]とは一致しなかった。この高齢者における研究で用いられているイベントのリストと本章で用いたイベントは共通のものも含まれているが、本章の対象は高齢者に限定しておらず、各イベントの意味づけが異なっている可能性がある。こうしたイベントは集団の性質にかかわらず重要なイベントもあるが、集団の特徴によって意味づけが異なるイベントも含まれるため、対象集団の特徴に合わせてイベントのリストを作成することが推奨されている[15]。今回は対象が25歳から74歳と幅広い年代にわたっていたため、それぞれの年代の特徴に合わせたイベントを作成することができなかったが、今後そのようなリストを用いて調査を行い、検討を深めることが必要になると考えられる。

　また、大学生におけるネガティブなライフイベントが身体健康に与える影響を SOC が緩和する[4]という報告とも異なる結果となった。これは、今回の調査ではライフイベントの経験そのものについては聞いているが、十分にストレ

スフルな経験を拾いきれていないことによる影響も考えられる。各イベント別で見た場合でも精神健康と有意に関連するイベントは限られており、精神健康に与える負の影響が大きいイベントを経験した者が少なかった。比較対象としている大学生を対象とした研究結果では、イベントがポジティブなものかネガティブなものかを尋ねたうえでネガティブなものの影響度の合計をストレスフルイベントの変数として用いており、このことが結果に影響した可能性がある。ストレスフル・ライフイベントを通じてストレッサーを評価する際には経験の有無に加えて、出来事の負荷量による重みづけをもって評価することで健康状態との関連が強く出るといわれている[15]。今回の調査ではそこまで測定していないことが今回のような結果となった要因の1つとして考えられる。今後、ストレスフル・ライフイベントと健康状態、SOCの関連を見る際はイベントの影響度もあわせて測定することでより示唆に富む結果を得ることができる可能性がある。

　第三の検討である、過去1年間のストレス・プレッシャー量の精神健康に与える影響をSOCが緩和する効果が認められた。つまり、SOCが高いことは、過去1年間の出来事について自身がストレスとして認知しているにもかかわらず、メンタルヘルスに影響しないという関係が明らかになったといえる。このことは、ストレスプロセスにおいてSOCが高いことにより感情コントロールや健康行動のコントロールが行われることで、健康状態の維持につながっている可能性を示唆しているといえる。今後ストレスプロセスにおけるSOCの機能について生理学的および行動科学的な検討によって、さらなる部分を明らかにしていくことが期待される。

　以上のように本章では、SOCのストレス対処能力としての機能を検討した。その結果SOCがストレス認知に影響を持ち、SOCが高いほど感じるストレスの量が少なくなることが明らかになった。また、ストレスが精神健康に与える影響を緩和し、SOCが高いほど、ストレスを感じていても精神健康が良好に保たれることが確認できた。

【引用文献】

1) 山崎喜比古, 戸ヶ里泰典, 坂野純子.: ストレス対処能力 SOC. 有信堂高文社, 東京, 2008.
2) アーロン・アントノフスキー. 山崎喜比古, 吉井清子（監訳）. 健康の謎を解く：ストレス対処と健康保持のメカニズム. 有信堂高文社, 東京, 2001.
3) Torsheim T, Aaroe LE, Wold B.: Sense of coherence and school-related stress as predictors of subjective health complaints in early adolescence: interactive, indirect or direct relationships? *Soc Sci Med*, **53**, 603-614, 2001.
4) Jorgensen RS, Frankowski JJ, Carey MP.: Sense of coherence, negative life events and appraisal of physical health among university students. *Pers Individ Dif*, **27**, 1079-1089, 1999.
5) 萬代優子, 山崎喜比古, 八巻知香子, 他.: 大学低学年生 Daily Hassles, ならびにそれらと生活状況, 個人特性, ソーシャルサポートとの関連. 日健教誌, **13**, 34-45, 2005.
6) 山崎真紀子, 入山茂美, 濱嵜真由美, 他.: 産褥早期の母親の Sense of Coherence（SOC）と母乳育児自己効力感および母乳育児負担感の関係. 保健学研究, **22**, 45-50, 2010.
7) 山崎喜比古.: ストレス進行過程への対処資源の関わり. 日本人のストレス実態調査委員会（編）. データブック NHK 現代日本人のストレス. 東京, 日本放送出版協会, 195-200, 2003.
8) Eriksson M, Lindström B.: Validity of Antonovsky's sense of coherence scale: a systematic review. *J Epidemiol Community Health*, **59**, 460-466, 2005.
9) Takeuchi T, Yamazaki Y.: Relationship between work-family conflict and a sense of coherence among Japanese registered nurses. *Japan J Nurs Sci*, **7**, 158-168, 2010.
10) Ohta M, Higuchi Y, Yamato H, et al.: Sense of coherence modifies the effect of overtime work on mental health. *J Occup Health*, **57**, 297-301, 2015.
11) 近藤克則.: 検証「健康格差社会」：介護予防に向けた社会疫学的大規模調査. 医学書院, 東京, 2007.
12) Eriksson M.: Antonovsky's sense of coherence scale and the relation with health: a systematic review. *J Epidemiol Community Health*, **60**, 376-381, 2006.
13) Yamazaki S, Fukuhara S, Green J.: Usefulness of five-item and three-item Mental Health Inventories to screen for depressive symptoms in the general population of Japan. *Health Qual Life Outcomes*, **3**, 48, 2005.
14) 水本篤, 竹内理.: 研究論文における効果量の報告のために：基礎的概念と注意点. 英語教育研究, **31**, 57-66, 2008.
15) シェルドン・コーエン, C. ケスラー・ロナルド, リン・アンダーウッド・ゴードン, 小杉正太郎（監訳）. ストレス測定法：心身の健康と心理社会的ストレス. 川島書店, 東京, 1999.

（米倉　佑貴）

第9章 SOCに関連する要因は国によって異なるか
——SOCの関連要因の国際比較

　本書では、SOCスケールの標準化、ならびに、アントノフスキーの健康生成モデルを踏まえて過去の人生経験、社会経済的地位、女性のライフコース、社会関係・社会参加等の関連要因を見てきた。その結果日本国内におけるSOC得点の基準値を得、また、SOCとの関連性について明確に示されてきた。
　その一方で、日本人の得点は他の歴史文化的文脈を有する国と比較して高いのであろうか、低いのであろうか。また、これまで見てきたSOCの形成・発達・向上に関するアントノフスキーの仮説は、日本以外の国においても成り立つといえるであろうか。「暮らしと生きる力に関する全国調査」ではこうした関心のもと、カナダならびにスコットランドの代表サンプル調査の項目とSOC-13のほか、性別、配偶状況、教育歴、就労状況のそれぞれについて比較可能なかたちで測定を行った。本章ではこの観点で検討を行っていく。

1. 国際比較研究の意義と課題

1) 国際比較研究の2つの目的

　検討を進めていく前に、国際比較研究の意義と課題について整理していきたい。異文化間の比較研究は社会科学領域においては比較的古くから実施されてきている。ただし国家間の比較研究は、20世紀後半に各国で代表サンプルによる大規模調査のデータアーカイブが設立されるようになり、二次分析の観点で国際比較研究の実施が可能になった。よりその関心が高まってきている。
　国際比較研究には大きく2つの目的があるとされている。一方は理論的仮説検証型、他方は社会的現実記述型である[1]。理論的仮説検証型とは、仮説の検

証を目的として、特定の国で明らかになった関連性に関する知見が、他の国においても成り立つかどうかという関心のもとで実施されるものである。社会的現実記述型はそれぞれの国の共通性ではなく、差異に関心を向けた目的で実施され、各国が分析対象として位置づけられることになる。

2) 国際比較研究におけるさまざまな問題

国際比較研究においては、比較するうえで同一の方法を使用することが前提となる。ここでいう方法とは、サンプリングの方法、実査の方法、測定方法、分析の方法などを挙げることができる。いずれも均一化するうえで大きな困難があるが、なかでも測定の観点で、いくつか問題が挙げられている。

(1) 社会制度が異なること

第一は、個人属性や社会環境などの項目の測定に関する問題である。例えば教育についても、各国で教育制度は異なっているために、制度の違いを踏まえた厳密に等価性のある評価方法は見られていない現状にある。

(2) 思想や制度により用語は同じでも用いられ方が異なること

第二は意見や態度、行動などの測定に関する問題である。これは同じ質問文、選択肢であったとしても、実質的な意味が文化により大きく異なる可能性があるという点である。有名な例では、自由主義（リベラリズム）と保守主義（コンサバティズム）とで米国では前者が国有化策、福祉国家策に賛成する立場を指し、後者は政府による介入を極力小さくした自由競争制、いわゆる小さな政府路線に賛成する立場を指す。しかし旧共産主義圏では、その定義は逆になる[1]。

(3) 社会情勢の変化により項目の意見が変化する

3つ目の問題として、時間の経過による社会の変化が影響し、質問項目の意味が大きく異なってくる点である。例えば「子どもを保育所に預けることができるか、できないか？」という問いがあったとする。ここで同じ「預けることができない」という回答であっても、現在では保育所不足により預けることができないためにそう答える人が多いことに対し、30年前では乳幼児は手元で育てるべきという家庭内の規範が強いため保育所に預けることができないと答える人が多い可能性もある。このように修辞的には同じであっても、それぞれの

歴史的影響により意味が異なる可能性について考慮が必要になってくる。この問題に対して、吉野は時間的連鎖による調査の構築を提案している[2]。それは30年というスパンで2回という調査の実施ではなく、例えば5年おきに6回という調査を実施することにより時系列的な変化を踏まえつつ、旧来の項目と比較可能なかたちで時宜に則した新項目に修正を重ねることで変化を詳細に捉えることが必要としている[2]。

(4) 言語の違いの問題

最後が翻訳の問題である。この問題については、古くから国際比較研究において最も大きな問題として認識されている。現在では逆翻訳を採用することでその等価性を担保することが行われる。逆翻訳とは二言語を使用可能な人がまず翻訳を行い（順翻訳）、別の二言語を使用可能な人が順翻訳の結果を見て元の言語に翻訳を行い（逆翻訳）、その結果を比較するというものである。ただし昨今ではここに翻訳研究領域における知見を加味して修正を図っていくことが必要ともいわれている[1]。

SOCスケールの場合は、もととなるスケールは英語である。今回用いたSOCスケール日本語版の開発においては、逆翻訳のプロセスを経て、研究者間のディスカッションを経て慎重に日本語版の作成が行われている[3]。したがって、修辞的な問題よりもむしろ先述の第二の問題、つまり各項目における意味内容の文化差の問題について慎重に検討することが必要であろう。

3) レスポンススケールの国際比較可能性

(1) 個人主義的傾向 vs 集団主義的傾向

翻訳の問題と重なる問題としてレスポンススケール（response scale）の比較可能性の問題がある。この問題は古くから特に心理学領域で議論が進んでいる。例えばチェン（Chen, C.）らは、日本人、台湾人、米国人、カナダ人の学生を対象としていくつかの意識に関する質問を7件法（1～7点の範囲）のリッカートスケールで測定した。その結果日本人は中間である4と回答する者が米国人およびカナダ人よりも圧倒的に多いことが示された。逆に極値である1あるいは7と回答する者は米国人で圧倒的に多く、日本人、台湾人、カナダ人の間には大きな開きは見られなかったと報告している[4]。この研究では、同時に

4項目の個人主義―集団主義志向性尺度を測定しており、日本人、台湾人、米国人と比較したところ米国では個人主義的傾向が強く、日本人、台湾人では集団主義的傾向が強いことも示された[4]。各国民ともに個人主義的傾向が強いほど極値の回答に、集団主義的傾向が強いほど中間値の回答である傾向が示され、特に中間値の回答については日本人において集団主義的傾向と特に強い相関が示された。このことから志向性と回答値との間に大きな関係性があることがわかった。

(2) 国民性による回答影響

リー（Lee, J.W.）らは米国カリフォルニア州在住の中国人、日本人、米国人を対象として、SOC-13スケールを用いてレスポンススケールの比較を行った[5]。その結果中国人は米国人と比較してオッズ比（95%信頼区間）にして5.1（1.4 - 19.0）倍欠損項目回答者の割合が多いことを示した。また、ネガティブな内容の項目（項目3）の回答について0（ゼロ）という項目を設け、スケールの範囲に入らない場合に選択をする形にしたところ、日本人は米国人に比較して11.3（1.4 - 93.1）倍、0の回答者割合が多いことが示された。他方、ポジティブな内容の項目（項目4）では、しばしば（Often）という回答が米国人は多く日本人は圧倒的に少ないこと、逆に中間値の回答は米国人のほうが日本人よりも少ないことが示された。ネガティブな内容の項目（項目3）では、ほとんどない（Seldom）という回答では日本人よりも米国人は多く、中間、しばしば（Often）では差が見られなかった。この研究では回答の件数を4件、5件、7件と3パターンに変えて測定しており、クロンバックα係数に大きく差は見られなかった。ただし主観的健康との相関を比較したところ中国人、米国人では4件法の回答と有意な相関（$r = 0.39〜0.46$）が見られ、7件法では相関がなかった（$r = 0.00〜0.14$）ことに対して、日本人では7件法で有意な相関（$r = 0.37$）が見られていたことに対し4件法では有意な相関がない（$r = 0.11$）ことが示された[5]。リーらは、日本人において中間の選択肢が多く米国人では極端な選択肢の回答が多かった理由として、日本人あるいは東洋には「出る杭は打たれる」あるいは「中庸」を尊ぶ文化があり、その影響があるのではないかと考察している[5]。

(3) 文化的・社会的文脈を踏まえた回答傾向を考える必要性

以上を踏まえると、日本人においては中間値を回答する傾向が強く、米国人においては極値を回答する傾向が強く、それは個人主義―集団主義的などの文化的志向性とも一部関係があるといえる。しかしながら、こうした志向性は遺伝的に構築されるのか、文脈的に構築されるのだろうか。ヘイン（Hein, S.J.）らはカナダと日本とで独立志向―相互依存志向についての比較研究を行った。カナダ国内でヨーロッパ系とアジア系とを比較した場合、ヨーロッパ系では独立志向が強く、アジア系では相互依存志向が強いことが示された[6]。日本国内で帰国子女学生とそれ以外（国内で成長した者）の日本人学生とで比較した場合、帰国子女学生においてそれ以外の学生よりも独立志向が強く、相互依存志向は逆の関係が見られた。単純にカナダ人と日本人とで比較したところ、カナダ人のほうが日本人よりも独立志向が強く、日本人のほうがカナダ人よりも相互依存志向が強いことが示された[6]。このように、帰国子女の結果から遺伝的な影響というよりも生育環境の影響も見られる一方で、アジア系カナダ人では相互依存志向が強いというように国内であっても文化的な影響も考えられる結果といえる。これらを踏まえると、リッカートスケールの回答傾向については比較対象群における生活・人生における志向性を含めた文化的社会的文脈を考慮することが不可欠といえよう。

2. SOCに関する文化間比較の研究と本章の目的

1) SOC得点の国際比較

SOC得点について明確に国際比較を行った研究はほとんど見られていない。アントノフスキーによる1992年以前の研究によるシステマティックレビュー、ならびに1992年から2003年の研究のシステマティックレビューにおいて、SOC-13スケール得点（SD）の得点範囲が示されている。前者の論文では55.0（0.7）～68.7（10.0）点[7]、後者の論文では35.4（0.1）～77.6（13.8）と[8]報告されている。しかしこれらの報告はローカルサンプルによるもの代表サンプルによるものが混在しているうえ、後者については言語が混在している数値であり、文化間あるいは国際比較の観点の報告とはなっていない。

北欧5カ国（スウェーデン、フィンランド、ノルウェー、デンマーク、アイスランド）の代表サンプルによる調査で、子どもをもつ親のSOCと子どもの健康の関連を検討した研究で一部SOC得点の比較検討が行われている。ここでは、SOCを高低に分けた際、低値である親の割合は国によってばらつきがあることが示された[9]。具体的には、スウェーデンと比較して、アイスランドで最も割合が低く、フィンランド、デンマークにおいても有意に割合が低い結果であった。この研究の著者らによると、比較している北欧諸国については、国境を越えて協働する機会も多く社会構造もきわめて近いことがいわれており、文化間の違いによる可能性があるとしながらも、この理由についての明確な説明が難しいと結論づけていた。

2) SOCの地域間比較の研究

地域間比較の観点の研究では、日本における研究と英国における研究が見られている。日本において東京都内および秋田県の農村地域との比較を行った研究ではSOC-29スケール得点（SD）で、都内では131.7（19.8）、農村地域では124.4（19.0）で有意に都内の得点が高い結果になった。この差について、都内のほうが経済状況が良好であり、ソーシャルサポート、一般性自己効力感のスコアも高いことを介してSOCスコアに関連していることが示された[10]。この結果は利用可能な汎抵抗資源を都内住民のほうが多く有していることに由来する可能性を示唆するものである。ただし、この得点差には、先述の個人主義─集団主義のような文化的志向性についてこれらの地域間で差異が存在しており、その影響の可能性も否定できない。

また、イギリスにおいて、スコットランド地域（グラスゴー）とイングランド地域（リヴァプール、マンチェスター）の一般住民のSOCを比較した研究では、SOCの単純平均値でグラスゴーが67.6、リヴァプールが63.1、マンチェスターが59.3点であった[11]。年齢や教育歴、婚姻状態、雇用状態、貧困状態を調整した平均値でグラスゴーが65.1、リヴァプールが60.1、マンチェスターは57.0で、グラスゴー地域はリヴァプール、マンチェスターに比較して、有意に高い結果であったことが示された[11]。ただし、この地域差についての具体的な理由についてはこの研究のなかでは十分に言及されていない。3都市に比較し

てグラスゴーはスコットランド地域であるものの最も人口規模が大きく経済的に豊かな地域であるが、他の地域にもついてもほぼ同様の都市規模であり、この得点差については慎重な検討が必要である。

少なくとも明確に都市レベルで比較を行った研究は限られた状況にあり、それが国別の差異の検討になると、十分な先行研究の蓄積がある状況にはない。

3) 本章の検討目的

本章では、先進国である日本、スコットランド、カナダの3国において以下の観点で国際比較を実施する。まずSOCスケール得点の差異について探索的に明らかにする。SOCスケール得点の国際比較についてはこれまで十分に検討が行われていない現状にある。これは先に述べた文化的背景の影響によりSOCスケールの項目内容の解釈に大きな差が存在する可能性、また、各項目の7件SD法測定においても個人主義—集団主義志向性の差異に始まる文化的志向性を背景とした回答傾向の相違により差が生じる可能性がある点について考慮が必要である。本章においては各国の得点分布差について慎重に考察を重ねていきたい。

次に、SOCに関連する汎抵抗資源のうち、配偶状況、教育歴、就業状況のそれぞれについて、各国間においてその関連性の共通性を検証することを目的

> **Box9-1 データアーカイブと二次分析**
>
> 欧米諸国を中心に、公的研究費で行われた調査や、政府が実施した調査、その他民間の会社が行った調査のデータを整理して保存し、一般の研究者に提供するデータアーカイブが発展しています。こうしたデータアーカイブが整備されることで、研究者が自分で調査を実施しなくても、量的研究により自身の仮説を検証する機会を増やし、調査にかかる時間や経済的なコストが低減されます。また、データアーカイブにデータが公開されることで、研究結果の追試が容易になり、研究結果の妥当性の検証にも有用といわれています。また、データアーカイブでは調査を実施する際の質問紙やコードブック、報告書などの文書も保存しており、そうした文書を参考に調査を設計することで、過去の研究との比較が可能になることや、優れたデザインを取り入れて質の高い調査を実施することも可能になるなどの利点があります。
>
> 代表的なデータアーカイブとしてはアメリカのミシガン大学のICPSR（Inter-University Consortium for Political and Social Research）やイギリスのエセックス大学のUKDA（United Kingdom Data Archive）などがあります。
>
> 国内にも東京大学社会科学研究所附属社会調査・データアーカイブ研究センターが運営しているSSJDA（Social Science Japan Data Archive）や立教大学社会情報教育研究センターのRUDA（Rikkyo University Data Archive）などがあります。　　　　　　（米倉）

とする。比較する3国は制度に違いはあるものの安全保障上および社会保障上安定した生活を享受できる先進国であるという点で共通している。ただし歴史文化的文脈による変数の意味内容の相違の可能性については慎重に考察をしていきたい。

3. 使用したデータおよび変数、分析方法

1) 使用した海外のデータ
(1) National Population Health Survey (NPHS)
National Population Health Survey (NPHS) は Statistics Canada によって実施された大規模縦断調査である。NPHSはカナダ国民を対象とし、国民の健康状態およびそれに関連する幅広い要因を把握し国民の健康の維持・改善に資する知見を得ることを目的として1994年から開始され、以後2年おきに追跡調査が行われている。本章では3回目の調査にあたる、1998年から1999年に行われた調査のデータを使用している。調査は世帯情報を調査する世帯票、健康状態についての詳細な項目が含まれる個人票に分かれている。なお、本データは Statistics Canada に利用申請を行い、許可を得て使用している。

(2) Health Education Population Survey (HEPS)
HEPSは16歳から74歳のスコットランド住民を対象として、2001年から2003年まで行われた縦断調査である。調査は各年3月と9月に実施されており、本章では2001年の9月に実施されたデータを使用している。なお、本データは United Kingdom Data Archive (UKDA) に利用申請を行い、許可を得て使用している。

いずれの調査についても詳細は第1章を参照されたい。

2) 使用した変数
本調査と入手可能であった海外の調査データの3つで共通して調査されていた、性別、年齢、教育、就労の有無、婚姻状況（既婚・パートナーあり、独身、離・死別）、SOCを用いた。

年齢は20～39歳、40～64歳、65歳以上の3群に分類し分析に用いた。また、

教育については国によって制度、質問項目が異なるため、統一を図り分析に用いた。まず日本では中学、高校を「高校卒業以下相当」、専修学校、高等専門学校、短期大学を「専修学校・高等専門学校・短期大学相当」、大学、大学院を「大卒以上」と分類した。次にスコットランドでは教育の質問項目として最後に学校に通っていた年齢が用いられていたため、17歳以下を「高卒以下相当」、18〜21歳を「専修学校・高等専門学校・短期大学相当」、22歳以上を「大卒以上」に分類した。最後にカナダでは、「Less than secondary school graduation」、「Secondary school graduation」を「高卒以下相当」、「Some post-secondary」を専門・高専・短大相当、「Post-secondary graduation」を「大卒以上」に分類した。

3) 分析方法

各国のSOC得点を性・年代、教育、就労状況、婚姻状況別に平均点を算出し、比較した。教育、就労状況、婚姻状況については性、国別に年代を共変量とした分散分析を行い、影響量の指標として偏相関比（η^2）を算出し比較した。相関比は説明変数が従属変数の分散をどの程度説明しているかを表す指標で、0から1の間をとる。相関比の解釈は、諸説あるが、水本らが種々の基準をまとめたものでは、0.01以上を効果量小、0.06以上を効果量中、0.14以上を効果量大と解釈するとされている[12]。

4. SOCの関連要因の国際比較結果

1) 属性、SOC得点の比較

表9-1に分析対象の人口学的特性、社会経済的特性、疾患の有無、SOC得点の分布を示した。性別以外はすべて国の間で有意な差が見られた。年齢ではカナダで若年者が多く、日本、スコットランドでは65歳以上の高齢者が多い傾向が見られた。教育では、カナダで大卒以上が多く、スコットランドは高校卒業以下の者が最も多かった。就労状況では、日本が最も就業している者が多く、次いでカナダ、スコットランドとなった。婚姻状況では、日本で既婚者が最も多く、離・死別者はカナダ、スコットランドで多かった。疾患の有無につ

表9-1 分析対象者の基本属性の比較

		日本 (J)		スコットランド (S)		カナダ (C)		P値	多重比較[*1]
性別	男性	958	(46.4)	348	(44.1)	5,299	(46.4)	.428	n.s.
	女性	1,108	(53.6)	442	(55.9)	6,112	(53.6)		
年齢	25～39歳	604	(29.2)	260	(32.9)	4,295	(37.6)	<.001	J vs C、C vs S:p <.001
	40～64歳	1,051	(50.9)	377	(47.7)	5,577	(48.9)		
	65歳以上	411	(19.9)	153	(19.4)	1,539	(13.5)		
教育	高校卒業以下相当	1,053	(51.3)	615	(77.8)	4,284	(37.6)	<.001	すべてのペアで p <.001
	専修・高専・短大相当	532	(25.9)	97	(12.3)	2,932	(25.7)		
	大卒以上	468	(22.8)	78	(9.9)	4,186	(36.7)		
就労	なし	609	(29.6)	296	(37.5)	3,999	(35.0)	<.001	J vs S、J vs C:p <.001
	あり	1,447	(70.4)	494	(62.5)	7,411	(65.0)		
婚姻状況	既婚・パートナーあり	1,477	(71.8)	476	(60.3)	7,504	(65.8)	<.001	J vs S、J vs C:p <.001
	未婚	367	(17.9)	153	(19.4)	1,835	(16.1)		C vs S:p = .019
	離・死別	212	(10.3)	160	(20.3)	2,072	(18.2)		

度数（%）。 [*1] Bonferroni法。

表9-2 各国の性・年代別SOC得点

		日本 (J)			スコットランド (S)			カナダ (C)			多重比較[*1]
		N	平均値	(SD)	N	平均値	(SD)	N	平均値	(SD)	
20～39歳	男性	262	56.3	(10.9)	109	63.9	(11.0)	1,907	73.8	(11.2)	すべてのペアで p <.001
	女性	339	54.9	(12.3)	139	58.5	(12.2)	2,275	73.6	(12.0)	J vs S:p = .01、J vs C、S vs C:p <.001
	全体	601	55.5	(11.7)	248	60.9	(12.0)	4,182	73.7	(11.6)	すべてのペアで p <.001
40～64歳	男性	491	58.9	(11.7)	149	63.8	(12.6)	2,541	75.6	(11.1)	すべてのペアで p <.001
	女性	545	59.3	(11.8)	194	60.9	(13.0)	2,787	74.6	(12.2)	J vs S:p =289、J vs C、S vs C:p <.001
	全体	1,036	59.1	(11.8)	343	62.2	(12.9)	5,328	75.1	(11.7)	すべてのペアで p <.001
65歳以上	男性	194	63.4	(12.1)	51	66.8	(14.0)	584	77.9	(10.4)	J vs C、S vs C:p <.001、J vs S:p = .153
	女性	210	64.6	(12.3)	78	68.5	(13.4)	829	76.5	(11.9)	J vs S:p = .046、J vs C、S vs C:p <.001
	全体	404	64.0	(12.2)	129	67.8	(13.6)	1,413	77.1	(11.3)	J vs S:p = .004、J vs C、S vs C:p <.001
全年代	男性	947	59.1	(11.8)	309	64.3	(12.3)	5,032	75.2	(11.1)	すべてのペアで p <.001
	女性	1,094	58.9	(12.5)	411	61.5	(13.3)	5,891	74.5	(12.1)	すべてのペアで p <.001
	全体	2,041	59.0	(12.2)	720	62.7	(12.9)	10,923	74.8	(11.7)	すべてのペアで p <.001

SD：標準偏差。 [*1] Bonferroni法。

いては、カナダで何らかの疾患をもっている者が多かった。SOCの得点は日本が最も低く、次にスコットランドで、カナダが最も高かった。

2) 性・年代別のSOC

各国における性・年代別のSOC得点を**表9-2**に示した。各国とも年代が上

がるにつれ SOC 得点が高くなる傾向が認められた。性差については、若年時には若干男性が高いものの、高齢になると女性のほうが高くなる傾向が各国で見られた。また、表9-1で見られた、国による SOC 得点の差は性別、年代別に算出しても同様の傾向であり、日本、スコットランド、カナダの順に高かった。

3) 社会経済的地位と SOC

表9-3、表9-4に国・性・社会経済的特性別の SOC 得点を示した。以下それぞれの特徴を述べる。

(1) 婚姻状況との関連

各国男女とも婚姻状況は SOC に対して小程度の効果量をもっており、結婚している者・パートナーがいる者で一貫して SOC 得点が高かった。また、日本では未婚者の SOC 得点が最も低いことが特徴的であった。

(2) 教育歴と SOC

3カ国の男女とも全体的な傾向として大卒以上で SOC 得点が高かった。影響力を見ると、日本の男性、スコットランドの男女で小程度の効果量が認められた。カナダでは男女とも影響力は小さかった。

(3) 就労状況との関連

就労状況別の SOC 得点では、3カ国とも男性では就労あり群で SOC が高い傾向が見られた。一方女性では、日本とカナダ・スコットランドで異なる傾向が認められた。日本では、就労の有無で SOC 得点にあまり差が見られないのに対して、カナダ・スコットランドでは、就労ありの者のほうで SOC が高い傾向が認められた。η^2 による影響力を見ると、日本、スコットランドの男性および日本の女性では影響力は小さかった。スコットランドの女性、カナダの男女では小程度の効果量が認められた。

表9-3 男性における社会経済状況とSOCの関連性

		日本					スコットランド					カナダ			
		N	推定平均*1	(SE)	p	η^2	N	推定平均*1	(SE)	p	η^2	N	推定平均*1	(SE)	p	η^2
婚姻状況	既婚・パートナーあり	692	60.8	(0.5)	<.001	0.038	202	65.9	(0.9)	.111	0.014	3,495	76.8	0.2	<.001	0.020
	未婚	186	54.7	(0.9)			67	63.3	(1.6)			918	73.6	0.4		
	離別・死別	67	60.1	(1.4)			40	62.2	(2.0)			619	73.2	0.4		
教育	高校卒業以下相当	478	58.4	(0.5)	.003	0.013	242	64.2	(0.8)	.199	0.011	1,870	75.1	0.3	<.001	0.003
	専修・高専・短大相当	160	59.6	(0.9)			31	67.1	(2.3)			1,242	75.7	0.3		
	大卒以上	303	61.4	(0.7)			36	67.6	(2.2)			1,916	76.6	0.3		
就労状況	就労なし	189	57.6	(0.9)	.015	0.006	98	64.0	(1.3)	.433	0.002	1,280	73.2	0.3	<.001	0.021
	就労あり	755	60.2	(0.5)			211	65.5	(1.1)			3,752	77.4	0.2		

SE:標準誤差。η^2:0.01以上=効果量小、0.06以上=効果量中、0.14以上=効果量大
*1 年代を共変量とした重回帰分析による推定周辺平均。

表9-4 女性における社会経済状況とSOCの関連性

		日本					スコットランド					カナダ			
		N	推定平均*1	(SE)	p	η^2	N	推定平均*1	(SE)	p	η^2	N	推定平均*1	(SE)	p	η^2
婚姻状況	既婚・パートナーあり	765	60.5	(0.5)	.001	0.013	238	64.4	(0.9)	.006	0.025	3,705	76.6	0.2	<.001	0.025
	未婚	179	56.6	(1.0)			78	62.0	(1.5)			830	73.0	0.4		
	離別・死別	144	58.6	(1.0)			95	59.4	(1.3)			1,356	72.3	0.3		
教育	高校卒業以下相当	558	59.0	(0.5)	.156	0.003	311	61.3	(0.7)	<.001	0.040	2,144	73.9	0.3	<.001	0.007
	専修・高専・短大相当	365	60.5	(0.7)			62	67.3	(1.7)			1,587	74.7	0.3		
	大卒以上	164	60.2	(1.0)			38	67.7	(2.1)			2,160	76.3	0.3		
就労状況	就労なし	415	60.1	(0.6)	.230	0.001	172	60.8	(1.0)	.012	0.015	2,444	73.3	0.2	<.001	0.015
	就労あり	673	59.2	(0.5)			239	64.4	(1.0)			3,447	76.7	0.3		

SE:標準誤差。η^2:0.01以上=効果量小、0.06以上=効果量中、0.14以上=効果量大
*1 年代を共変量とした重回帰分析による推定周辺平均。

5. 結果の解釈と本章のまとめ

1) SOC得点の国際比較の結果
(1) SOC得点はスコットランド・カナダより日本が低かった

日本において最も低い得点であり、スコットランド、カナダの順で高い得点であることがわかった。スコットランドの得点は、ウォルシュらの研究で示されたグラスゴー市の平均値（67.6点）よりも若干低い値であった[11]。

SOC得点は先行研究ならびに本書第2章で見たように、年齢と大きく関連すること、および、第4章から第7章にかけて示してきた教育歴や、職業、収入等により高くなること、あるいは社会関係はじめヘルスリテラシーなど汎抵抗資源を有していることにより高くなることがわかっている。以上を踏まえると、日本はカナダ、スコットランドと比較して汎抵抗資源の有効性が低いからと解釈することはできるだろうか。

(2) カナダ・スコットランドと日本の汎抵抗資源の比較

カナダ、スコットランドのサンプルと比較して年齢構成に関しては、カナダでは20〜30代の比率が大きく、65歳以上については日本が最も多いという状況になっていた。各国内で比較すると年齢が上昇するほどSOC得点は高いという関係が見られていた。このことから、年齢構成比の差による影響は関係がないことがわかる。

教育歴については大卒以上の率はカナダが最も高いが、スコットランドは非常に低いことがわかっている。逆に高校卒業以下の群はスコットランドが最も多いことを踏まえると、カナダとスコットランドの差については説明ができなくもない。しかしながら、日本はスコットランドよりも高校卒業以下の割合は少なく、大卒以上の割合は多い。また、カナダと日本はほぼ同様の分布であることを考えると、日本が最も低いことの要因として教育歴が低いことは理由にはならない。

就労ありの割合、既婚者の割合については、日本が、スコットランド、カナダに比べて最も高くなっていた。就労者、既婚者において高いSOCになるということは明らかであるが、国際比較の観点でこれが影響しているということ

は考えられない。

(3) 日本のSOC得点が低いことをどう解釈すればよいか

これらの観点から、日本においてSOC得点そのものが低いということについて、SOCの形成・発達・向上に資する利用可能な汎抵抗資源の多寡は関係していないとみられる。これはレスポンススケールの回答に文化的な特性が関与し、特に集団主義志向性が強い文化的背景がある場合に極値ではなく中間値に回答が集まりやすいとする先行研究結果[4-6]を支持している可能性が高い。少なくとも国際比較の結果、低いスコアであるとしても、この文化的特性の問題抜きに直接比較をすることは難しいであろう。ただし相関研究の場合は、実際の得点比較というよりも、基準値を用いた標準化得点を検討し比較することが重要であるといえる。

2) 社会経済的特性とSOCの関連性

(1) 婚姻状況とSOCとの関係は概ね共通——日本では特に強く関連

社会経済的特性とSOCの関連についてであるが、各国男女とも婚姻状況はSOCに対して小程度の効果量をもっており、結婚している者・パートナーがいる者で一貫してSOC得点が高かった。婚姻状況はこれまでの研究においても一貫してSOCと関連が見られており、パートナーがいることでソーシャルサポートが得られることや結婚生活で得られる経験がSOCの向上に関連する可能性が示唆された。一方、日本では離・死別よりも未婚者でSOCが低く、離・死別者と既婚者は同水準であった。スコットランド、カナダでは離・死別者は、未婚者と同水準であり、既婚者よりも低い値であった。このことは、婚姻状況に対する文化的な差異の反映とも推察された。

(2) 教育・就労とSOCとの関係は国によって異なった

次に、教育とSOCの関連においては、国によって影響力が異なっていた。男性では日本、スコットランドでは小程度の効果量であったのに対して、カナダではすべての年代において影響力は小さかった。女性においては、日本、カナダでは影響力が小さかったのに対して、スコットランドでは小程度の効果量があった。このような傾向は性別による教育の価値の違いや、それぞれの国における教育水準に対する見方の違いを反映している可能性がある。

就労状況別のSOC得点では、日本、スコットランドの男性では、就労の有無で大きな差はなかった。カナダでは就労している者のほうがSOC得点が高く、小程度の効果量が認められた。一方女性では、日本においては就労状況の影響力は弱かったが、就労していない者のほうが就労している者に比べてSOC得点が高かった。スコットランド、カナダでは小程度の効果量をもっていた。こうした傾向は女性の労働環境や労働分野における女性の地位などの日本と欧米の違いを反映している可能性がある。

3) 今後の課題――アジア圏やアフリカ諸国との比較の必要性

本章の検討にあたっては、いくつかの限界と課題があった。

まず、今回使用したデータはスコットランドは2001年、カナダは1998年から1999年に行われた調査から得られたものであり、2001年9月11日のアメリカの同時多発テロや2005年7月7日のロンドンの同時爆破事件といった生命を脅かすような事件や2008年のリーマンショックといった経済状況の悪化の前に行われている。他方日本のデータは2014年に行われた調査であり、こうした事件や東日本大震災が起こり、社会の見通しが暗くなっている時期のデータとなっている。こうした社会状況の違いによる影響もあるのではないかと考えられる。今後、SOC得点の国際比較をするにあたっては、異なる言語間での尺度得点の同等性を確認でき、同時期に調査を行えるように国際的な協調が必要となると考えられる。

次に、今回の検討では、二次データを用いてSOCの分布や関連要因の比較を試みた。二次データを用いたため、先に述べた調査が行われた時代背景の違いのような限界や、関連性を検討できる変数に限りがあるといった限界がある。また、今回は入手可能であったスコットランド、カナダという欧米との比較にとどまったが、それ以外のアジアや中東、アフリカといったいわゆるキリスト教文化圏には属さない地域との比較も文化差を考慮した興味深い研究になると考えられる。今後、各地域、各国のSOC研究者と連携を深めつつ、より充実した調査研究の実施が期待される。

【引用文献】
1) 真鍋一史.：国際比較調査の方法と解析．慶應義塾大学出版会，東京，2003.
2) 吉野諒三.：東アジア価値観国際比較調査：文化多様体解析（CULMAN）に基づく計量的文明論構築に向けて．行動計量学，**32**，133-146，2005.
3) 山崎喜比古.：健康への新しい見方を理論化した健康生成論と健康保持能力概念SOC. *Quality Nursing*, **5**, 825-832, 1999.
4) Chen C, Lee SY, Stevenson HW.: Response style and cross-cultural comparisons of rating scales among East Asian and North American students. *Psychological Science*, **5**, 170-175, 1999.
5) Lee JW, Jones PS, Mineyama Y, et al.: Cultural differences in responses to a Likert scale. *Res Nurs Health*, **25**, 295-306, 2002.
6) Heine SJ, Lehman DR, Peng K, et al.: What's wrong with cross-cultural comparisons of subjective Likert scales?: The reference-group effect. *J Pers Soc Psychol*, **82**, 903-918, 2002.
7) Antonovsky A.: The structure and properties of the sense of coherence scale. *Soc Sci Med*, **36**, 725-733, 1993.
8) Eriksson M, Lindström B.: Validity of Antonovsky's sense of coherence scale: a systematic review. *J Epidemiol Community Health*, **59**, 460-466 2005.
9) Grøholt EK, Stigum H, Nordhagen R, et al.: Is parental sense of coherence associated with child health? *Eur J Public Health*, **13**, 195-201, 2003.
10) Tsuno SY, Yamazaki Y.: A comparative study of Sense of Coherence (SOC) and related psychosocial factors among urban versus rural residents in Japan. *Pers Individ Dif*, **43**, 449-461, 2007.
11) Walsh D, McCartney G, McCullough S, et al.: Comparing Antonovsky's sense of coherence scale across three UK post-industrial cities. *BMJ Open*, **25**, e005792, 2014.
12) 水本篤，竹内理.：研究論文における効果量の報告のために：基礎的概念と注意点．英語教育研究，**31**，57-66，2008.

(米倉　佑貴・戸ヶ里　泰典)

第10章　SOCとソーシャルキャピタルの国際比較

　第6章で見たように、ソーシャルサポートやソーシャルネットワーク、社会参加といった社会関係に関する要素は、汎抵抗資源として位置づき、SOCの高低と密接にかかわることがわかった。これはアントノフスキーの健康生成モデルのなかにおいても明確に汎抵抗資源として位置づけられ、SOCとの関係について理論的に説明されている。1990年代後半以降になり健康科学の領域ではソーシャルキャピタルという概念が扱われるようになってきた。ソーシャルキャピタルは社会関係や規範など過去に検討されてきた様々な概念を包含した上位の概念であり、キャピタル（資本）とつくように、（経済的）活動の元手でもある。時期的な問題で健康生成モデルのなかにこの用語は入ることはなかったが、汎抵抗資源のなかに含まれる概念であるといえよう。今回データとして扱っているスコットランドのサンプル調査にはこのソーシャルキャピタルに関連する項目がいくつか含まれており、「暮らしと生きる力に関する全国調査」においても併せて項目を準備した。そこで、本章ではソーシャルキャピタルとSOCの関係性について、両国のデータを比較しつつ深めていきたい。

1. 健康生成論とソーシャルキャピタル

1) ソーシャルキャピタルの定義
　ソーシャルキャピタルとは「心の外部性を伴った信頼・規範・ネットワーク」といわれている[1]。ここで、規範とは、もちつもたれつ、お互い様、というような、いわゆる「互酬性」の規範を意味している。また、ネットワークとは、人やグループ間の絆を意味している。信頼は、特定の個人ではなく、対象となるメンバー、例えば、地域や社会全体といった集団に対するものである。

心の外部性とは、稲葉によると当事者間のやり取り・経済活動が当事者でない第三者に何がしかの影響を与えるという経済学用語である「外部性」を心の側面にあてはめたものとされている[1]。つまり、直接近隣や地域の人々の振る舞いや状況を見たり聞いたりしてわれわれは生活しており、自身の心はそういったものに影響を受けてしまうことといえよう。このソーシャルキャピタルは様々な領域で検討が進められているが、健康関連の諸側面からも検討が加えられ多くの実証研究の蓄積がなされている。概ね健康とソーシャルキャピタルの間には関連性があることが明らかになっている[2]。

2) 健康生成論におけるソーシャルキャピタルの位置づけ

健康生成論の観点から見たソーシャルキャピタルについては十分な検討が行われていない現状にある。健康生成モデルでは、汎抵抗資源（序章参照）として、社会的紐帯をはじめとした近隣や地域における資源が挙げられている。その観点で、このソーシャルキャピタルも、汎抵抗資源の1つと位置づけることができると指摘されている[3,4]。実際にマース（Maass, R.）らは、ソーシャルキャピタルと生活満足度との関連において SOC が媒介効果をもつことを明らかにし、ソーシャルキャピタルにより SOC が形成される可能性について言及している[4]。他方で、ソーシャルキャピタルが汎抵抗資源であるとすると、健康生成モデルを踏まえると SOC が高いことにより対処資源として認知され動

Box10-1　ソーシャルキャピタルについて

ソーシャルキャピタルは日本語では社会関係資本と呼ばれている概念です。社会資本は、インフラストラクチャーとも呼ばれるようなハード面を指しますが、社会関係資本となると、目に見えない人と人との関係性における信頼やネットワークなどを指します。この用語は20世紀前半より教育学や経済学の領域で用いられてきましたが、1990年代に米国の政治学者ロバート・パットナムによって有名になりました。彼の著した「孤独なボウリング」（柏書房刊）は米国におけるボウリング場での人々の変化をモチーフに、米国内でのソーシャルキャピタルの衰退について言及しています。また保健・医療の領域でも米国の公衆衛生学者イチロー・カワチによって、1990年代後半に米国各州単位で他者に対する不信感と年齢調整死亡率との関係を明らかにした研究を嚆矢として、多くの研究が行われてきています。ソーシャルキャピタルについては様々な批判があるのは事実ですが、特に保健・医療の世界では、これまで議論されていたソーシャルサポートネットワークなどのネットワーク論を超えて、ヘルスプロモーションに必要な包括的にコミュニティや集団の包括的な理解を助け、具体的な示唆につながる有効な概念として注目が続いています。

（戸ヶ里）

員されやすくなる可能性もある。

　これまで議論した健康生成モデルとソーシャルキャピタルの関係は、個人レベルからの考察であった。しかし稲葉によるソーシャルキャピタルの定義を踏まえると、集団レベルから見た個人と集団における関係である「心の外部性」とは、個人と環境の相互依存関係を示唆しているといえる。つまり、ソーシャルキャピタル自体、いわゆる汎抵抗資源という枠を出て、それ自体が個人に対して何らかのポジティブな効果（先行研究では、健康行動の機会の向上、地域における健康政策の実現への行動、心理社会的ストレスの低減効果、等[5]に導く効果）を与える機能をもっている。こうした個人と環境との関係性に関する含意や機能・効果はSOCがもっている機能に近いともいえよう。

3）文化的背景とSOC・ソーシャルキャピタル

　ソーシャルキャピタル、SOCともに社会文化的な影響を大きく受けることがわかっている。カワチは、日本社会は徳川幕府における250年あまりの鎖国政策による人種の均一性、「向こう三軒両隣」という近隣の相互扶助と連帯責任の仕組み、および稲作文化に根づく生産様式（例えば水利権、共同作業、共同出資など）に根差した、欧米には見られない高い社会的凝集性をもった社会となっていることを指摘している[6]。社会的凝集性とは社会構成員間の社会的結束を意味している[a]。ソーシャルキャピタルの定義にあるような互酬性の規範である「お互い様」「おかげ様」「もちつもたれつ」というような表現は日本語では日常表現であり、ソーシャルキャピタルは日本の社会を結びつける接着剤とも評されている[6]。

　SOC自体も社会文化的な背景を大きく受けることが示されている[7]。つまり、SOCを形成する人生経験を提供し、また、ストレス対処において動員される汎抵抗資源は、歴史文化的、社会経済的文脈によって規定される。特に幼少期の家族関係、思春期における地域社会との関係、成人期では職業との関係

---

[a]　集団凝集性は社会心理学領域で研究が進められてきている概念で「メンバーが集団にとどまるよう作用する力の総量」（Festinger, et al. 1950）が有名である。集団凝集性の1つのかたちが社会的凝集性と整理できる。健康との関係では、社会学者デュルケイムの自殺論において、社会的凝集性が弱い集団において自殺が生じやすいという自己本位的自殺という分類が示されたことが有名である。

においてSOCは形成・向上することがわかっている（序章参照）。アントノフスキーは、特に地域社会との関係で20世紀前半における日本研究を例に出し、やはりその社会的凝集性の高さについて言及し、SOCに影響を及ぼしている可能性を示唆している。

4) 本章の目的

これまで見てきたようにSOCとソーシャルキャピタルとの間には、複雑な相互関係が存在している可能性がある。そこで本稿では「暮らしと生きる力に関する全国調査」で扱った認知的なソーシャルキャピタルに関連する諸指標とSOCとの関連性について検討することを目的とする。また、日本とスコットランドという文化的背景の異なる国同士のデータの比較を通じてその関連性について比較を行うことを第二の目的とする。

2. データ分析の方法と扱う項目

1) 扱うデータセットについて

日本のデータは2014年に実施した「暮らしと生きる力に関する全国調査」データを用いた。他方、英国スコットランドのデータは2001年9月から11月にかけて16歳から74歳のスコットランド在住者を対象にしたHealth Education Population Survey, 2001, wave 2データを用いた。この調査は性年齢による層化無作為抽出による1,540名を対象とし、構造化面接調査で実施し899名より回収された（回収率58.4％）。このうち分析対象者は25歳以上で、日本側の調査項

Box10-2　社会的凝集性とソーシャルキャピタル

凝集性（cohesion）は主に社会心理学の用語で、集団における凝集性とは、主に集団内にその構成員がひきつけられ、集団内にとどまることを促す程度で、凝集性が高い集団であると、いわゆる団結力が強くお互いに協力しあうことが多い集団となります。これを社会集団レベルにあてはめたものが社会的凝集性で、社会学の領域でも古くから研究がなされている概念です。健康との関係についても1970年代から80年代にかけて盛んに検討されてきました。20世紀前半から中ごろにかけての欧米の研究者による日本社会研究の結果、日本はこの社会的凝集性が高いと評されていました。また日本人が長寿である理由の1つとして社会的凝集性の高さが指摘されていました。ソーシャルキャピタルはこの社会的凝集性の概念も包含した包括的な概念になります。

(戸ヶ里)

目に回答をしていた男性348名、女性442名とした。平均年齢（SD）は48.9（14.6）歳であった（詳細は第1章参照）。

2) ソーシャルキャピタルの認知に関連する項目（問10）

今回は先行調査であったスコットランド調査にあわせて、ソーシャルキャピタルの認知に関連する6項目を測定した。それぞれ、「あなたが住んでいる地域（広くても小学校区くらい）や地域の人々について、あなたはどのように感じていますか」という教示文のもと、「とても安全である」「お互いに助け合っている」「公共交通がよく整備されている」「良い買い物施設がある」「余暇を楽しむ良い施設がある」「子育てをしやすい地域である」の6項目を用いた。それぞれ、「そう思う」「どちらかというとそう思う」「どちらともいえない」「どちらかというとそう思わない」「そう思わない」の5件法で測定した。

これらは正確にはソーシャルキャピタル指標そのものではないが、特に共住地域の「お互いに助け合っている」「とても安全である」「子育てをしやすい地域である」という認知的評価は既存のソーシャルキャピタル指標の評価につながる項目でもある。なお「公共交通がよく整備されている」「良い買い物施設がある」「余暇を楽しむ良い施設がある」は、直接のソーシャルキャピタルではなく、社会資本あるいは社会的インフラストラクチャーに相当する[8]。

本研究ではこれらを総じてソーシャルキャピタル関連指標として扱うが、結果およびその解釈においては別途検討していく。

3) 分析方法

各項目ともに、「そう思う」「どちらかというとそう思う」を「そう思う」、「どちらかというとそう思わない」「そう思わない」を「そう思わない」、さらに、「どちらともいえない」を加えた3カテゴリとして扱った。

まず男女別での分布について国および各項目の2×3のクロス表の集計を行い、国別の分布について比較を行った。

次に性、年齢を共変量とし、各項目を独立変数、SOCを従属変数とした共分散分析を国別に行い、各カテゴリにおける共変量の平均値で調整したSOC得点および把握可能感、処理可能感、有意味感の各下位尺度を従属変数とした

周辺推定平均値を算出し、Sidak 法による多重比較を行った。

3. 結果——ソーシャルキャピタルの実態と SOC との関係

1) ソーシャルキャピタル関連指標と日本・スコットランドにおける分布の比較

表10-1 に、各指標と日本およびスコットランドにおける分布比較を示した。助け合い・安全・子育てのそれぞれの分布では、男性・女性ともに「そう思う」の分布はスコットランドのほうが多く、それ以外の分布は日本のほうが多いことがわかる。特に「そう思う」の分布の修正済み残差[b]は |8.5| 〜 |13.4| となっており、スコットランドにおいて日本よりも多く回答されていたことが示された。

他方、施設・交通の整備状況については、「そう思わない」の分布が日本とスコットランドで大きく異なっていた。修正済み残差は |8.1| 〜 |15.7| となっており、日本においてスコットランドよりも多く回答されていたことが示された。

2) 助け合い・安全・子育て環境と SOC との関係の国際比較

図10-1-1 〜図10-1-4 に、SOC 合計得点ならびに下位尺度別周辺推定平均値と信頼区間を示した。SOC 合計得点、把握可能感得点、処理可能感得点、有意味感得点、のそれぞれで、いずれの項目も日本においては「そう思う」がそれ以外の項目と比較して有意に高い得点となっていた。スコットランドにおいては、「とても安全である」「子育てをしやすい地域である」については、「そう思う」がそれ以外の項目と比較して高い得点となっていた。「お互いに助け合っている」については統計学的には有意差は見られなかった。この傾向は、SOC の合計得点だけでなく、把握可能感得点、処理可能感得点、有意味感得点のいずれでも同様の関連性が見られていた。

---

[b] クロス表における各セルの期待値—実測値の値を残差という。この残差を標準化し、さらに確率分布（標準正規分布）する形に修正したもの。統計学的にはこの値の絶対値で1.96より大きい場合5％危険水準で残差が生じていると評価できる。

第10章 SOCとソーシャルキャピタルの国際比較

表10-1 男女別各ソーシャルキャピタル関連指標と日本・スコットランドとのクロス集計結果

	男性						女性					
	日本			スコットランド			日本			スコットランド		
	度数	(%)	修正済み残差	度数	(%)	修正済み残差	度数	(%)	修正済み残差	度数	(%)	修正済み残差
とても安全である												
そう思う	733	(76.8)	-8.5	379	(96.2)	8.5	844	(76.4)	-8.9	477	(94.6)	8.9
どちらともいえない	167	(17.5)	6.7	15	(3.8)	-6.7	207	(18.7)	7.1	27	(5.4)	-7.1
そう思わない	54	(5.7)	4.8	0	(0.0)	-4.8	54	(4.9)	5.0	0	(0.0)	-5.0
子育てのしやすい地域である												
そう思う	484	(50.9)	-11.1	329	(83.5)	11.1	595	(54.2)	-10.7	413	(81.9)	10.7
どちらともいえない	350	(36.8)	9.0	48	(12.2)	-9.0	345	(31.4)	6.9	76	(15.1)	-6.9
そう思わない	117	(12.3)	4.5	17	(4.3)	-4.5	157	(14.3)	6.8	15	(3.0)	-6.8
お互いに助け合っている												
そう思う	472	(49.5)	-11.2	325	(82.5)	11.2	561	(51.0)	-13.4	433	(85.9)	13.4
どちらともいえない	354	(37.1)	7.8	61	(15.5)	-7.8	412	(37.4)	10.0	65	(12.9)	-10.0
そう思わない	127	(13.3)	6.3	8	(2.0)	-6.3	128	(11.6)	7.0	6	(1.2)	-7.0
良い買い物施設がある												
そう思う	589	(61.7)	-2.6	273	(69.3)	2.6	698	(63.2)	-2.0	344	(68.3)	2.0
どちらともいえない	182	(19.1)	-4.2	116	(29.4)	4.2	171	(15.5)	-7.2	157	(31.2)	7.2
そう思わない	183	(19.2)	8.6	5	(1.3)	-8.6	235	(21.3)	10.8	3	(0.6)	-10.8
公共交通がよく整備されている												
そう思う	490	(51.4)	-6.0	273	(69.3)	6.0	572	(51.9)	-7.7	365	(72.4)	7.7
どちらともいえない	236	(24.8)	-0.3	101	(25.6)	0.3	235	(21.3)	-1.0	119	(23.6)	1.0
そう思わない	227	(23.8)	8.1	20	(5.1)	-8.1	295	(26.8)	10.7	20	(4.0)	-10.7
余暇を楽しむ良い施設がある												
そう思う	255	(26.8)	-10.7	226	(57.4)	10.7	313	(28.4)	-11.3	292	(57.9)	11.3
どちらともいえない	318	(33.4)	-1.7	151	(38.3)	1.7	321	(29.2)	-3.7	194	(38.5)	3.7
そう思わない	380	(39.9)	13.0	17	(4.3)	-13.0	467	(42.4)	15.7	18	(3.6)	-15.7

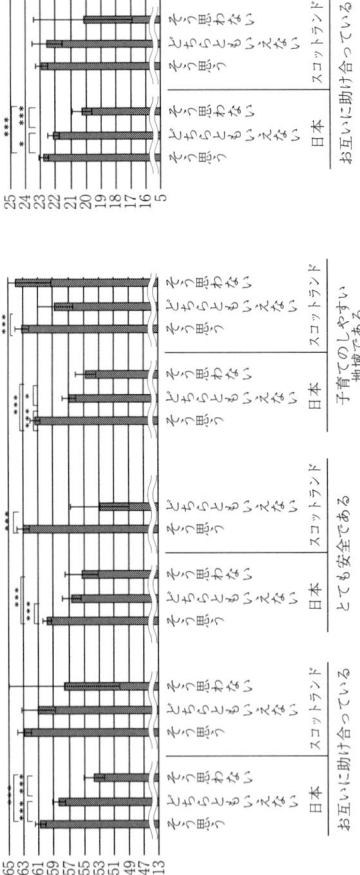

図10-1-1 助け合い・安全・子育ての環境とSOC合計得点との関係

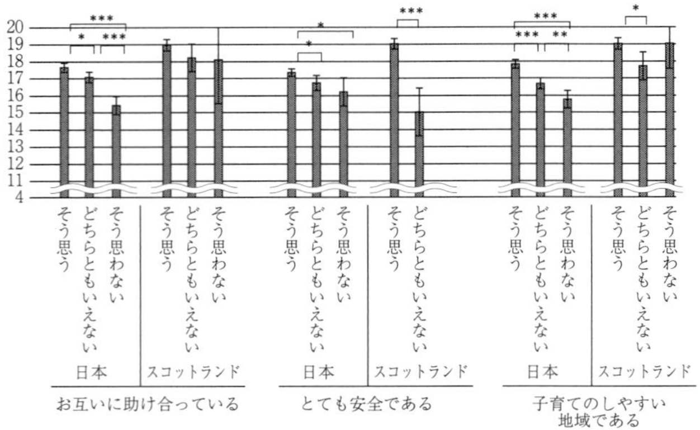

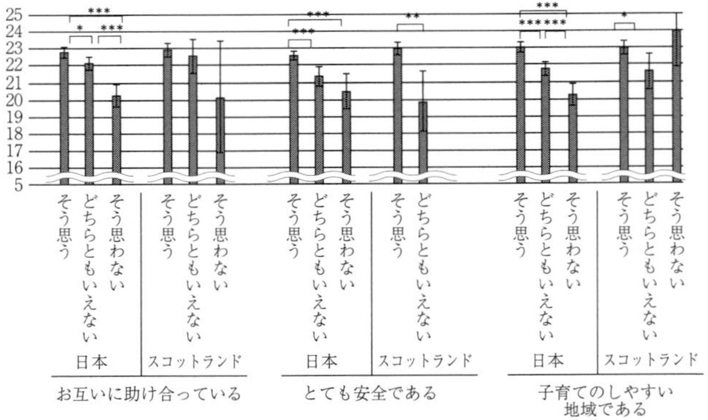

図10-1-3 助け合い・安全・子育ての環境と処理可能感得点との関係

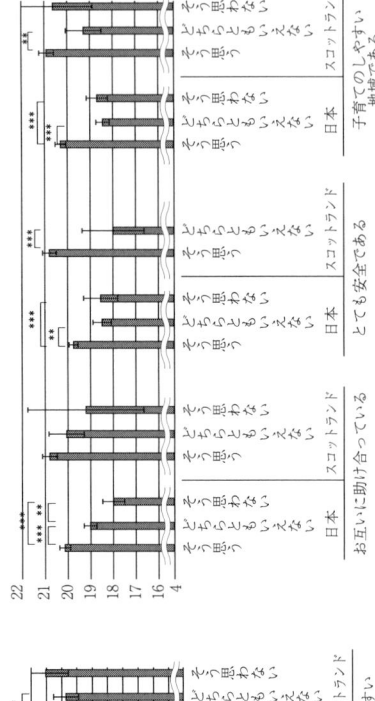

図10-1-2 助け合い・安全・子育ての環境と把握可能感得点との関係

図10-1-4 助け合い・安全・子育ての環境と有意味感得点との関係

3) 施設・交通の整備状況とSOCとの関係の国際比較

施設・交通の整備状況とSOCと各項目との関係は、図10-2-1～図10-2-4に、SOC合計得点ならびに下位尺度別周辺推定平均値と信頼区間を示した。合計得点、各下位尺度得点において、共通している特徴としては、日本において「そう思う」という回答が他の項目よりも有意に高いという点であった。スコットランドでは、SOC合計得点および処理可能感、有意味感で、「余暇を楽しむ良い施設がある」において「そう思う」と「どちらともいえない」との間に有意差が見られた。

4. 結果の解釈とまとめ
―― SOCとソーシャルキャピタルはどのように関係しているか

1) ソーシャルキャピタルの認知とSOCとの間の強い関係性

「お互いに助け合っている」「とても安全である」「子育てをしやすい地域である」のそれぞれについて今回の調査で扱った。日本ではいずれの項目においても、それぞれを認知している程度が高いほど概ね高いSOCを有していることが示された。スコットランドのデータでは、「お互いに助け合っている」の項目において明確な差が見られなかった。推定平均値のみで見ると「そう思う」「どちらともいえない」「そう思わない」の順で低くなっており、スコットランドはサンプルサイズが日本よりも小さいことによって、統計学的な有意差が出てこなかった可能性もある。この点は今後の課題ではあるものの、概ね文化差を超えてSOCと認知的ソーシャルキャピタルには関係性があるといえる。これは、高いソーシャルキャピタルである環境のなかで生活を送ることで高いSOCとなるという、汎抵抗資源によりSOCの形成が促される関連が示されたといえる。

日本においてより強い関連が見られた点については、日本人のSOCは特に認知的ソーシャルキャピタルと親和性が高いことの表れである可能性がある。つまり、数ある汎抵抗資源のなかでも、ソーシャルキャピタルが重要な位置を占めていると認識している者が多いと解釈できる。

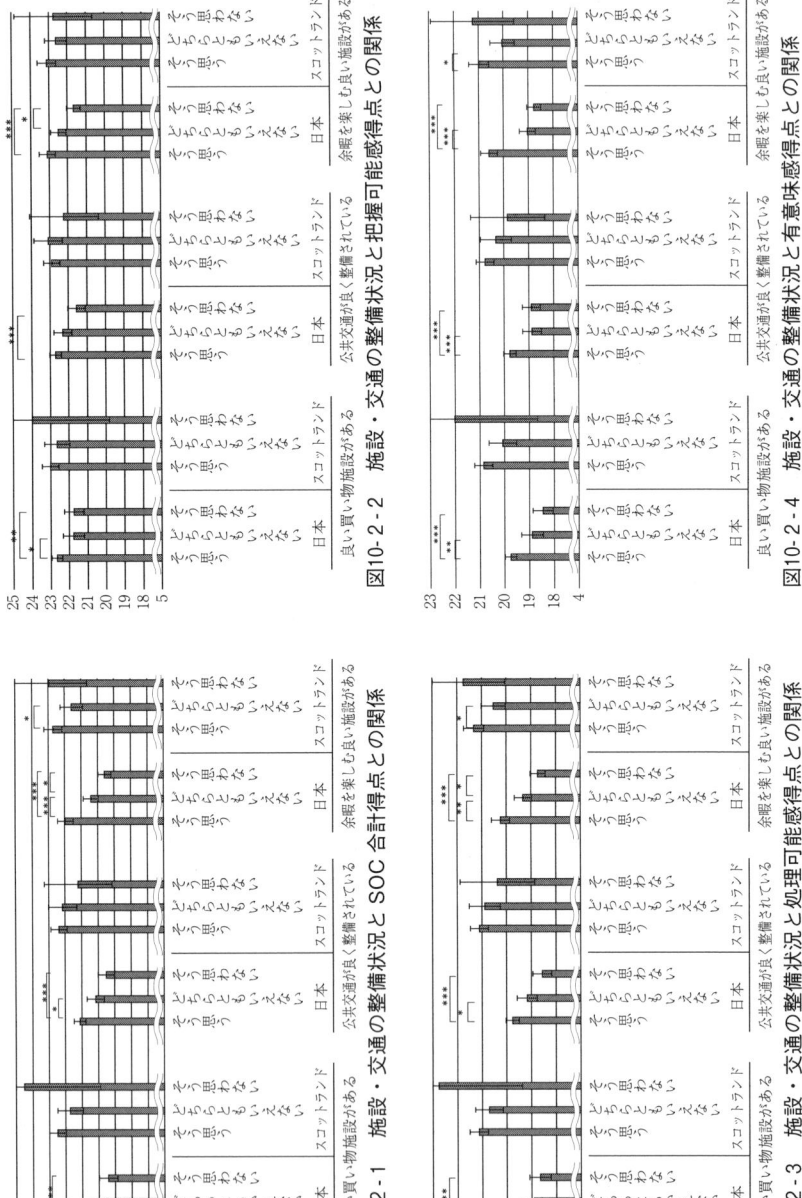

図10-2-1 施設・交通の整備状況とSOC合計得点との関係

図10-2-2 施設・交通の整備状況と把握可能感得点との関係

図10-2-3 施設・交通の整備状況と処理可能感得点との関係

図10-2-4 施設・交通の整備状況と有意味感得点との関係

2) 社会的インフラストラクチャーの認知とSOCとの関係とその文化差

　社会的インフラストラクチャーは個人によっては汎抵抗資源となりうる資源である。先のソーシャルキャピタルとの関連性に関する考察と同様、これら資源がある環境にいるほど高いSOCとなりうる可能性があること、あるいは、高いSOCであるほどこれら資源の認知可能性が考えられる。

　ただしこの関連性については、日本とスコットランドとの間において比較的明確な相違が確認された。「公共交通がよく整備されている」「良い買い物施設がある」の両者については、スコットランドにおいてはサンプルサイズの問題を踏まえたとしても関連性があるとは言い難い。それはSOC合計得点も下位尺度得点においてもいえるように思われる。他方、「余暇を楽しむ良い施設がある」は、把握可能感得点以外はスコットランドにおいても関連が見られていた。

　「余暇を楽しむ良い施設がある」は、日本でもスコットランドにおいても、「そう思う」という人が高いSOCとなっていることが明らかになった。余暇活動は社会適応やストレス対処にかかわるとする国内外のエビデンスは過去に累々としてあり[9,10]、余暇活動にかかわる施設は汎抵抗資源としてきわめて有用であることは明らかであることから、関連性が強いことが示唆された。

　少なくとも、「公共交通がよく整備されている」「良い買い物施設がある」は度数分布から見るに、これらの整備の状況が悪いと回答した人は、日本よりもスコットランドでは圧倒的に少なかった。つまりスコットランドではSOCが低い人であっても公共交通や買い物施設を利用できる状況になっている可能性がある。他方日本では、整備状況はスコットランドに劣る状況であり、限られた資源になっている可能性がある。そのようななかで資源は、高いSOCである人ほど、認知されやすくなり、低いSOCである人ほど認知されづらい状況となっていることの表れかもしれない。

　またスコットランド文化においては社会的インフラが汎抵抗資源となりえない、あるいは、SOCの高低との関係にかかわりを持たない資源である可能性も考えられる。逆に日本では社会的インフラがSOCときわめて親和性の高い汎抵抗資源の可能性もある。ただし、文化の観点で明快な解釈をすることは本データからは難しくこの解釈の差に関しては、今後の課題としたい。

3) SOC下位尺度とソーシャルキャピタルの認知との関係

SOCの3下位尺度別にそれぞれの指標との関連性を検討したが、いずれもSOC合計得点と大きく変わらない関連性の傾向が見られた。下位尺度のうち処理可能感については、汎抵抗資源の動員力として機能することからその関連性が大きくあることは解釈可能である。

有意味感については、出来事に対して向き合い、挑戦とポジティブに意味づけができる感覚であるが、例えば安心・安全の環境であるとか、信頼の規範があることで、そのような意味づけの作業が行いやすい可能性もある。また、生活・人生において趣味が重要な位置づけとなっている人にとっては、そうした施設が充実している環境下で生活することは有意味感につながる経験をしやすい可能性も考えられる。有意味感と環境との関係については、直接的でなくアントノフスキーのいう結果形成への参加の経験などの要因を媒介した間接的な関係性が考えられる。こうした点についても今後の課題として挙げられよう。

4) まとめ——SOCとソーシャルキャピタルは国を超えて密接な関連がある

本章ではソーシャルキャピタルについて稲葉による定義「心の外部性を伴った信頼・規範・ネットワーク」を踏まえ、SOCとの関連性について検討を行った。またスコットランド調査データを利用し、日本、スコットランドと国際比較を行った。今回の調査では、居住地域における「お互いに助け合っている」「とても安全である」「子育てのしやすい地域である」に関する評価をソーシャルキャピタルとして扱い、「公共交通がよく整備されている」「良い買い物施設がある」「余暇を楽しむ良い施設がある」は社会的インフラストラクチャーとして扱い、項目ごとに検討を行った結果、以下3点について明らかになった。

第一にソーシャルキャピタルに関する項目については、日本ではそれぞれを認知している程度が高いほど高いSOCを有していることが示された。またスコットランドでもほぼ日本と同様に、それぞれを認知している程度が高いほど高いSOCを有していることが示された。第二に日本、スコットランドを通じて「余暇を楽しむ良い施設がある」ことを認知している人ほどSOC得点が高いことが示された。第三に「公共交通がよく整備されている」「良い買い物施設がある」については、日本、スコットランドで異なる結果が得られ、日本に

おいてのみ、これらの認知と高い SOC との関係が示された。

以上から、ソーシャルキャピタルは SOC と密接な関係を有しており、健康生成モデルにおいて汎抵抗資源に位置づく可能性が高いこと、また、これは少なくとも日本、スコットランドの歴史文化的、あるいは地理的、社会システム的な緒背景の差異を超えた共通する特徴であることが明らかになった。

【引用文献】
1) 稲葉陽二.：ソーシャルキャピタル「信頼の絆」で解く現代経済・社会の諸課題．生産性出版，東京，2007．
2) Murayama H, Fujiwara Y, Kawachi I.: Social capital and health: A review of prospective multi-level studies. *J Epidemiol*, **22**, 179-187, 2012.
3) Maass R, Lindstrøm B, Lillefjell M.: Exploring the relationship between perceptions of neighbourhoodresources, sense of coherence and health for different groups in a Norwegian neighborhood. *J Public Health Res*, **3**, 208, 2014.
4) Maass R, Kloeckner CA, Lindstrøm B, Lillefjell M.: The impact of neighborhood social capital on life satisfaction and self-rated health: A possible pathway for health promotion? *Health Place*, **42**, 120-128, 2016.
5) Kawachi I, Berkman LF.: Social cohesion, social capital and health. In Berkman LF, Kawachi I. (eds.) *Social epidemiology*. Oxford University press, New York, 174-190, 2000.
6) イチローカワチ．：高齢社会におけるソーシャルキャピタル．イチローカワチ，等々力英美（編）．ソーシャル・キャピタルと地域の力：沖縄から考える健康と長寿．日本評論社，東京，5-26，2013．
7) Antonovsky A.: *Unraveling the Mystery of Health: How People Manage Stress and Stay Well*.（山崎喜比古，吉井清子（監訳）．健康の謎を解く：ストレス対処と健康保持のメカニズム．有信堂高文社，東京，2001）
8) 佐藤誠．：社会資本とソーシャルキャピタル．立命館国際研究，**16**，1-30，2003．
9) Caldwell LL.: Leisure and health: Why is leisure therapeutic? *Br J Guid Counc*, 7-26, 2005.
10) 甲斐裕子，永松俊哉，志和忠志，他．：職業性ストレスに着目した余暇身体活動と抑うつの関連性についての検討．体力研究，**107**，1-10，2009．

（戸ヶ里　泰典）

終章　応用への道と残された課題

　SOCは後天的に形成・発達し、強化・向上しうる概念である。本書では「暮らしと生きる力に関する全国調査」データを通じて、日本人におけるSOCの分布と標準値の探索、SOCの形成・発達にかかわる社会・文化的要因の探索、SOCの発達・向上のカギとなる様々な概念について明らかにしてきた。さらに、その背景には今後のSOCの形成・発達の促進、ならびにSOCの強化・向上に向けた様々な方策の基礎とすることが大きな目的として設定されていた。

　そこで最後に、本書において明らかになった知見は、どのような具体策に応用できるのか、1つひとつ整理していきたい。

1. SOC得点はアウトカム評価指標として使えるのか

1）意図的にSOC向上・強化をすることができるのか

　SOCは後天的に生涯を通じて発達する。一般にSOCは乳幼児期から青年期にかけて形成され、その後は年齢を重ねるにつれて徐々に向上していく傾向がある。

　しかし、序章でも触れているように、SOCの形成は身長や体重、あるいは骨量や筋量の成長的変化のようなイメージとは大きく異なる。つまり、成人期以前のSOCは未形成の状態、つまり変動が大きく定まらない状態と理解できる。SOCは経験によって構築されるものであるが、一方で経験によってはダメージを受ける。したがって、未形成の段階では些細な出来事によってSOC得点が上昇したり低くなったりすることがありうる。成人期以降のSOCは安定し、青年期以前と同じ出来事・経験による刺激であったとしてもSOCへの影響は大きくない、と考えられている。

その一方で、SOCはストレス対処の成功、良好な人生経験を繰り返すこと、を通じて強化、向上する。この特徴を踏まえて意図的にSOCの強化・向上の方策を立てることができる[1]。昨今ではランダム化比較試験[a]の結果を報告する研究も見られている[2,3]。こうしたことから、SOCの向上に向けて、SOCを測定、評価することは必要であるし、きわめて重要な意義がある。

2) SOCスケール得点はどのように評価するのか

(1) 基準値との比較する意義

第9章、第10章で見たように、SOCを文化間で比較するには様々な問題がある。まずSOCはいわゆる間隔尺度得点であり、長さ（例：身長）や重さ（例：体重）のような比尺度得点のように0（基点）は明確となっていない。次に、SOCの測定には個人主義的傾向ならびに集団主義的傾向、といった文化的背景の影響を受けることがいわれており[4]、異なる文化間で直接SOC得点を比較することは難しい。以上を踏まえると、例えば、日本とカナダとの間で平均

Box11-1　スクリーニング（ふるいわけ）検査と感度・特異度

　スクリーニング検査で重要な指標に感度と特異度があります。例えば、うつ病チェックテストをつくり、スクリーニング検査として使えるようにしたい場合を考えてみましょう。この場合、感度とは、実際の医師による診断の結果（ゴールドスタンダード）でうつ病だったという人のうち、チェックテストでうつ病と判断できた人（あるカットオフ値を用いて判断した結果）の割合のことです。特異度とは、医師による診断の結果うつ病でなかった人のうち、チェックテストでうつ病とならなかった人の割合のことです。感度と特異度は、ともに高い値となることが望ましい値です。

　しかし、カットオフ値（問題ありは何点以上か）をどこに設定するかによって感度や特異度は変わってきます。カットオフ値を高くすると、感度が低下しますが、特異度は高くなります。つまり、厳しい判断をしているため、グレーゾーンの人はみなうつ病でないとしてしまっています。したがって実際にうつ病の人を見落としてしまう危険があります。逆に間違えてうつ病と判断されてしまうことは少ないので、実際にうつ病でない人で、うつ病でないと判断された人の率（特異度）は大きくなります。

　カットオフ値を低くすると、感度が高くなりますが、特異度は低下します。つまり、チェックリストでは非常にゆるい判断をしているため、グレーゾーンの人はみなうつ病と判断されます。したがって実際にうつ病だった人の大半がうつ病と判断さます（感度が高くなる）。しかし逆にうつ病でないのにうつ病とされてしまう人が増えてしまうので、うつ病でないときちんと見分けられる人の割合（特異度）が小さくなってしまいます。

　適切なカットオフ値とは、感度と特異度が両者適度の値になるところ、ということになります。これを探すために、感度と特異度を使った分析（ROC分析など）が行われて統計的にカットオフ値を定めることができます。

（戸ヶ里）

> **Box11-2　偏差値の求め方**
>
> 偏差値（平均50点、1標準偏差が10点の標準化得点）は一般的に次式で求められます。
>
> $$偏差値 = 10 \times \frac{対象者の得点 - 平均得点}{標準偏差} + 50 \quad [1]$$
>
> SOC-13の標準得点は以下のようになります。
>
> $$SOC\text{-}13標準得点 = 10 \times \frac{対象者の得点 - 59.0}{12.2} + 50 \quad [2]$$
>
> SOC 3-UTHS の標準得点は以下のようになります。
>
> $$SOC\ 3\text{-}UTHS\ 標準得点 = 10 \times \frac{対象者の得点 - 15.0}{3.5} + 50 \quad [3]$$

得点に有意差があり、カナダのほうが日本よりも高い得点であった、という結果は、身長や体重であれば絶対的な数値ということで、そのままカナダ人のほうが日本人よりも高い・重いとできるが、SOC 得点の場合は単純に高い・強いということを判断することはできない。

スクリーニング（ふるいわけ）の目的で使う、抑うつや不安尺度などのような精神症状の尺度や、アセスメントツールのような使い方をする多項目尺度の場合は、いわゆるゴールドスタンダードと呼ばれる基準があり、その基準に最も近くなる[b]得点を「カットオフ値」[c]として扱うことが多い。例えば、抑うつの場合は、医師による診断結果を基準にする。また、転倒・転落アセスメントツールにしても、実際に転倒または転落したという結果を基準とする（**Box11-1**参照）。しかし SOC スケールで測定されるものは、SOC 概念そのものであり、当然のことながらゴールドスタンダードとなる診断結果や結果に関する情報は存在しない。

SOC に限らず、性格特性や知能テストなどいわゆる心理テストのうち、ゴー

---

a) 臨床的介入（治療法、薬、教育法、等）の効果を研究する際には、治療群（治療を行う群）と対照群（治療をせず観察のみの群）の2つに分けて効果を比較する。患者を2つの群に分ける際に「無作為」に分けている研究を指す。「無作為」にすることで両群の性質は均等に近くなり、両群の性質の違いの結果への影響が少ないため、最も高い科学的根拠のある研究方式の1つとされている。なお、対照群か治療群かは参加表明をした患者本人や、担当医にも知らされず、薬の効果の研究では、対照群は治療群が内服する薬と同様の形状をしたプラセボ（偽薬）を内服することになる。

b) このような基準とする結果に基づいて、その尺度の得点を上下で切り分けたときに計算される感度と特異度の両者同時に最も高くなるところをカットオフ値とし、臨床活用される。

c) スクリーニング検査の「陽性」と「陰性」を分ける得点のこと。

ルドスタンダードがない、独立した概念の測定結果を臨床的に活用する際に必要な手続きが（尺度）標準化（standardization）という作業である。これは、ある集団のなかで、そのテストを受けた人はどこに位置づくのか、ということがわかるようにする作業で、ある基準点を設定し、その人がそこからどの程度離れているのか、の観点で評価するという方法である。

この場合、まず、どのような集団を基準とするのか、基準集団は何か、をはっきりさせることが重要である。また何をもって基準値とするのか、という点が問題となる。一般的には、国民全体を基準集団を考え、基準値としては国民標準値を提示する場合が多い。国民標準値は、代表サンプル調査データ（代表データ）を用いて算出され、主に平均値が用いられ、場合によっては、中央値が用いられる。また、代表データの得点分布を踏まえて高低に関する分類が行われる場合もある。例えば、代表データの上位50％や33％を高値群とする、とか、上位25％を高群、下位25％を低群、中間を中群とする、など高中低の基準を代表データの分布に基づくことで、国民標準値と比較してどのような集団であるのか、あるいはどのようなケースであるのか、高低に関する情報を踏まえた分析をすることが可能となる。

(2) **偏差値に変換して用いること**

児童・生徒を対象とした受験のための模擬試験などでは、このようなかたちで集団における基準を踏まえることで評価される偏差値を用いることが行われる。あるいは、パーセンタイル順位を用いることも行われる。模擬試験などの偏差値の場合、基準集団の設定が、開催している予備校によって異なったり、受験者によって左右されたりするため、解釈上課題もある。ただし今回の調査結果のように、代表データに基づいて偏差値を算出することは、基準集団が明確になっている点で、有用である。このような偏差値を用いて標準化得点を算出する方式は、国際的に用いられる健康アウトカム指標であるSF-36®の得点化方法とされている[5]など、一般的に用いられる。

標準化得点を算出する際に、いわゆるZ得点と呼ばれる平均をゼロ、標準偏差を1とした得点化をする場合もある。この場合は具体的なケースの得点は小数点以下数桁分の数値を見るということと、負の数値を見るということで、一定の数学的リテラシーが要求される前提がある。他方で、平均値を50、標準

偏差を10とした場合、全体の99％が20～80点の間に入ることになるうえ、自然数の水準で評価することも可能である。そこでSOCについても偏差値を用いた得点化を勧めたい。これまで述べてきたように偏差値を用いることで、基準値を踏まえた、ある種の絶対的得点としてSOCを扱うことが可能となるためである。偏差値は一般に**Box11-2**の［1］の式で算出される。

したがって、SOCの基準値として、今回の対象者における平均得点である59.0点、標準偏差である12.2点を用いて、**Box11-2**の［2］の式で偏差値に基づく標準得点を算出すると良い。このSOC標準得点については、SOC-13だけではなく、SOC 3-UTHSにおいても同様に算出することができ、**Box11-2**の［3］の式になる。

下位尺度別でも、平均得点ならびに標準偏差の値の部分を用い、第2章の**表2-2**にある数値を用いて標準得点を計算することもできる。

(3) 本研究で扱ったSOC以外の尺度について

本書では、SOCスケール以外にも、統御感（第4章）、修正版MOSソーシャルサポート尺度（第6章）、伝達的批判的ヘルスリテラシー尺度（第7章）など、SOCと同様の性質をもつ心理尺度測定法を用いた概念を扱った。これらの尺度については、性、年齢別分布を各章において算出して示している。この基準値情報を踏まえて、今後調査等で測定した結果の評価を行うことができる。

3) 3下位尺度別の使用の意義と可能性

(1) 方法論的には可能

SOCの3つの下位尺度別の検討について、第2章で議論したように、製作者のアントノフスキー自身が後ろ向きの表現をしていることについては真摯に受け止めていく必要がある。ただし、その根拠の1つには因子分析による因子構造が3つの下位概念（把握可能感、処理可能感、有意味感）別に分かれるかどうかという問題があった。この3つの下位概念に基づく因子構造については、数多くの先行研究と同様に、本研究においても明確となっている。つまりSOC-13の測定結果に基づく因子的妥当性の観点から、3つの下位概念に分けることは妥当であることが示されている。

(2) 3下位尺度別の検討の意義

第2章で議論したように、3下位尺度別の検討が有用であるのは、次の理由による。つまり、SOCの定義は明確に3つの下位概念別に設定され、ストレス対処における機能がそれぞれ設定されていること、また3下位概念別にSOCの発達・向上にかかわる人生経験の質についても明確に示されていることが挙げられる。こうした点を踏まえると、SOCの3つの下位尺度のうちどの感覚がどのように機能しているのか、あるいはSOCの3つの下位尺度のどれに影響を与えるのか、といった関心での研究が期待できる。その結果、ひいては、介入のプログラムとして、有意味感へのアプローチ、処理可能感へのアプローチ、把握可能感へのアプローチ、といった、3下位尺度別のアプローチのあり方の検討も可能であり、その評価指標として下位尺度を用いることも可能である。

(3) 3下位尺度別の検討の可能性

以上より健康生成論ならびにSOCに関する研究の意義や重要性を踏まえ、3下位概念を測定する目的で、SOC-13の3下位尺度別に使用することはきわめて有用といえる。ただし、3下位尺度別の使用は、SOC-13スケールの尺度構成上、測定方法上の様々な議論があることを踏まえたうえで検討する必要がある。なお、因子妥当性の観点からはほぼ問題なく使用できるといえた。3下位尺度別の使用については可能であると結論づけることができよう。

2. SOCの形成・発達・向上に向けての応用的意義

1) 人生経験・ライフコースの観点

(1) 家族関係によってSOCが左右されること

第3章で扱ったように、今回の調査において設定したのは中学3年生、15歳のころの家族関係であった。少なくとも今回の結果からいえることは、この時期における家族関係はその後のSOCの発達に大きくかかわるということである。具体的には、家族のなかにおける意思決定(様々な選択肢からの選択)への参加経験の重要性について改めて浮き彫りになったといえる。これは前著「思春期のストレス対処力SOC」(有信堂高文社刊)で紹介した、高校生の分析から

詳細は明らかになっており、それを支持する結果になっている[6]。

　また、今回家族関係に関する円環モデル[7]との関係においては、家族内の凝集性との関係で、膠着でなく、遊離でもない、適度な水準の凝集性を意味する結合の状態であること、家族内の適応性（Flexibility）との関係で、無秩序でもなく、硬直でもない、柔軟ないし構造化の状態であることの、それぞれがSOCの発達において重要な要素であることが示されていた。この結果も前著「思春期のストレス対処力SOC」において、幼少期の家族の習慣の形成度と高校生時のSOCとの関係において、男子においては家族の習慣の形成度が中程度であるほど高度、低度群よりも高いSOCと関連していた、という結果[8]と通じるところがある。適度・柔軟な関係性とSOCとの関係性についてはアントノフスキーも指摘しているように、十分に考えることができるため、今後さらに詳細な検討を加えていくことが必要であろう。

　現在、親、祖父母、あるいは家族としてこの時期にある青少年にかかわる機会がある場合、また、養護教諭をはじめとした学校教育職、ケースワーカーなどの福祉職、保健師、看護師などケア関連職種等として家族関係にかかわる機会がある場合、第3章における分析結果は重要なエビデンス（根拠）の1つとなるだろう。

(2) 介護経験をどう考えるか

　第3章では中学3年生（15歳）のころまでに家庭において障害がある家族の介護をした経験がある女性において高いSOCになっていた。特に有意味感、次いで処理可能感が一般人口に比して高い傾向があり、結果形成への参加の経験、ならびにバランスのとれた負荷の経験が得られている可能性が高い。ただし、バランスのとれた負荷の経験における条件としては、サポート源が豊富にあったり、経済面に問題がなかったり、汎抵抗資源が十分にあって動員されることが重要である。つまり、障害がある家族を家庭で介護する経験が良好なものとなるためには、条件として汎抵抗資源が整うことが大前提であると考えなければならない。資源が整うことを通じ、受け入れる家族のSOCの向上が期待できる。そのようなとき、場合によっては介護の受け手も、良好な人生経験を享受することができよう。

(3) ライフコースのパターンによって SOC が左右されること

　第 5 章では、女性のライフコースの観点で、世代別に、婚姻、仕事、子どもの有無という指標の組み合わせをもって、どのようなパターンのライフコースを歩んでいるのかを整理し、SOC との関係性を見た。その結果、ライフコースのパターンと SOC とは固定的な関係があるということではなく、世代によって大きく関係性が変わっていた。このことは、必ずしもこれまで歩んできた長期的な経験の蓄積の結果が SOC に影響するということではなさそうである。つまり SOC は人生を通じてではなく、短期・中期的なスパンの経験の影響を受けていると見られる。例えば、既婚者で子どもがなく、正規職あるいは管理職についている女性を見た場合、25～39歳ではこのカテゴリの人は最も SOC 合計得点が低いカテゴリとなっていたが、40～54歳では最も SOC 合計得点が高いカテゴリとなっていた。また非婚で子どもがいるいわゆるシングルマザーで正規あるいは管理職の者は、25～39歳では下位にあるが、40～54歳では SOC 合計得点は 2 位、有意味感では最も高いカテゴリとなっていた。

(4) 世代を通じた SOC の発達向上に大事なライフイベント・経験とは

　これらのライフコースのパターンを形作るライフイベント・経験と SOC との関係で、世代を貫通する関係性もまた見えてきた。つまり配偶者をもつことと処理可能感の発達・向上、子どもをもつということと有意味感の発達・向上である。

　配偶者は生きていくうえできわめて重要な支え、つまり有力な汎抵抗資源として位置づく。この有力な汎抵抗資源を動員することを通じてサクセスフルコーピング（成功的な対処）を経験することとなり、処理可能感が高まることがうかがわれる。また、子育てに深くかかわることは、日々の生活のなかで子の成長・発達への関与に大きくかかわるという意味をもつ。このことは、子の将来や子が生活する地域や社会に対して主体的にかかわることにもつながり、いわゆる結果形成への参加の経験を得やすくなり、有意味感が高まることがうかがわれる。

　婚姻や出産について、昨今では少子化による生産人口の減少による経済問題や社会保障制度の問題について大きく取り上げられてきており、そのための少子化対策という観点で検討が進められている。その一方で本研究結果から明ら

かになったように、婚姻や出産・子育てというライフイベントや経験はその人のSOCの向上を促すものである。それがひいては健康的な生活の実現につながる。こうした健康生成論的な発想に基づく婚姻や出産・子育てへの対策を検討することもまた必要ではないだろうか。

2) 健康の社会的公平性・平等とSOCとの関係
(1) SOCに社会経済的格差が生じている問題について

昨今、SOCと社会経済的地位との関係性に関する研究成果が国内外において報じられてきている。本研究においても学歴が高いこと、50歳以上の壮年においては収入が高いこととSOCとの関係が明確となった。また、職業については、特に経営・管理・自営業において高く、非正規職であるブルーカラー職、農林漁業職、および無業者において低い水準となっていた。

序章で議論したようにSOCは健康に生きる力であり、価値としての健康、あるいは、健康的な生活を実現するための原動力である。したがって、SOCに差異を生じるということは、健康状態に差があるということ以上に、根本的な問題をはらんでいる。社会システムにおける問題として、収入の公平性や教育の平等を謳うことが重要である一方で、各人が得られる良質な経験に差異が

Box11-3　ディーセントワークとILOの戦略目標[9]

　ディーセントワークとは、権利が保障され、十分な収入を生み出し、適切な社会的保護が与えられる生産的な仕事を意味します。それはまた、すべての人が収入を得るのに十分な仕事があることであり、「働きがいのある人間らしい仕事」ともいわれています。その仕事は、権利、社会保障、社会対話が確保されていて、自由と平等が保障され、働く人々の生活が安定する、すなわち、人間としての尊厳を保てる生産的な仕事です。

　1999年の第87回ILO（国際労働機関）総会事務局長報告と2008年の第97回総会において採択された「公正なグローバル化のための社会正義に関するILO宣言」のなかで、ディーセントワーク実現のための次の4つの戦略目標が掲げられました。

① 仕事の創出―必要な技能を身につけ、働いて生計が立てられるように、国や企業が仕事をつくり出すことを支援
② 社会的保護の拡充―安全で健康的に働ける職場を確保し、生産性も向上するような環境の整備。社会保障の充実
③ 社会対話の推進―職場での問題や紛争を平和的に解決できるように、政・労・使の話し合いの促進
④ 仕事における権利の保障―不利な立場に置かれて働く人々をなくすため、労働者の権利の保障、尊重

（戸ヶ里）

生じていることに目を向けていくことが必要である。

(2) 社会格差と人間のいのちの尊厳とSOC

国際労働機関（ILO）が目指すディーセントワーク（Decent Work：働きがいのある人間らしい仕事）[9]が実現しているのか、という観点は、きわめて健康生成論的な発想といえる。その戦略（**Box11-3**）を要約すると、技能を身につけ、生計を立てる、安全で健康的に働け生産性が向上する職場づくり、不利な立場で働くことがないような対応、となる。これは、所得や社会的威信によらない次の3つの経験を必要としているともいえるのではなかろうか。1つは、どれだけ自身の仕事について誇りに思えるのか、社会的に重要な結果に参与しているのか、2つ目は、仕事を進めていくうえで必要な、知識・技能や材料、サポート、などの資源が制限されていないか、3つ目は働くことに対して適切なフィードバックを受けているか、仕事を遂行するうえで適切な職務保証があるか、である。これらはアントノフスキーによって示された、SOCを形成するうえで重要な3種の経験にきわめて近い内容を含んでいる。

また、健康生成論的に突き詰めていくと、労働に限らず、教育歴の差、収入の差の裏側には、享受できるこうした良質な経験に大きな格差が生じ、SOCに差が生じている可能性が大きいにある。昨今では、尊厳の毀損と貧困との密接な関係について議論され[10]、米国では社会的格差・不平等に関して尊厳格差（dignity gap）がいわれるようになってきている[11]など、社会的格差と尊厳との関係が各所で指摘されている。

森岡によると、「人間のいのちのあり方」には3つの側面があるという[12]。**Box11-4**にその内容を示した。そのうえで「『人間のいのちの尊厳』とは、い

Box11-4　人間のいのちのあり方の3つの側面[12]
① 人間は主観的にも生まれ死んでいく存在であり、人生は一度限りであり、人間は生成と消滅のプロセスを生きているということである。人生は、かけがえがなく、かつ自身が主人公であり、他と比較ができないものであり、絶望の淵にいても脱出できる可能性を常に有するというものである。（人生の側面）
② 人間は身体を生きるというかたちで現実世界を生きており、生命活動の維持も再生産の活動もすべて身体を通じてなされているということである。（身体の側面）
③ 人間はこの世に生きる様々な「いのち」とのつながりのなかで初めて生きていくことができるのであって、そのつながりとは、世代間、社会、大自然の3つの局面に分けることができる。（生命のつながりの側面）

のちというあり方をした人間が全うすることができるために守られるべき尊いもののことであり、けっして破壊されてはならないようなかけがえのない大切なもののことである」と述べている。SOC 概念は、「人間のいのちのあり方」が多分に含まれる概念であるかもしれない。つまり、第一の人生の側面については、有意味感やそれにつながる結果形成への参加の経験と深くかかわりがあり、第三の生命のつながりの側面については、処理可能感やそれにつながる汎抵抗資源の利用につながるバランスのとれた負荷の経験と深くかかわりがあるだろう。把握可能感やそれにつながる一貫性の経験については、第一、第二、第三のいずれの側面とも深くかかわりがあるだろう。したがって、一定のSOC を維持するということは「人間のいのちの尊厳」ときわめて深いつながりがあるといえよう。なお、「人間のいのちの尊厳」にはその各側面とは別に、実感を伴う尊厳（破壊されうる尊厳）と決して破壊されえない尊厳と 2 つの部分があるという[12]。SOC 概念とかかわるのは、この実感を伴う尊厳の部分と重なるのではないか。

(3) SOC の社会的格差に対する健康生成論的アプローチ

SOC は究極の健康要因と位置づけられる概念であり、社会経済的な要因が健康に影響する際の媒介因子となるものである。SOC の社会的な格差について考える前に、WHO より提唱されている健康の社会経済的格差・不平等に対する対策を見ていく。ここでは 3 つの柱が提唱されている[13]。**Box11-5** にその概要を示した。

この報告書は一世代のうちに格差を埋めるべく、具体的な方策の提言を行ったきわめて重要かつ画期的なものとなっている。また、第一の点についても、

Box11-5 WHO 健康の社会的決定要因に関する委員会「一世代で格差埋める：健康の社会的決定要因に関する活動を通じた健康の公平性」[10] の 3 つの柱
① 「日常生活の状況を改善」ウェルビーイングに向けて女性や子どもの環境の改善、教育、労働、社会保障政策の改善を図る。
② 「権力、カネ、資源の不公平な分配に取り組む」政府のガバメントよりもガバナンスによって、市民社会、民間、すべての人々が、公共の利益と集団行動がもつ価値に再投資する。
③ 「問題を測定し理解し行動の結果を評価する」健康の公平性の監視システムを各国内外に構築し、健康の不公平と健康の社会的決定要因の定期的なモニタリングと、各種政策や取り組みが健康の公平性に与える影響を評価する。

序章で議論した「健康的な生活」あるいは「価値としての健康」を目指す健康生成論的なアプローチに近い印象がある。ただ、後半にいくにつれ、不公平な状況というリスクファクターを発見し除去するという疾病生成論的なアプローチが色濃くなっているともいえよう。序章で解説したようにこれとは別の角度で健康生成論的アプローチによる対策も考えることができるかもしれない。そこで、前項で見てきたように、SOCの社会的な格差は、いわば人間としての尊厳の格差ともとることができることを踏まえて、次の３つのアプローチ方法が考えられる。

第一が汎抵抗資源へのアプローチである。ここには、資源環境整備に関する環境のアプローチと、資源の認知に関する個人へのアプローチがある。資源環境の整備については、低所得者層に共通して不足している汎抵抗資源を探索し、それを供給していくという、先述のWHOが提案しているものである。他方、資源の認知については、それが利用できるものであると本人が知覚し、実際に利用し、そのうえで信頼をよせて、初めて個人のストレス対処において意味をもつ。また成功的対処によって初めて健康に生きることにつながる、という点を踏まえる必要がある。

第二に、どのような学歴、職業、収入であっても、先述のような「人間のいのちの尊厳」の実感、当人が良質な経験をしていると実感したうえで生活を送ることができるようなアプローチの必要性である。いのちの尊厳のための環境整備のアプローチとして、一般に向けた、差別・偏見の縮小・解消にかかわるアプローチ、人間のいのちの尊厳に関する啓蒙・教育が必要であろう。その一方で、各人が良質な人生経験を送っていると意味づけでき、実感できる、内発的動機づけにつながる対策が今後の大きな課題といえよう。

最後に、逸脱ケースへの着眼である。統計的にSOCが低いという傾向が出ていたという結果であったものの、貧困層、あるいは無業者、低学歴層であったとしてもSOCが高く、誇りをもち、人間のいのちの尊厳の実感をもち続け、健康に生きている者がいるはずである。こうした者は、どのようにしてこのような知覚、実感に至っているのかについて、人生のストーリーから明らかにし、対策における手がかりを得ることが必要であろう。

3. SOCと周辺概念の理論的整理に向けての試論

今回、SOC概念以外に様々な心理的社会的な概念を扱った。まず、家族機能の凝集性（cohesion）と適応性（flexibility）（第3章）、次に、統御感（sense of mastery）（第5章）、ソーシャルサポート、社会参加、（第6章）、ヘルスリテラシー（第7章）、ソーシャルキャピタル（第10章）である。このほか、様々な汎抵抗資源に相当する概念を扱い、また、人生経験についても着眼をしてきた。これら諸概念について、SOCとの関連性をどのように解釈をしていけばよいのか、模式図を使ってその関係性の理解を整理していきたい。

1) 統御感とSOCとの比較

図11-1に統御感の機能について模式図を示した。この図では、中央の人から、自然、人々、仕事や課題、人生と、様々な面に向けて矢印が出ている。点線で囲んだ人と矢印を合わせた部分が統御感に相当する。ポイントは、人から外部の様々な要素に向けて出ている矢印は一方向であるという点、またそれはあくまで個人が有している能力であるという点である。

その一方で、図11-2にはSOCについて模式的に示した。中央の点線の円の内部がSOCであり、その周りには様々な汎抵抗資源が配置されている。汎抵

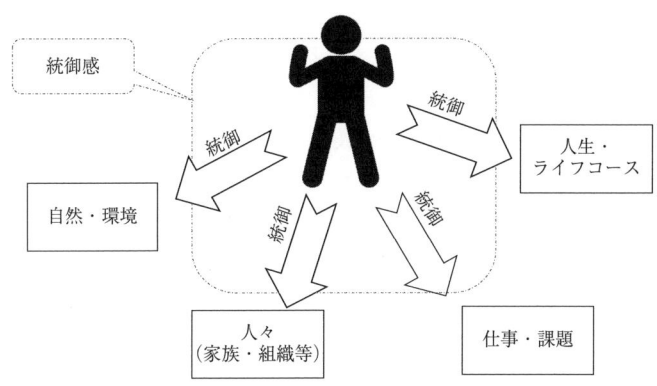

図11-1　統御感の模式図

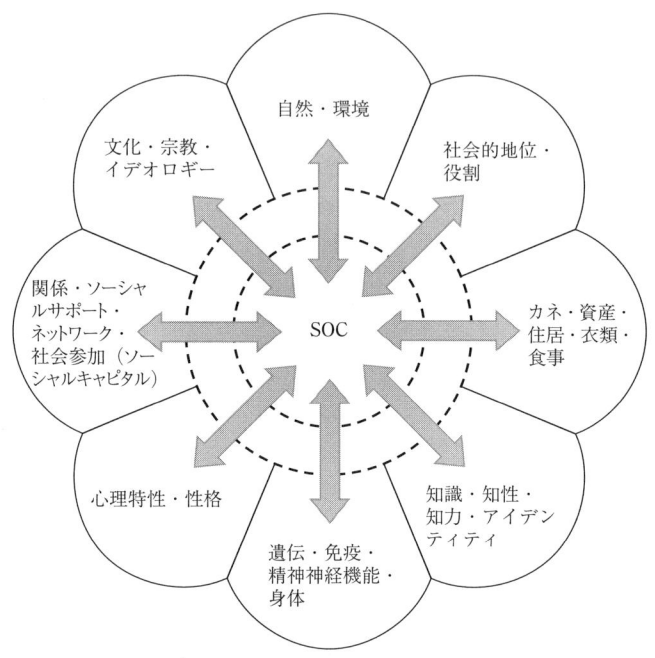

図11-2　SOCと資源の関係の模式図
中央の点線で囲まれた部分がSOC、周囲に花びらのようにあるのが汎抵抗資源である。汎抵抗資源とSOCとの関係は双方向の矢印の関係にあるが、実質その境界は曖昧である。二重に点線で囲まれた部分はSOCと汎抵抗資源の境界の部分を意味していて、曖昧であるため点線で示している。

抗資源については、序章で示したように多岐にわたるが、ここでは筆者が仮に8つのカタマリに区分した。ポイントは次の3点である。第一点は、各汎抵抗資源とSOCとの間に両矢印があることで、両者に相互関係があることである。第二点が、SOCと汎抵抗資源の間は破線であり、明確な分離ができないことである。SOCと汎抵抗資源は相互関係がある一方で、明確な分離が難しく、特に破線の同心円で囲まれた部分は資源とSOCとの境界であるが、はっきりしないので、二重に囲むまでにとどめた。第三の点が、人間の体の内外は明確には示していないことである。あえていえば、中央から上側の汎抵抗資源はいわゆる外的資源（external resources）と呼ばれる、体外に存在する資源で、中央から下側の汎抵抗資源は内的資源（internal resources）と呼ばれる体内ある

いは心の中にある資源である。しかし、例えば宗教やイデオロギーなどは内外で分離することは難しく、関係性や地位なども、構造的なものか、その認知にかかわるものか、内外で分離することは難しい。アントノフスキー自身も内的、外的と資源を分けていないため、ここでもあえて表現しないことにした。

　序章でもその違いについて言及しているように、また図11-1と図11-2とを比較するとわかるように、統御感概念あるいはSOCと環境・汎抵抗資源との関係性は、細かく見ると大きな違いがある。矢印の向きは統御感は一方向であり、SOCは双方向である。人と他の要素は統御感では明確に切り離して考えるが、SOCと汎抵抗資源の分離はきわめて難しい。ただしSOCと統御感との間には相関関係が見られていた。これは、大ざっぱに見れば統御感が周囲に影響を及ぼしている関係と、SOCが資源と相互関係があるということと、相似形の関係性を有していることの現れであろう。

2) 家族関係、社会関係、ソーシャルキャピタルの位置づけ

　図11-2に示したように家族関係やソーシャルサポートやソーシャルネットワーク、社会参加、ソーシャルキャピタルは、この汎抵抗資源のうち関係の側面のなかに入る。SOCとの関連性というのも、汎抵抗資源とSOCとの相互作用、つまり、汎抵抗資源により良好な経験を享受しSOCは向上する、SOCは汎抵抗資源をよく利用し動員する、という関係性である。

3) ヘルスリテラシーとSOCとの関係

　ヘルスリテラシーは序章ならびに第7章で見たようにSOCとの関係性はきわめて複雑である。序章では健康という側面に特異的なSOC概念かもしれない、とも述べた。もともとの定義では、健康・医療に関する知識という側面もあることから、汎抵抗資源という位置づけにもなりうる。他方、ザーカドーラス（Zarcadoolas, C.）ら[14]は、ヘルスリテラシーは「情報に基づく選択をし、健康リスクを減少させ、生活の質を向上させるための健康情報と概念を探し、理解し、評価して利用できる、生涯を通して発達する幅広い範囲のスキルと能力」とし、読み書きや計算に関する基礎的側面に加えて、文化的、科学的、市民的の各側面があるとした。このように様々な形でヘルスリテラシー概念が拡

張され再定義化されている。以上を踏まえると、ヘルスリテラシーは、一部は汎抵抗資源（知識・知力）でもあり、一部はSOCにも重なる複雑な関係性をもつ可能性がある。

4) 良質な人生経験とSOCとの関係

最後に人生経験の位置づけを整理する。人生経験は、図11-3に示した模式図においては、二重の破線の同心円で囲まれている、汎抵抗資源とSOCの間のあいまいな境界が相当するといえよう。つまり、良質な人生経験は、SOCの諸要素と密接なかかわりをもち、その一方で、汎抵抗資源によって提供されるという密接なかかわりをもつ。

また、ストレス関連成長概念についても、図11-3の良質な人生経験の部分

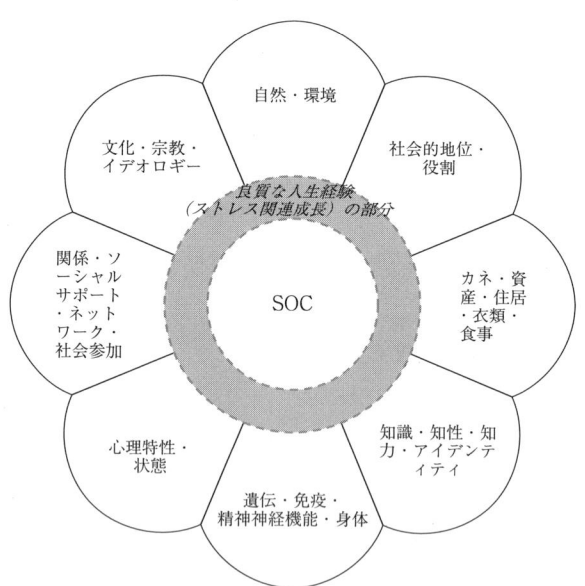

図11-3　良質な人生経験・ストレス関連成長とSOC
SOCと汎抵抗資源の境界部分を意味している二重の点線に囲まれた部分が良質な人生経験の位置である。良質な人生経験はSOCとは密接な関係がある。他方、良質な人生経験は汎抵抗資源によって提供されるものであり、汎抵抗資源とも密接な関係がある。このSOCと汎抵抗資源とのあいまいな境界領域に良質な人生経験が位置するとした。また、ストレス関連成長もこの良質な経験を捉えたものであるから、同様に位置づくとした。

相当する可能性がある。つまり、SOC が高いことでストレス関連成長は生じるが、ストレス関連成長を通じて、SOC は発達・向上する。また汎抵抗資源によってストレス関連成長は生じるであろうし、成長を通じて汎抵抗資源もまた強化される。例えば震災などの逆境を通じて家族との絆が強まったと感じたと答えた人はストレス関連成長が見られたと評価される。この経験は「バランスのとれた負荷の経験」であり、それが処理可能感を向上させることにつながるが、一方で家族や家族との関係性という汎抵抗資源も醸成されているといえよう。

5) SOC と諸概念の関係の模式図の理解から見えてくるもの

今回の模式的な整理は、健康生成モデルにおける健康要因（salutary factor）の関係のみに着眼した、一部を表しているものに過ぎない。また、あくまでも健康要因の立場から汎抵抗資源という位置づけで諸要因を見ており、これが絶対的な関係性であるというわけではない。しかし、健康要因である汎抵抗資源とSOC との関係をある程度明確に整理、理解しておくことで、SOC、あるいは、健康生成論的アプローチでの研究の道筋を照らす懐中電灯のような役割をもつことになろう。少なくとも、なぜ統御感ではなくて SOC を用いた研究をするのか、とか、なぜ SOC ではなくストレス関連成長を扱っているのか、というような疑問はある程度払拭できるのではないだろうか。

4. まとめにかえて——SOC の国際比較研究に向けて

本章では大きく 3 点について、本書の応用可能性と理論的示唆を述べてきた。1 つは SOC-13 スケールの標準化による、SOC をアウトカム指標として利用できるという点について説明をした。もう 1 つは、SOC を左右する要因としての家族・社会・ライフコースと、SOC の向上に向けての健康生成論的アプローチの可能性について、人生経験と「人間のいのちの尊厳」に注目して述べた。最後に、SOC の類似概念、隣接概念との関係性について、模式図を用いて整理を試みた。

今回の全国サンプル調査であるからこそ明らかになった部分もあるし、また

SOCを左右する要因や類似概念について多角的に捉えることを目的として本調査が行われたことを通じて明らかにすることができた示唆もあった。他方、1つ大きな課題が残されているためまとめにかえて最後に述べたい。それはSOCの国際比較に関する限界と課題である。

ここには3つ課題がある。第一に、SOC得点の国際比較がどの程度まで可能であるかという点である。第9章で議論したようにSOCなどの心理尺度得点を文化間で比較するには様々な障壁がある。それは言語の問題もあるし、国民性や価値観の相違により回答傾向に偏りが生じる可能性がある。これはあくまでも測定方法論上の問題であるが、こうした問題を乗り越えて、SOC得点を比較するということができるのか、今後の課題である。

第二に、第一の点に近いが、汎抵抗資源でもあり、その源泉でもある歴史文化的要因のSOCへの影響をどのように考えることができるのか、という点である。国や文化によっては、SOCが高くなるところがあるかもしれない。アントノフスキーは東洋思想に関心があり、SOCや健康生成モデルも東洋なかでも日本における自己概念を参考に構築された概念でもある。日本のSOCは西欧諸国のそれよりも高い値となっているのではないかと仮説を立てることもできよう。しかし実得点では日本がカナダ、スコットランドよりも低い値となっていた。これは、SOC得点の文化間比較可能性の問題とリンクしている。もし比較できるとするならば、どのようなメカニズムで、歴史文化的な側面からSOCの差異が生じているのかについて、検討を進めることが必要である。

最後に、健康生成モデルの普遍性についてである。歴史文化的な要因は、健康生成モデルにおける一側面であって、健康生成モデルが、一般的に適用可能なモデルであるのか、という観点ではまだ十分には明らかになっていない。"The Handbook of Salutogenesis"（Springer社刊）において整理された結果を見ても、現在特に検討が進められている北欧・西欧諸国や、日本などでは度々検討が行われているが（といっても、まだ十分な成果となっているとはいえないが）、アジア圏やラテンアメリカ、アフリカ諸国などではほとんど明らかにはなっていない。こうした国々における検討を通じて初めてグローバルなレベルでのヘルスプロモーション実践に応用可能な理論として健康生成論と健康生成モデルを位置づかせることにつながるだろう。

【引用文献】
1) 戸ヶ里泰典．：成人のSOCは変えられるか．山崎喜比古，戸ヶ里泰典，坂野純子（編）．ストレス対処能力SOC．有信堂高文社，東京，55-67，2008.
2) Esch T, Sonntag U, Esch SM, et al.: Stress management and mind-body medicine: a randomized controlled longitudinal evaluation of students' health and effects of a behavioral group intervention at a middle-size German university (SM-MESH). *Forsch Komplementmed*, **20**, 129-137, 2013.
3) Tan KK, Chan SW, Wang W, et al.: A salutogenic program to enhance sense of coherence and quality of life for older people in the community: A feasibility randomized controlled trial and process evaluation. *Patient Educ Couns*, Jan, **99**, 108-116, 2016.
4) Lee JW, Jones PS, Mineyama Y, et al.: Cultural differences in responses to a Likert scale. *Res Nurs Health*, **25**, 295-306, 2002.
5) McDwell I.: *Measuring Health*. Oxford University Press, New York, 2006.
6) 戸ヶ里泰典．：小中学生時の経験は高校生のSOCに関係するのか．山崎喜比古，戸ヶ里泰典（編）．思春期のストレス対処力SOC．有信堂高文社，東京，109-123，2011.
7) Olson DH.: Circumplex model of marital and family systems. *J Fam Ther*, **22**, 144-167, 2000.
8) 佐藤みほ．：高校生のSOCと幼いころの家族の習慣．山崎喜比古，戸ヶ里泰典（編）．思春期のストレス対処力SOC．有信堂高文社，東京，137-151，2011.
9) ILO　ディーセントワーク〈http://www.ilo.org/tokyo/about-ilo/decent-work/lang-ja/index.htm〉
10) 加藤泰史．：現代社会における「尊厳の毀損」としての貧困：格差・平等・国家へのカント的アプローチ．哲学，9-31，2009.
11) Brooks AC.: How Donald Trump Filled the Dignity Deficit Over the past half century, the percentage of working-age men outside the workforce doubled. *The Wall Street Journal*, Nov. 9, 2016〈https://www.wsj.com/articles/how-donald-trump-filled-the-dignity-deficit-1478734436〉
12) 森岡正博．：「人間のいのちの尊厳」についての予備的考察．*Heidegger-Forum*, **8**, 32-69, 2014.
13) Marmot M, Friel S, Bell R, et al.: Closing the gap in a generation: health equity through action on the social determinants of health. *Lancet*, **372**, 1661-69, 2008.
14) Zarcadoolas C, Pleasant AF, Greer DS.: *Advancing health literacy: a framework for understanding and action*. Jossey-Bass, San Francisco, 2006.
15) Mittelmark MB, Sagy S, Eriksson M, et al.（eds.）: *The Handbook of Salutogenesis*. Springer, Cham, 2016.

（戸ヶ里　泰典・山崎　喜比古）

あとがき

　北欧各国、カナダ、英国で実施された、アーロン・アントノフスキー博士のSOCスケールを組み込んだ大規模一般住民調査は、2000年代には度々学術研究として報告され、実態の解明と実践への示唆が繰り返し行われた。欧州ではこうした成果を踏まえ、公衆衛生・医療関係者らにより、各国各セッティングでの健康生成論的アプローチによる実践活動への取り組みが盛んとなった。さらにヘルスプロモーション・健康教育国際連合（International Union for Health Promotion and Education: IUHPE）において欧州の研究者でワーキンググループが組織され、"Handbook of Salutogenesis"の刊行がなされるなど、様々な活動が行われている。

　日本では紹介された時期が10年以上遅れ、エビデンス構築の検討が続き、健康生成論やSOCそのものについて十分な認知がされていない状況が続いてきた。そのようななかで今回の全国調査の実施がかなったことは日本のSOC研究における大きな成果であり、今後への重要な足がかりができたものといえる。

　また、このような形で成書として総合的に成果をまとめることができ、主に今後の学術研究を担う方々に向けても発信することができ、今後の研究ならびに実践への活用に大きな道筋が示されたものと強く確信している。もちろん研究は端緒についたばかりであり、終章にも書いたように、私たち、あるいはもっと若い世代の研究者の手によりいっそうの研究がなされることが期待される。例えば一般住民を対象とした縦断的調査の実施を通じてSOCの変化に関するメカニズムの解明が望まれる。また、本理論・本概念が東洋的価値観と親和性が深いことについては、周知のとおりであるが、アジア諸国における調査結果とさらなる比較検討が進められることも重要であろう。健康生成論的なアプローチによる様々な実践プログラムの構築も期待される。欧州で行われている良い手本を踏まえた実践活動への応用も期待されよう。

本書の内容は2013-2016年日本学術振興会科学研究費助成事業基盤研究(B)「全国代表サンプルによるストレス対処力SOCを規定する社会的要因に関する実証研究（研究代表・戸ヶ里泰典）」によって実施された研究に基づくものである。また、調査実施にあたっては、Leonard Pearlin博士、Kerri Clough-Gorr博士の協力で統御感尺度、修正版MOSソーシャルサポート尺度の日本語版開発を行うことができた。

　また、実査においては、高島美保氏、石井美砂氏はじめ㈱日本リサーチセンターのスタッフには、研究者側よりことあるごとに出される細かな要求に対して、その都度誠意をもって対応いただき、円滑に、また、良質な調査データの作成につなげることができた。国際比較のデータ分析にあたっては、Statistics CanadaよりNational Population Health Survey1998-1999のPublic use microdata fileの提供を、UK data serviceよりHealth Education Population Survey, 2001, wave2の個票データの提供を受け、実施した。なお、すべての分析・使用方法・解釈は本書著者グループに帰するものである。

　以上の多大なるご支援に対して、著者を代表して心より御礼を申し上げたい。

　最後に、本書の刊行は、既刊「ストレス対処能力SOC」「思春期のストレス対処力SOC」に引き続き、髙橋明義氏はじめ有信堂高文社スタッフの皆様の粘り強い対応、また的確な編集作業と同時に、われわれ執筆者への力強い応援なしには成しえなかった。深い感謝を表明したい。

戸ヶ里　泰典

執筆者・執筆章一覧（執筆順）

山崎　喜比古	日本福祉大学社会福祉学部・大学院特任教授	序章・終章
戸ヶ里　泰典	放送大学教養学部／大学院文化科学研究科・教授	序章・第1章・第2章・第3章・第4章・第5章・第9章・第10章・終章
竹内　朋子	東京医療保健大学 東が丘・立川看護学部・准教授	第5章
横山　由香里	日本福祉大学社会福祉学部・准教授	第6章
中山　和弘	聖路加国際大学大学院看護学研究科看護情報学・教授	第7章
米倉　佑貴	聖路加国際大学大学院看護学研究科看護情報学・助教	第8章・第9章

暮らしと生きる力に関する全国調査・調査票

2014年1月
調査企画：暮らしと生きる力に関する全国調査企画委員会
（代表：放送大学　戸ヶ里　泰典）
調査実施：(株)日本リサーチセンター

＜ご記入上の注意＞

1. ご記入は本紙に直接、黒または青の鉛筆・ボールペン・ペンでお願いします
2. お答えの際にはあてはまる数字に○を囲んでいただくか、指示にしたがって数字を記入してください
3. 「その他」を選んだ場合は、（　　　）に具体的な内容をご記入ください。
4. 質問の最後に（○は１つ）とあるときはいずれか１つだけ、（○はいくつでも）とあるときはあてはまるものすべてに、それぞれ○をつけてください
5. ご記入が終わりましたら、回答漏れがないか今一度ご確認ください
6. ご記入いただいた調査票は後日、(株)日本リサーチセンターの調査員が受け取りに参りますのでお手渡しください。

◆あなたご自身のことをお聞きします◆

問1　あなたの性別とお生まれの年月を教えてください。

(1)性別

| 1 | 男性 | 2 | 女性 |

(2)お生まれの年月（西暦か元号いずれかでお答えください）

1　西暦
2　昭和　　□□□□　年　□□　月　生まれ
3　平成

◆あなたのお考えをお聞きします◆

問2　以下の(1)～(14)の各問いは1～7の数字いずれかで答えるようになっています。「1」は左側の意見にあてはまる場合に、「7」は右側の意見にあてはまる場合に、1でも7でもないように感じる場合は、**あなたのお気持ちを最もよく表す数字ひとつに○をつけてください。**

(1)あなたは、自分のまわりで起こっていることがどうでもいい、という気持ちになることがありますか。　（○は１つ）

| まったくない | 1 | 2 | 3 | 4 | 5 | 6 | 7 | とてもよくある |

(2)あなたは、これまでに、良く知っていると思っていた人の、思わぬ行動に驚かされたことがありますか。
（○は１つ）

| まったくなかった | 1 | 2 | 3 | 4 | 5 | 6 | 7 | いつもそうだった |

(3) あなたは、あてにしていた人にがっかりさせられたことがありますか。（○は１つ）

| まったくなかった | 1 | 2 | 3 | 4 | 5 | 6 | 7 | いつもそうだった |

(4) 今まであなたの人生には‥‥‥。（左右2つの意見をお読みください。）（○は１つ）

| 明確な目標や目的は全くなかった | 1 | 2 | 3 | 4 | 5 | 6 | 7 | とても明確な目標や目的があった |

(5) あなたは、不当な扱いを受けているという気持ちになることがありますか。（○は１つ）

| とてもよくある | 1 | 2 | 3 | 4 | 5 | 6 | 7 | まったくない |

(6) あなたは、不慣れな状況の中にいると感じ、どうすればよいのかわからないと感じることがありますか。（○は１つ）

| とてもよくある | 1 | 2 | 3 | 4 | 5 | 6 | 7 | まったくない |

(7) あなたが毎日していることは‥‥‥。（左右2つの意見をお読みください。）（○は１つ）

| 喜びと満足を与えてくれる | 1 | 2 | 3 | 4 | 5 | 6 | 7 | つらく退屈である |

(8) あなたは、気持ちや考えが非常に混乱することがありますか。（○は１つ）

| とてもよくある | 1 | 2 | 3 | 4 | 5 | 6 | 7 | まったくない |

(9) あなたは、本当なら感じたくないような感情をいだいてしまうことがありますか。（○は１つ）

| とてもよくある | 1 | 2 | 3 | 4 | 5 | 6 | 7 | まったくない |

(10) どんな強い人でさえ、ときには「自分はダメな人間だ」と感じることがあるものです。あなたは、これまで「自分はダメな人間だ」と感じたことがありますか。（○は１つ）

| まったくなかった | 1 | 2 | 3 | 4 | 5 | 6 | 7 | いつもそうだった |

(11) 何かが起きたとき、ふつう、あなたは‥‥‥。（左右2つの意見をお読みください。）（○は１つ）

| そのことを過大に評価したり、過小に評価してきた | 1 | 2 | 3 | 4 | 5 | 6 | 7 | 適切な見方をしてきた |

(12) あなたは、日々の生活で行っていることにほとんど意味がない、と感じることがありますか。（○は１つ）

| とてもよくある | 1 | 2 | 3 | 4 | 5 | 6 | 7 | まったくない |

(13) あなたは、自制心を保つ自信がなくなることがありますか。（○は１つ）

| とてもよくある | 1 | 2 | 3 | 4 | 5 | 6 | 7 | まったくない |

(14) あなたは、これまでに、良く知っていると思っていた人の、思ってもみなかった行動にビックリさせられたことがありますか。（〇は１つ）

まったくなかった	1	2	3	4	5	6	7	いつもそうだった

問３　あなたの人生に対する感じ方についてうかがいます。次の(A)～(C)のそれぞれについて、あなたの感じ方を最もよくあらわしている**数字１つ**に〇をつけてください。（〇はそれぞれ１つずつ）

	よくあてはまる	←		→			まったくあてはまらない
(A)私は、日常生じる困難や問題の解決策を見つけることができると思う	1	2	3	4	5	6	7
(B)私は、人生で生じる困難や問題のいくつかは、向き合い、取り組む価値があると思う	1	2	3	4	5	6	7
(C)私は、日常生じる困難や問題を理解したり予測したりできると思う	1	2	3	4	5	6	7

問４　あなたの生活・人生への感じ方についてお聞きします。以下の(A)～(G)の項目について、それぞれどの程度あてはまるかを答えてください。（〇はそれぞれ１つずつ）

	とてもあてはまる	ややあてはまる	ややあてはまらない	全くあてはまらない
(A)自分の身に起こることを、コントロールすることができない	1	2	3	4
(B)自分が抱えている問題のいくつかをどうしても解決できない	1	2	3	4
(C)自分の生活や人生の中で大事なことの多くを変えるために、私ができることはほとんどない	1	2	3	4
(D)生活や人生上の問題を解決しようとするとき、よく自分が頼りなく感じる	1	2	3	4
(E)ときどき、生活や人生の中で、周りの人や状況に従わせられているように感じる	1	2	3	4
(F)将来私の身に何が起こるのかは、たいていは、自分次第で決まる	1	2	3	4
(G)自分でやると決めたことは、ほとんどどんなことでもできる	1	2	3	4

◆あなたのお住まいや周りの方についてお聞きします◆

問５　あなたには、安心してあなたの気持ちを話すことができる親しい友人や親戚は何人いますか。

　　　　　　　　　　　　　　人

問6　現在のお住まいには、いつからお住まいですか。年号に○をして、数字を記入してください。

1	西暦		
2	昭和	年	月から
3	平成		

問7　あなたの現在のお住まいは、次のどれにあたりますか。（○は1つ）

1	持家（一戸建て）	5	公営賃貸アパート・住宅
2	持家（分譲マンション）	6	社宅・寮・官舎・公舎
3	借家・民間のアパート・マンション（賃貸）	7	下宿・間借り
4	公団賃貸アパート・住宅	8	その他（具体的に　　　　）

問8　次の(A)～(H)のようなことが必要になったとき、**どれくらい**、だれかをあてにできますか。**それぞれ、どなたについてのことでも結構です。**（○はそれぞれ1つずつ）

	全くない	たまに	時々	たいてい	いつも
(A)自分が寝たきりの状態で動けないときに、助けてくれる	1	2	3	4	5
(B)必要なとき医者に連れていってくれる	1	2	3	4	5
(C)自分でできないときに、あなたの食事を用意してくれる	1	2	3	4	5
(D)気分が悪いときに、日頃の雑用を手伝ってくれる	1	2	3	4	5
(E)一緒に楽しいときを過ごしてくれる	1	2	3	4	5
(F)個人的な問題をどう解決すればよいかアドバイスをしてくれる	1	2	3	4	5
(G)自分の問題を理解してくれる	1	2	3	4	5
(H)自分を大切に思ってくれ、自分は求められていると、感じさせてくれる	1	2	3	4	5

問9　あなたは、現在、地域活動やグループサークルのメンバーになっていますか。あてはまるもの**すべて**に○をつけてください。（○はいくつでも）

1	町内会・自治会・商店会	6	ボランティア活動	11	環境保護グループ
2	市町村の協議会・委員会	7	習い事	12	インターネット上のコミュニティ
3	スポーツ教室	8	自警団、消防団	13	宗教関係
4	PTA	9	趣味のサークル	14	その他（具体的に　　　　）
5	隣組	10	政党関係	15	メンバーになっている活動はない

問10 あなたが住んでいる地域(広くても小学校区くらい)や地域の人々について、あなたはどのように感じていますか。(A)〜(J)のそれぞれの項目について、あてはまるものに〇をつけてください。

(〇はそれぞれ1つずつ)

私が住んでいるこの地域は、	そう思う	どちらかというとそう思う	どちらともいえない	どちらかというとそう思わない	そう思わない
(A)とても安全である	1	2	3	4	5
(B)お互いに助け合っている	1	2	3	4	5
(C)誰かが家を留守にしたときに、その家のことを気軽に世話してくれる雰囲気がある	1	2	3	4	5
(D)急病の時など、すぐにかかれる医療機関があって安心できる地域である	1	2	3	4	5
(E)お互いに気軽に挨拶を交し合う	1	2	3	4	5
(F)将来も、今住んでいる地域に住み続けたい	1	2	3	4	5
(G)公共交通が良く整備されている	1	2	3	4	5
(H)良い買い物施設(商店街やスーパー、ショッピングセンターなど)がある	1	2	3	4	5
(I)余暇を楽しむ良い施設がある	1	2	3	4	5
(J)子育てのしやすい地域である	1	2	3	4	5

◆あなたの暮らしについて伺います◆

問11 あなたのご家族についてうかがいます。
(1)現在あなたは結婚をしていますか。(〇は1つ)

| 1 既婚(現在配偶者あり) | 2 未婚 | 3 離別 | 4 死別 |

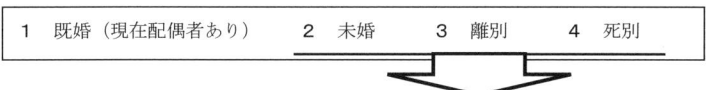

附問 未婚・離別・死別と回答した人にお聞きします。
現在あなたには特定の交際相手あるいはパートナー(内縁者)はいらっしゃいますか。

| 1 いない | 2 特定の交際相手・パートナーがいる | 3 婚約者がいる |

(2)つぎのなかから、現在、同居されている方すべてに〇をつけてください。一人暮らしの方は 18 に〇をつけてください(〇はいくつでも)

0 あなた自身	5 子どもの配偶者	10 配偶者の母親	15 あなたの兄弟姉妹
1 配偶者(夫または妻)	6 孫	11 あなたの祖父	16 配偶者の兄弟姉妹
2 交際相手・パートナー	7 あなたの父親	12 あなたの祖母	17 その他 (具体的に)
3 息子	8 あなたの母親	13 配偶者の祖父	
4 娘	9 配偶者の父親	14 配偶者の祖母	18 一人暮らしである

(3)現在同居されているご家族の方は、あなたを含めて何人ですか。

ひとり暮らしをされている方は、「1」とご記入ください。

☐ 人

(4)現在、あなたにはお子さんがいらっしゃいますか。いらっしゃる場合は、人数もお答えください（すでに独立している方も含めてください。）

| 1 いない | 2 いる →合計（　　　　　）人 |

(5)現在、あなたのご家庭には、介護や看病が必要な家族の方はいらっしゃいますか。（○は1つ）

| 1 いない | 2 いる |

問12　あなたがこれまでに卒業した学校について、あてはまるもの**すべてに**○をつけてください。（○はいくつも）

1 中学校	4 高等専門学校	7 大学院
2 高等学校	5 短期大学	8 その他(具体的に　　　　　)
3 専修学校（専門学校）	6 大学	

問13　あなたは現在、生活収入になる仕事をされていますか。休職中の方はその理由も教えてください。
（○は1つ）

| 1 している | 2 していない | 3 休職中（理由：病気・出産・育児・介護・その他　） |
| | | ⇒次ページの問14へお進みください |

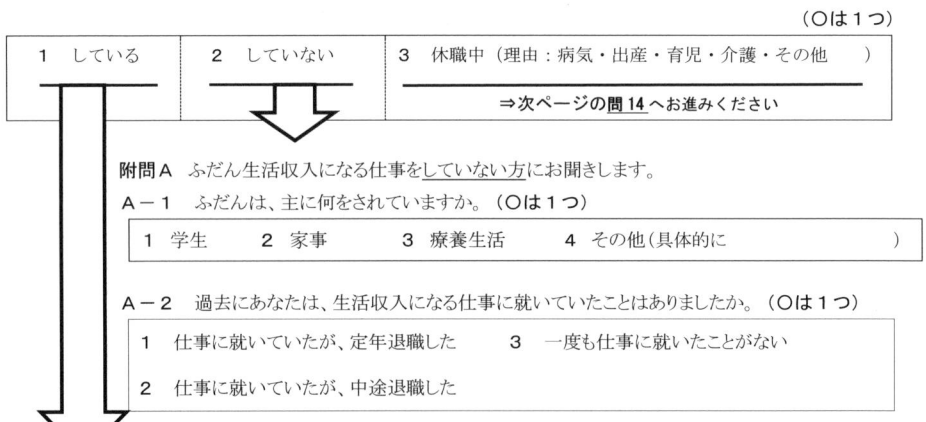

附問A　ふだん生活収入になる仕事を<u>していない方</u>にお聞きします。
A－1　ふだんは、主に何をされていますか。（○は1つ）

| 1 学生　2 家事　3 療養生活　4 その他(具体的に　　　　　) |

A－2　過去にあなたは、生活収入になる仕事に就いていたことはありましたか。（○は1つ）

| 1 仕事に就いていたが、定年退職した　　3 一度も仕事に就いたことがない |
| 2 仕事に就いていたが、中途退職した |

附問B　ふだん仕事を<u>している方</u>に、現在の仕事についてお聞きします。
B－1　あなたの現在の働き方について、もっとも近いものをお答えください。（○は1つ）

1 経営者・役員	5 臨時社員・職員	9 自家営業の手伝い
2 正社員・正職員	6 派遣社員・職員	10 内職
3 パート・アルバイト	7 嘱託	11 その他(具体的に　　　　　)
4 契約社員・職員	8 自営業主・自由業	12 わからない

B-2　あなたの現在のお仕事の内容を教えてください。（○は1つ）

1	専門・技術………	医師・弁護士・看護師・介護福祉士・保育士・教師・研究者・技術者・デザイナーなど専門的知識・技術を要するもの
2	管理………………	企業や官公庁の課長職以上、議員、会社経営など
3	事務………………	一般事務、経理、内勤の営業など
4	販売………………	小売・卸売店主、店員、不動産売買、保険外交、外勤セールスなど
5	サービス…………	理・美容師、調理師、接客、ヘルパー、ビル管理など
6	生産現場職・技能職…	製品製造・組立、自動車整備、建設作業員、大工、電気工事、農水産物加工など
7	運輸・保安………	トラック・タクシー運転手、鉄道員、船員、郵便配達、警察官、消防官、自衛官、警備員など
8	農業・林業・漁業	
9	その他・どれかわからない・・・詳しく内容を教えてください： （　　　　　　　　　　　　　　　　　　　　　　　　　　　　　　　　　　　　）	

◆あなたが中学3年生（14、5歳）のころについて伺います◆

【全員の方にお伺いします。】

問14　あなたが中学3年生（14、5歳）のころ、あなたのお宅の暮らしむきは、この中のどれにあたるでしょうか。
（○は1つ）

1	2	3	4	5	6
豊か	やや豊か	ふつう	やや貧しい	貧しい	わからない

問15　あなたが中学3年生（14、5歳）のころ、あなたの成績は学年の中でどれくらいでしたか。（○は1つ）

1	2	3	4	5	6
上の方	やや上の方	真ん中あたり	やや下の方	下の方	わからない

問16　あなたが中学3年生（14、5歳）のころまでにご家庭で経験したことについて、あてはまるもの**すべて**に○をつけてください。（○はいくつでも）

1	家庭内でのくりかえしの暴力的なけんか	6	同居家族にアルコールや薬物などの依存症の人がいた
2	1年以上にわたる両親の別居	7	1年以上にわたって、両親が不在の状態
3	親の離婚	8	親や同居者からくりかえし暴力を受けた
4	親との死別	9	ねたきりの家族の介護・看病
5	障害をもった家族の介護	10	上記のようなことを経験したことはなかった

問17　あなたが中学3年生（14、5歳）のころの、あなたのご両親とあなたとの関係についてお聞きします。
(1) 以下の(A)～(C)について、当時の状況に最も近いものに○をつけてください。（○はそれぞれ1つずつ）

あなたが中学3年生のころの、	仲が良かった	ふつう	仲が悪かった	父親(もしくは母親)はいなかった	両親ともにいなかった	わからない
(A) 両親同士の関係	1	2	3	4	5	6
(B) 父親とあなたとの関係	1	2	3	4		6
(C) 母親とあなたとの関係	1	2	3	4		6

(2) あなたが中学3年生（14、5歳）のころ、家族の中で、あなたの親の、あなたご自身への関わり方は、つぎのどちら

に近かったですか。（〇は1つ）

1　よく家族の中での意思決定(決める事)に参加させてくれた	3　親はいなかった
2　あまり家族の中での意思決定に参加させてくれなかった	4　わからない

(3) あなたが<u>中学3年生(14、5歳)</u>のころ、あなたの親の、あなたご自身への関わり方は、つぎのどちらに近かったですか。それぞれ、当時の状況に最も近いものに〇をつけてください。（〇はそれぞれ1つずつ）

あなたが中学3年生のころの、	極端に厳しかった	面倒見が良く相談に乗ってくれた	放任だった	父親(もしくは母親)はいなかった	わからない
(A) 父親によるあなたへの管理監督	1	2	3	4	5
(B) 母親によるあなたへの管理監督	1	2	3	4	5

問18　あなたが<u>中学3年生(14、5歳)</u>のころまでに育った家庭の、雰囲気はいかがでしたか。（〇は1つ）

1　あたたかい雰囲気だった　　　　　　3　どちらかというとあたたかい雰囲気ではなかった
2　どちらかというとあたたかい雰囲気だった　4　あたたかい雰囲気ではなかった
5　わからない

問19　あなたが<u>中学3年生(14、5歳)</u>のころ、ご両親は主にどのようなお仕事をなさっていましたか。
(1) 父親（〇は1つ）

1	経営者・役員	5	自営業主・自由業者	9	当時父親はいなかった
2	正社員・正職員	6	家族従業者	10	その他
3	パート・アルバイト	7	内職		（具体的に　　　　　）
4	臨時・嘱託・契約	8	無職	11	わからない

(2) 母親（〇は1つ）

1	経営者・役員	5	自営業主・自由業者	9	当時母親はいなかった
2	正社員・正職員	6	家族従業者	10	その他
3	パート・アルバイト	7	内職		（具体的に　　　　　）
4	臨時・嘱託・契約	8	専業主婦	11	わからない

◆あなたの健康について伺います◆

問20　あなたは、現在、自分の健康状態についてどのように感じていますか。（〇は1つ）

1	2	3	4	5
とても良い	まあ良い	ふつう	あまり良くない	良くない

問21　あなたは現在、1日にどのくらいタバコを吸いますか。（〇は1つ）

1	2	3	4	5
喫煙したことがない	<u>禁煙した</u>	1～10本	11～20本	21本以上

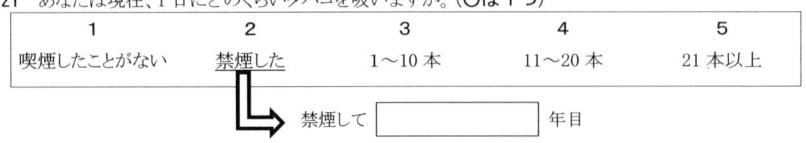
禁煙して　　　　　年目

問22　あなたは現在、どのくらいの頻度でお酒を飲んでいますか。（○は1つ）

1	まったくお酒は飲まない	5	週に1〜2日
2	禁酒した	6	週に3〜4日
3	特別な機会があるときのみ	7	週に5〜6日
4	月に2〜3回	8	毎日

問23　過去1ヶ月間に、あなたは以下の(A)〜(F)のようなことを、どのくらいの頻度で感じましたか。それぞれについて、もっともよくあてはまるものに○をつけてください。（○はそれぞれ1つずつ）

	いつもあった	ほとんどいつもあった	ときどきあった	まれにあった	まったくなかった
(A)かなり神経質であったこと	1	2	3	4	5
(B)どうにもならないくらい気分が落ち込んでいたこと	1	2	3	4	5
(C)落ち着いていておだやかな気分であったこと	1	2	3	4	5
(D)おちこんで、ゆううつな気分であったこと	1	2	3	4	5
(E)楽しい気分であったこと	1	2	3	4	5
(F)健康上の理由で、家事や仕事などの活動が制限されたこと	1	2	3	4	5

問24　過去1か月間で、あなたは、あなたの人生に大きな影響を及ぼすような悲しみや困難を経験しましたか。（○は1つ）

1	経験していない	2	経験した

問25　あなたは、この1年間に、次のような出来事がありましたか。（○はいくつでも）

1	所属していた会社が倒産した	7	自分が大きな病気や怪我をした
2	離婚した	8	家族の看病や介護が必要になった
3	配偶者が亡くなった	9	夫婦で別居するようになった
4	家族・親しい親類が亡くなった	10	300万円以上の借金を抱えた
5	仕事をやめた	11	配偶者の浮気が発覚した
6	新たに仕事に就いた	12	親しい友人が亡くなった

問26　この1年間であなたが経験した「ストレス」や「プレッシャー（圧力）」の量は、以下のうちどの表現があてはまるでしょうか。（○は1つ）

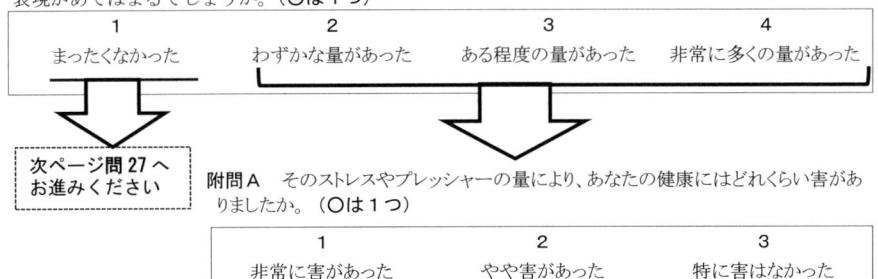

【全員の方にお伺いします。】
問 27 あなたが、**現在**おもちの、医師から診断された慢性の病気(徐々に発病し、治癒にも長期間を要する疾患)についてお聞きします。
(1)あなたには、現在、医師から診断された慢性の病気(**歯科の病気をのぞく**)がありますか。
　　　また、ある場合、いくつありますか。

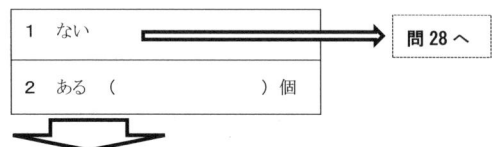

(2)現在医師から診断されている慢性の病気は、次のうちどれでしょうか。（〇はいくつでも）

1 高血圧症	11 胃がん	21 糖尿病	31 アルコール依存症
2 心臓疾患(高血圧除く)	12 大腸がん	22 慢性腎炎	32 薬物依存症
3 脳梗塞	13 肺がん	23 慢性腎不全	33 発達障害
4 高脂血症(脂質異常症)	14 乳がん	24 関節リウマチ	34 睡眠障害
5 痛風	15 子宮がん	25 腰痛症・神経痛	35 子宮内膜症
6 花粉症	16 前立腺がん	26 アルツハイマー病	36 子宮筋腫
7 アレルギー性鼻炎	17 肝がん・肝臓がん	27 うつ病	37 その他 具体的に
8 アトピー性皮膚炎	18 慢性白血病	28 双極性障害	
9 ぜんそく	19 悪性リンパ腫	29 神経症	
10 胃・十二指腸潰瘍	20 ウィルス性肝炎	30 認知症	

【全員の方にお伺いします。】
問 28 あなたは**成人**するまでに、医師から診断された慢性の病気や障害をおもちでしたか。（〇は１つ）

　1　慢性の病気や障害をもっていた　　　　　　　2　慢性の病気や障害はなかった
　　　具体的な病名や障害名を教えてください
[　　　　　　　　　　　　　　　　　　　　　　　　　　　　　　　　　　　　]

問 29 あなたは、**もし必要になったら**、病気や健康に関連した情報を自分自身で探したり利用したりすることができると思いますか。以下の(A)～(E)のそれぞれについて、お答えください。（〇はそれぞれ１つずつ）

	全くそう思わない	あまりそう思わない	どちらでもない	まあそう思う	強くそう思う
(A)新聞、本、テレビ、インターネットなど、いろいろな情報源から情報を集められる	1	2	3	4	5
(B)たくさんある情報の中から、自分の求める情報を選び出せる	1	2	3	4	5
(C)情報を理解し、人に伝えることができる	1	2	3	4	5
(D)情報がどの程度信頼できるかを判断できる	1	2	3	4	5
(E)情報をもとに健康改善のための計画や行動を決めることができる	1	2	3	4	5

問30　あなたは現在身体障害者手帳をお持ちですか。（○は１つ）
　　　お持ちの場合は級を教えてください。

| 1 持っていない | 2 持っている ⇒ （　　　　　）級 |

問31　あなたは現在介護保険の給付を受けていますか。（○は１つ）
　　　受けている場合は介護度を教えてください

| 1 給付を受けていない | 2 給付を受けている ⇒ 介護度は 要支援・要介護（　　　　） |

◆最後にあなたの生活について伺います◆

問32　あなたが家計をともにしている世帯の人数は何人ですか。

　　　　　　　　　　　　　人

問33　あなたの家の現在の暮らし向きは全般的に見ていかがでしょうか。（○は１つ）

1	2	3	4	5
大変に苦しい	やや苦しい	普通	ややゆとりがある	大変にゆとりがある

問34　過去１年間の収入についてうかがいます。
（1）あなた個人の収入はどれくらいでしょうか。臨時収入、副収入も含めてお答えください。（○は１つ）

1 25万円未満	8 700万円くらい(600～850万円未満)
2 50万円くらい(25～75万円未満)	9 1,000万円くらい(850～1,250万円未満)
3 100万円くらい(75～150万円未満)	10 1,500万円くらい(1,250～1,750万円未満)
4 200万円くらい(150～250万円未満)	11 2,000万円くらい(1,750～2,250万円未満)
5 300万円くらい(250～350万円未満)	12 2,250万円以上(具体的に　　　万円)
6 400万円くらい(350～450万円未満)	13 個人収入はない
7 500万円くらい(450～600万円未満)	14 わからない

（2）では、世帯としての収入はどれくらいでしょうか。臨時収入、副収入も含めてお答えください。（○は１つ）

1 25万円未満	8 700万円くらい(600～850万円未満)
2 50万円くらい(25～75万円未満)	9 1,000万円くらい(850～1,250万円未満)
3 100万円くらい(75～150万円未満)	10 1,500万円くらい(1,250～1,750万円未満)
4 200万円くらい(150～250万円未満)	11 2,000万円くらい(1,750～2,250万円未満)
5 300万円くらい(250～350万円未満)	12 2,250万円以上(具体的に　　　万円)
6 400万円くらい(350～450万円未満)	13 わからない
7 500万円くらい(450～600万円未満)	

問35 あなたの世帯の収入についてうかがいます。
(1)以下のうち、収入があるもの**すべて**に〇をつけてください。（〇はいくつでも）

1 賃金・給料	6 利子・配当	11 生活保護
2 農林漁業事業収入	7 仕送り	12 児童扶養手当
3 事業収入(農林漁業除く)	8 年金(除く障害者年金)・恩給	13 その他
4 内職収入	9 障害者年金	（具体的に
5 家賃・地代	10 雇用保険	）

(2)上記のうち、主な収入源はどれですか。上記(1)の中から１つ選び、その番号を下に記入してください。

問36 次の(A)～(D)のことについて、現在あなたはどのくらい満足していますか。（〇はそれぞれ１つずつ）

	とても満足している	やや満足している	どちらともいえない	やや不満である	とても不満である	非該当
(A)仕事	1	2	3	4	5	6 仕事をしていない
(B)家庭生活	1	2	3	4	5	6 結婚をしていない
(C)友人関係	1	2	3	4	5	6 友人はいない
(D)生活全般	1	2	3	4	5	

問37 現在、あなたにとって「いきがい」や生活の「はりあい」になっているものは何ですか。
あてはまるものすべてに〇をつけてください。（〇はいくつでも）

1 仕事	7 地域のボランティア活動	
2 学業・勉強すること	8 ペットの飼育	
3 恋人・友人	9 宗教	
4 家族	10 ブログ・ミクシィ・フェイスブック・ツイッター・LINE などの SNS	
5 趣味・レジャー・スポーツ	11 その他(具体的に)	
6 趣味・レジャー・スポーツ仲間とのつながり	12 特にない	

以上になります。最後までご回答いただきありがとうございました。
　今一度ご回答をご確認の上、受け取りに伺う調査員にお手渡しください。

索　引

ア　行

生きがい	137
生きる力	8
意思決定	141
意思決定への参加経験	83, 206
一貫性のある経験	63, 84
意味微分法	44
HLS-EU（European Health Literacy Project）	142, 143, 147
SNS	138
SOC（Sense of Coherence）	3, 5, 7, 8, 82, 119, 125, 141, 145, 189, 201, 213, 214
SOC3-UTHS	56, 57
SOC スケール	36, 43
SOC の強化	202
SOC の形成・発達	16, 18, 26, 83, 201
MHI-5	39
円環モデル	69, 207
エンパワーメント	144
親の養育態度	67, 73

カ　行

外的資源	214
介入プログラム	130
確証的因子分析	49, 50
学歴	84
家族円環モデル	68
家族間の関係性	67, 73
緩衝効果	157
危険因子	3
逆境下成長	15
教育	184
教育年数	84
教育歴	99, 181, 183
強化	18
経済的状況	86
結果形成への参加の経験	64
健康	9, 10
健康―健康破綻の連続体	9
健康情報	17
健康生成モデル	5, 6, 18, 156, 188, 219
健康生成論	3, 4, 146, 188
健康生成論的（サルートジェニック）アプローチ	20, 22, 217
健康な生活	10
健康に生きる力	8
健康の社会経済的格差・不平等	211
健康の定義	9
健康要因	3, 217
肯定的変化感（perceived positive change; PPC）	14, 16
国際比較研究	171, 172
国民性	174
国民標準値	204
個人主義的傾向	174, 202
婚姻状況	179, 181, 184
コントロール感	16

サ　行

サクセスフルコーピング	19
資源	141
自己肯定感	21
自己効力感	17
疾病生成論	3
社会階層	83
社会関係	125, 187
社会経済的地位	81, 209
社会的インフラストラクチャー	191, 197
社会的凝集性	189
社会的包摂	128
就業形態	99
修正版 MOS ソーシャルサポート尺度（mMOS-SS）	38, 126
集団主義志向性	184
集団主義的傾向	174, 202
収入	86
就労	183, 185
就労状況	181
出生数	106

生涯未婚率	106	2次3因子構造	49, 50, 52
職業	83, 85, 99, 100	二次的統御	98, 99
処理可能感	7, 48, 49, 83, 98, 100, 118, 121, 147, 198	二次分析	171
人口学的特性	179	日本国民標準値	97
人生経験	63, 77, 111, 216	人間のいのちの尊厳	210, 211
人生経験のパターン	64, 65		

ハ 行

心的外傷後成長（Post traumatic growth; PTG）	13, 14
垂直的組織	127, 133, 134
水平的組織	127, 133, 134
スケールの標準化	26
ストレス関連成長	15
ストレス対処能力	155
ストレスの認知的評価	155
ストレスフル・ライフイベント	159, 162, 167
ストレスプロセスモデル	155, 159
ストレス量	166
ストレッサー	155, 167
ストレッサーの認知的評価	156, 157
精神健康	162, 166, 167, 168
性別公平（Gender-Equity）モデル	110
セルフマネジメントプログラム	146
専業主婦コース	108
層化二段系統抽出法	31
ソーシャルキャピタル	39, 146, 187, 215
ソーシャルキャピタルの認知	191, 195
ソーシャルサポート	125, 126, 128, 130, 132, 146, 187
ソーシャルネットワーク	128, 187

タ 行

代表サンプル	31, 171
地域活動	127, 134, 135
地域特性	131
ディーセントワーク	210
データアーカイブ	171
等価所得	86, 101
統御感	16, 38, 81, 82, 86, 213
統御感尺度	87

ナ 行

内的資源	214

把握可能感	7, 48, 49, 84, 116, 121, 147
ハーディネス	17, 95, 98
バランスの取れた負荷の経験	64
汎抵抗資源（general resistance resources; GRRs）	5, 11, 12, 25, 125, 183, 187, 188, 213, 214
PTSD	14
ファセット	44, 52
ファセットアプローチ	48
ファセットデザイン	43
ブルーカラー	85
ベネフィットファインディング（Benefit Finding）	14
ヘルスコンピテンス	17
ヘルスプロモーション	142, 144
ヘルスリテラシー	17, 39, 141, 144, 152, 215
偏差値	204
ポジティブデビアンスアプローチ	4
ホワイトカラー	85

マ 行

慢性疾患セルフマネジメントプログラム	21

ヤ 行

有意味感	7, 48, 49, 83, 118, 121, 198

ラ 行

ライフコース	105, 114, 123
ライフコースのパターン	208
リッカートスケール	175
両立コース	109
レジリアンス（resilience）	12, 13
レスポンススケール	173
ローカスオブコントロール	82, 98

健康生成力 SOC と人生・社会——全国代表サンプル調査と分析

2017年10月31日　初　版　第1刷発行　　　　　　〔検印省略〕

監修者　山崎　喜比古
編　者Ⓒ戸ヶ里　泰典／発行者　髙橋　明義　　　印刷・製本／亜細亜印刷

東京都文京区本郷1-8-1　振替　00160-8-141750
〒113-0033　TEL　(03) 3813-4511
FAX　(03) 3813-4514
http://www.yushindo.co.jp
ISBN 978-4-8420-6590-8

発　行　所

株式会社 有信堂高文社

Printed in Japan

新・生き方としての健康科学	山崎喜比古監修　朝倉隆司編	二九〇〇円
健康生成力SOCと人生・社会——全国代表サンプル調査と分析	山崎喜比古監修　戸ヶ里泰典編	二五〇〇円
ストレス対処能力SOC	山崎喜比古　戸ヶ里泰典　坂野純子編	二四〇〇円
思春期のストレス対処能力SOC——親子・追跡調査と提言	山崎喜比古編	二三〇〇円
健康の謎を解く——ストレス対処と健康保持のメカニズム	A・アントノフスキー著　山崎／吉井監訳	三八〇〇円
HIV感染被害者の生存・生活・人生——当事者参加型リサーチから	山崎喜比古　瀬戸信一郎編	二三〇〇円
地域福祉とコミュニティ	園田恭一著	二三〇〇円
喪失と生存の社会学——大震災のライフ・ヒストリー	樽川典子編	二八〇〇円
現代、死にふれて生きる——精神分析から自己形成パラダイムへ	R・J・リフトン著　渡辺／水野訳	三三五〇円
移民／難民のシティズンシップ	錦田愛子編	四八〇〇円
格差社会を生きる家族——教育意識と地域・ジェンダー	喜多・中西　石川・杉原著	三八〇〇円
青少年育成・援助と教育	生田周二　大串隆吉　吉岡真佐樹著	二八〇〇円

★表示価格は本体価格（税別）

有信堂刊